Quality Indicator 2015

聖路加国際病院の先端的試み

[医療の質]を測り改善する

監修
聖路加国際病院 院長
福井次矢

編集
聖路加国際病院
QI委員会

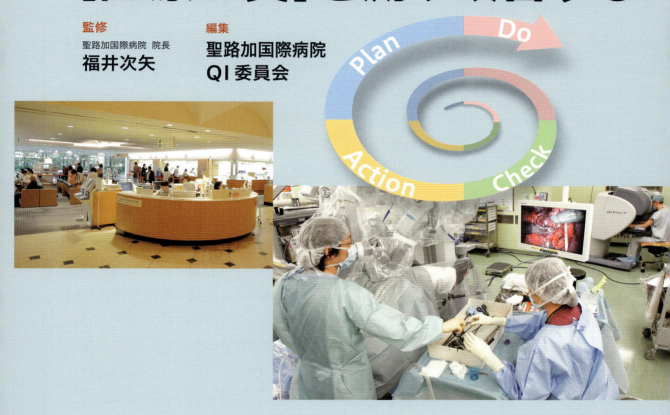

インターメディカ

序文

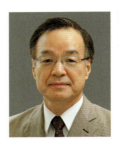

聖路加国際病院 院長
福井次矢

　聖路加国際病院における2004年から2014年までの11年間にわたる診療の質指標（Quality Indicator：QI）の経年変化、その間に行われた改善の試みを記した『Quality Indicator 2015』をお届けします。

　当初より、QIは質を改善するために測定しているのであって、単に他の医療施設、他の医療者と比較して一喜一憂するために測定しているのではないことを繰り返し述べてまいりました。そのことを強調する目的で、本書では各QIにつきPDCA（P：Plan、D：Do、C：Check、A：Action）を用いた改善サイクルの図を作成しました。過去10年以上にわたる経過ですので、図自体が不完全なところも多々ありますが、QIによって改善サイクルの回し方に大きな差があるということを改めて認識しました。QI委員会で毎月、数値をきめ細かくフォローしてきたQIのほとんどについては、改善サイクルが何回も回されてきているものの、QI委員会で取り上げる機会があまりないものについては改善サイクルがあまり回っていない、という傾向は一目瞭然であります。QI項目についても"ホーソン現象"が見られるようですので、今後の対応を考えなくてはなりません。

　米国以外の国々の病院を対象とする（国際的な）外部評価機関であるJCI（Joint Commission International）は、新たな評価基準（第5版）において、病院全体のQIのみでなく、すべての部署が少なくとも1つのQIを測定し、改善してきていることを示すよう求めています。多くの委員が集うQI委員会ですべてのQIを呈示する機会を作るとともに、院内各部署（病棟や外来など）にQuality Improvement

Boardを設け、少なくとも当該部署で扱っているQIは常時掲示することとしました。QIの測定を介した医療の質改善の重要性が、全職員の意識により強くインプットされることが期待されます。

2015年6月に軽井沢で開催された日本病院学会において、JCIやJC（Joint Commission）—米国内の病院の外部評価機関—のプレジデントDr. Mark R. Chassinが、米国での調査データとして、電話などで医師の横柄な態度に接したことがある病院スタッフは半数以上にのぼることを示していました。医師の横柄な態度に接すると、周囲の病院スタッフは、当該医師とのコミュニケーションの場をできるだけ避けようとするため、必要な情報や適切なフィードバックさえ行わなくなり、結果として医療事故が起こる確率が高くなると考えられています。医療安全・医療の質の向上には、病院スタッフ間の（とりわけ医師との）心地よいコミュニケーションが不可欠であること、医師の好ましくない言動までコミュニケーションエラーの原因を辿ることができることが少なくないことを改めて認識した次第です。

医療の質の絶え間ない改善は、われわれ医療に携わる者にとって最も重要な職業上の使命であります。QIを用いた改善活動に、本書が少しでも参考になりますことを祈念しております。

2015年10月

CONTENTS

Quality Indicator 2015 聖路加国際病院の先端的試み
[医療の質]を測り改善する

序文 ······ 福井次矢 ······ 2
聖路加国際病院 執筆者一覧 ······ 10
「Quality Indicator 2015」誌面の特徴 ······ 11

第1章　医療の質とEBM、Quality Indicator　福井次矢 ······ 12

第2章　聖路加国際病院における QI測定・公表の経緯・手順と「改善」　嶋田 元 ······ 26

第3章　基準指標と統合指標
Accountability Measures/Composite Measures　嶋田 元／水野 篤／木村哲也 ······ 42

第4章　病院全体 ······ 52
1. 死亡退院患者率　高橋 理 ······ 54
2. 退院後6週間以内の予定外再入院率　福井次矢 ······ 56
3. 病床利用率、平均在院日数　青木眞晴／田中利樹 ······ 58
4. 職員の非喫煙率　瀧 史香 ······ 61
5. 医業利益率　髙田宏昭 ······ 64

第5章　報告・記録 ······ 66
6. 2週間以内の退院サマリー完成率、48時間以内の手術記録完成率　岡田 定／阿部香代 ······ 68
7. 放射線科医による読影レポート作成に24時間以上かかった件数の割合　栗原泰之 ······ 72
8. ICUでの1患者1入院日あたりの平均ポータブルX線検査数　栗原泰之 ······ 74

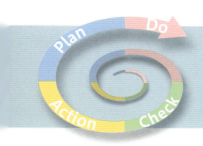

9	消化管生検検査の報告書が48時間以内に作成された割合	鈴木髙祐	76
10	24時間以内にアセスメントされている割合	押見香代子	78
11	検体検査の報告に要した平均時間	武田京子	80

第6章　教育　　82

12	剖検率	鈴木髙祐	84
13	研修医1人あたりの指導医数、研修医1人あたりの専門研修医数	福井次矢	86
14	卒後臨床研修マッチング1位希望者の募集人数に対する割合	福井次矢	88
15	看護師の教育歴	柳橋礼子	90
16	看護師100人あたりの専門看護師数、看護師100人あたりの認定看護師数	柳橋礼子	93

第7章　患者満足　　96

| 17 | 意見箱投書中に占める感謝と苦情の割合 | 久保田純子 | 98 |
| 18 | 患者満足度 | 谷口昌子 | 100 |

第8章　看護　　104

19	転倒・転落リスクアセスメント実施率、転倒・転落予防対策立案率、転倒・転落予防対策説明書発行率、転倒・転落リスク再アセスメント実施率	寺井美峰子／大出幸子	106
20	転倒・転落発生率、転倒・転落による損傷発生率	寺井美峰子／大出幸子	110
21	褥瘡発生率	黒木ひろみ	114
22	褥瘡発生リスクの高い人に対する体圧分散寝具の使用率（処置実施率）	黒木ひろみ	116
23	口腔ケア実施率	内山真木子	118

CONTENTS

第9章　薬剤　120

- 24　ステロイド服薬患者の骨粗鬆症予防率　岡田正人／津田篤太郎　122
- 25　ワルファリン服用患者における出血傾向のモニタリング　阿部恒平　125
- 26　入院患者のうち薬剤管理指導を受けた者の割合、薬剤管理指導を受けた者のうち回避された障害レベルが3以上の割合　後藤一美／川名賢一郎　128

第10章　手術・処置　130

- 27　中心静脈カテーテル挿入術の重篤合併症発生率　望月俊明　132
- 28　回復室長期滞在率　片山正夫／岡田 修　134
- 29　執刀開始1時間以内に予防的抗菌薬投与を開始した割合　嶋田 元　136
- St. Luke's トピック——1　139
- 30　手術患者における静脈血栓塞栓症の予防行為実施率　嶋田 元　140
- 31　予防行為が行われなかった入院患者の静脈血栓塞栓症の発生率、予防可能であった可能性のある静脈血栓塞栓症の割合　嶋田 元　142
- St. Luke's トピック——2　145
- 32　術中体温管理がされている手術患者の割合　片山正夫／岡田 修　146
- 33　非心臓手術における術後24時間以内・心臓手術における術後48時間以内に予防的抗菌薬投与が停止された割合　嶋田 元　148
- 34　ガイドラインに準拠して予防的抗菌薬が投与されている患者の割合　嶋田 元　151
- 35　心臓手術患者における術後血糖値のコントロール　阿部恒平　154

第11章　生活習慣　156

- 36　糖尿病患者の血糖コントロール（HbA1c）　出雲博子　158

37	高血圧患者の血圧測定率	水野 篤	160
38	降圧薬服用患者の血圧コントロール	水野 篤	162
St. Luke's コラム──1		福井次矢	165
39	LDLコレステロールのコントロール	門伝昌己	166

第12章　呼吸器　　170

| 40 | 肺炎患者におけるERでの抗菌薬投与前の血液培養実施率 | 内山 伸 | 172 |

第13章　脳・神経　　174

41	入院となった脳血管障害患者における頭部CT検査施行までに要した時間	大谷典生	176
42	虚血性脳卒中患者における抗血栓薬退院時処方率	木村哲也	178
43	心房細動・心房粗動を伴う虚血性脳卒中患者における抗凝固薬退院時処方率	木村哲也	180
44	脳卒中患者におけるリハビリテーション実施率	木村哲也	182

第14章　心血管　　184

45	PCI後24時間以内の院内死亡率	水野 篤	186
46	急性心筋梗塞の患者で病院到着からPCIまでの所要時間が90分以内の患者の割合	水野 篤	188
47	急性心筋梗塞患者における退院時処方率	水野 篤	190
48	急性心筋梗塞患者における病院到着前後24時間以内のアスピリン処方率、急性心筋梗塞患者における病院到着後24時間以内のβ-遮断薬処方率	水野 篤	194
St. Luke's コラム──2		福井次矢	197
49	左室機能が悪い急性心筋梗塞患者へのACEI/ARB退院時処方率	水野 篤	198

CONTENTS

50	PCI後24時間以内のCABG実施率	阿部恒平	200
51	左室機能が悪い心不全入院患者へのβ-遮断薬処方率、 左室機能が悪い心不全入院患者へのACEI/ARB処方率	水野 篤	202
52	心不全入院患者における左室機能評価	水野 篤	205
53	心不全入院患者における退院後予約割合	水野 篤	208
St. Luke's コラム──3		福井次矢	211
54	心不全患者における退院後の治療計画記載率	水野 篤	212
55	開心術を受けた患者の平均術後在院日数、 人工心肺手術を受けた患者の平均術後在院日数	阿部恒平	214
56	心大血管リハビリテーション外来継続率	林 謙司／岡村大介	216

第15章　慢性腎臓病　218

57	慢性腎臓病患者でのRAS阻害薬処方率	小松康宏	220
58	維持透析患者の貧血コントロール	小松康宏	222
59	維持血液透析の透析効率、維持腹膜透析の透析効率	小松康宏	224

第16章　眼・耳鼻咽喉　228

60	網膜剥離術後28日以内の予定外再入院率	大越貴志子	230
61	急性外耳炎患者における 全身抗菌薬療法を施行しなかった割合	内水浩貴	232

第17章　救急　234

62	小児頭部外傷患者の「頭部外傷テンプレート」記入率、 小児頭部外傷患者のCT検査実施率	真部 淳	236
63	救急車受入台数、救急車・ホットラインの応需率	大谷典生	239

第18章　腫瘍　　242

- 64　乳癌手術後にアロマターゼ阻害剤を服用している患者の骨密度チェック率 …… 吉田 敦 …… 244
- 65　初診から放射線治療開始までの所要日数が基準日を超えた患者の割合 …… 河守次郎 …… 246
- 66　Stage IIIの大腸癌患者における補助化学療法実施率 …… 武田崇志 …… 250
- 67　Stage II, IIIの胃癌患者における術後S-1療法実施率 …… 武田崇志 …… 252

第19章　地域連携　　254

- 68　紹介率・逆紹介率 …… 岡田太郎 …… 256

第20章　感染管理　　260

- 69　人工呼吸器関連肺炎（VAP）発生率 …… 坂本史衣 …… 262
- 70　中心ライン関連血流感染発生率 …… 坂本史衣 …… 264
- 71　手術部位感染発生率 …… 坂本史衣 …… 267
- 72　尿道留置カテーテル関連尿路感染発生率 …… 坂本史衣／浅野恵子 …… 270
- 73　手指衛生実施率 …… 坂本史衣／浅野恵子 …… 272

初版からの掲載指標一覧 …… 274

聖路加国際病院　執筆者一覧

【監修】
福井次矢　　　院長／QI委員会 委員長

【編集】
QI委員会

【執筆】（掲載順）
福井次矢　　　院長／QI委員会 委員長
嶋田 元　　　　QI委員会 副委員長／情報システムセンター
　　　　　　　センター長／消化器・一般外科 副医長／
　　　　　　　ヘルニアセンター 副医長
水野 篤　　　　循環器内科 医員
木村哲也　　　神経内科 部長
髙橋 理　　　　臨床疫学センター センター長／一般内科 医長
青木眞晴　　　病院企画室 マネジャー／
　　　　　　　物品管理課 マネジャー
田中利樹　　　病院企画室 アシスタントマネジャー
瀧 史香　　　　腎臓内科 副医長／衛生委員会 委員長
髙田宏昭　　　財務経理課 マネジャー
岡田 定　　　　血液内科 部長／
　　　　　　　医療記録オーディット委員会 委員長
阿部香代　　　情報システムセンター 情報室
栗原泰之　　　放射線科 部長
鈴木髙祐　　　病理診断科 部長
押見香代子　情報システムセンター 情報室
武田京子　　　臨床検査科 部長
柳橋礼子　　　副院長／看護部長
久保田純子　医事課クライアントサービス室
　　　　　　　アシスタントマネジャー
谷口昌子　　　看護管理室患者サービス 統括マネジャー／
　　　　　　　QIセンター 患者満足度係
　　　　　　　サービス向上委員会 委員長
寺井美峰子　看護管理室（現 名古屋大学医学部附属病院
　　　　　　　医療の質・安全管理部）
大出幸子　　　臨床疫学センター 研究員
黒木ひろみ　褥瘡管理者／皮膚・排泄ケア認定看護師／
　　　　　　　看護管理室 ナースマネジャー
内山真木子　看護管理室 ナースマネジャー／
　　　　　　　病床管理統括マネジャー

岡田正人　　　リウマチ膠原病センター センター長／
　　　　　　　アレルギー膠原病科（SLE, 関節リウマチ,
　　　　　　　小児リウマチ）部長
津田篤太郎　アレルギー膠原病科（SLE, 関節リウマチ,
　　　　　　　小児リウマチ）副医長
阿部恒平　　　心臓血管外科 医長
後藤一美　　　薬剤部長
川名賢一郎　薬剤部 マネジャー
望月俊明　　　救急部 副医長／CCM・HCU 室長
片山正夫　　　麻酔科・集中治療室 特別顧問
岡田 修　　　　麻酔科・集中治療室 医長
出雲博子　　　内分泌・代謝科 部長
門伝昌己　　　内分泌・代謝科 医長
内山 伸　　　　呼吸器内科
大谷典生　　　救急部 医長
林 謙司　　　　リハビリテーション科 マネジャー
岡村大介　　　リハビリテーション科 アシスタントマネジャー
小松康宏　　　副院長／QIセンター長／
　　　　　　　腎センター センター長／腎臓内科 部長
大越貴志子　眼科部長
内水浩貴　　　耳鼻咽喉科 副医長
真部 淳　　　　小児科 医長
吉田 敦　　　　乳腺外科 副医長
河守次郎　　　放射線腫瘍科 部長
武田崇志　　　消化器・一般外科 医員
岡田太郎　　　相談・支援センター 医療連携室 マネジャー
坂本史衣　　　QIセンター感染管理室 マネジャー
浅野恵子　　　QIセンター感染管理室

【事務局】
[情報システムセンター 情報室]
中島秀樹　　　アシスタントマネジャー
増井直美
堀川知香
大泉 綾
山川真紀子
樋口茂恵子
元木 努

「Quality Indicator 2015」
誌面の特徴

質を改善する4つのステップであるP（Plan）、D（Do）、C（Check）、A（Action）を用いて、いつ、どのような改善策のサイクルを回してきたのかを示しています。

JCI（Joint Commission International）あるいは、JC（Joint Commission）で取り上げている指標であることを示しています。

医療の質を評価する3つの側面（構造・過程・結果）を示しています。

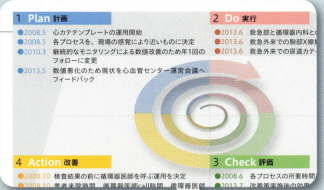

46 急性心筋梗塞の患者で病院到着からPCIまでの所要時間が90分以内の患者の割合

急性心筋梗塞（ST上昇型心筋梗塞；STEMI）の治療には、発症後可能な限り早期に再灌流療法（閉塞した冠動脈の血流を再開させる治療）を行うことが、生命予後の改善に重要です。現在、発症後12時間以内が早期再灌流療法の適応とされ、主にバルーンやステントを使用したPCIが行われます。また、血栓吸引療法を併用する場合もあります。

病院到着（Door）からPCI（Balloon）までの時間は、急性心筋梗塞と診断されてから、緊急心臓カテーテル検査と治療のためのスタッフならびにカテーテル室の準備、さらにPCIの手技までを含む複合的な時間であり、Door-to-Balloon時間と呼ばれます。具体的にはDoor-to-Balloon時間が90分以内であること、あるいは90分以内に再灌流療法が施行された患者の割合が50％以上という指標が用いられます。

急性心筋梗塞の患者で病院到着からPCIまでの所要時間が90分以内の患者の割合
Primary PCI performed within 90 minutes of hospital arrival

年	値
2008	36/73 49.3%
2009	39/59 66.1%
2010	34/45 75.6%
2011	32/54 59.3%
2012	25/45 55.6%
2013	48/65 73.8%
2014	分子42人/分母56人 75.0%
参考値1)	96.0%

●当院値の定義・計算方法
分子：分母のうち、来院からPCIまでの所要時間（分）が90分以内の患者
分母：救急部を受診し、24時間以内に緊急PCIを実施した急性心筋梗塞（ST上昇型）の患者数

●参考値の定義・計算方法 2)
分子：AMI patients whose time from hospital arrival to primary PCI is 90 minutes or less
分母：AMI patients with ST-elevation or LBBB on ECG who received primary PCI

救急部とのカンファレンスで改善方法を検討、Door-to-Balloon時間のさらなる短縮へ

救急部（ER）と循環器チームのカンファレンスを開始したものの、当初は数値に関してしっかり観察できていませんでした。しかし、2011年・2012年の数値の低下に危機感を感じ、再度初療に携わる救急部とのカンファレンス（毎月開催）で改善方法がないか検討しました。

そこで、ERでの診療時に胸部X線写真と尿道カテーテルの挿入を日常的に行うのではなく、必要時のみ施行するように決定しました。この決定により、心電図施行後からのカテーテル室への入室時間は約10分の短縮が可能となりました。2013年以降、90分以内の到達件数がようやく70％台まで増加した次第です。

2013年6月からは顕著にDoor-to-Balloon時間は短縮されています。現在も医師による時間の差が多少あるため、フィードバックを行っていく予定です。

【参考文献】
1) America's Hospitals: Improving Quality and Safety. The Joint Commission's Annual Report 2014. http://www.jointcommission.org/assets/1/18/TJC_Annual_Report_2014_FINAL.pdf (2015.06.04 available)
2) The Joint Commission; Specifications Manual for National Hospital Inpatient Quality Measures, Version 4.3b AMI-8a Primary PCI Received Within 90 Minutes of Hospital Arrival. http://www.jointcommission.org/assets/1/6/HIQR_Jan2014_v4_3b.zip (2015.06.04 available)
3) Antman EM, et al.: ACC/AHA guidelines for the management of patients with ST-elevation myocardial infarction. Circulation. 2004; 110: 82-292.
4) Flynn A, et al.: Trends in door-to-balloon time and mortality in patients with STEMI undergoing PPCI. Arch Intern Med. 2010; 170: 1842-1849.

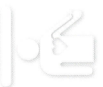

QI指標改善のための介入パターンをアイコンで示しています。
＊全ての指標に入っているわけではありません。

第1章

医療の質とEBM、Quality Indicator

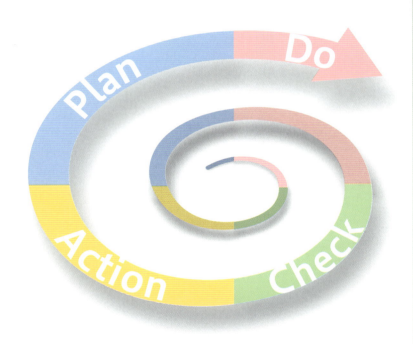

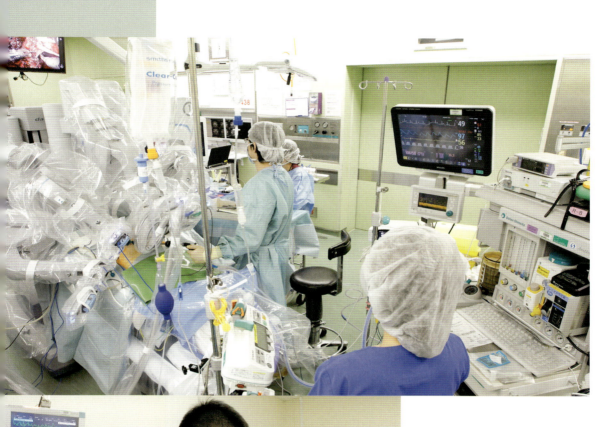
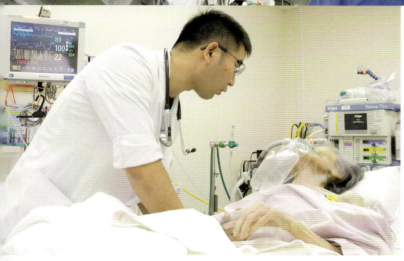

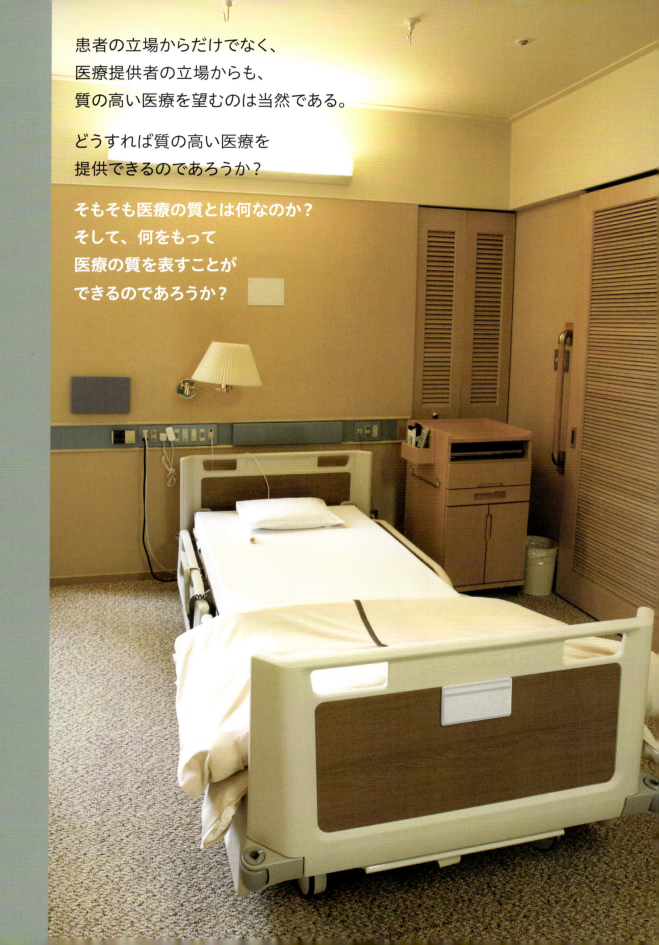

患者の立場からだけでなく、
医療提供者の立場からも、
質の高い医療を望むのは当然である。

どうすれば質の高い医療を
提供できるのであろうか？

そもそも医療の質とは何なのか？
そして、何をもって
医療の質を表すことが
できるのであろうか？

A. Donabedianは、医療の質を3つの側面から評価しうることを提唱した

　医療の質については、Avedis Donabedian（1919-2000）という研究者を抜きにしては語れません。ベイルート生まれのアルメニア人で、第2次世界大戦後、ハーバード大学公衆衛生大学院のMaster of Public Healthコースで学んだ後、ミシガン大学公衆衛生大学院で教鞭をとり、医療の質に関する研究で輝かしい業績を残すとともに、多くの後進を育てました。

　Donabedianの膨大な著作物のうち、医療の質の研究分野で最も大きな影響を与えたのが、1966年のMilbank Memorial Fund Quarterlyという雑誌に掲載された論文です[1]。その中で、医療の質は、

❶ 構造（ストラクチャー、Structure）、
❷ 過程（プロセス、Process）、
❸ 結果（アウトカム、Outcome）、

の3つの側面について評価しうることを提唱しました。

　ストラクチャーは施設、医療機器、医療スタッフの種類や数を、プロセスは実際に行われた診療や看護の内容を、そして、アウトカムは行った診療や看護の結果を意味します。

　医療を行った結果であるアウトカムは、6つのDで始まる英単語（Death：生存率や死亡率などの生死にかかわる指標、Disease：身体徴候や検査所見の異常、Discomfort：痛みなどの自覚症状、Disability：身体機能の障害、Dissatisfaction：患者の満足度、Destitution：医療費）で表すことができます[2]。

医療の質を評価する3つの側面

1　医療施設の構造
ストラクチャー：
施設、医療機器、医療スタッフの種類と数など
Structure

2　医療の過程
プロセス：
実際に行われた診療や看護
Process

3　医療の結果
アウトカム：
行った診療や看護の結果としての患者の健康状態
Outcome

<参考文献>
1) Donabedian A: Evaluating the quality of medical care. Milbank Memorial Fund Quarterly 1966; 44: 166-206.
2) Fletcher RH, et al.: Clinical Epidemiology: The Essentials. 4th ed. Lippincott Williams & Wilkins, Baltimore, 2005（福井次矢（監訳）. メディカル・サイエンス・インターナショナル, 2006）.

医療の質を知るためには、アウトカムの評価よりも、プロセスの評価が望ましい

　質の高い医療を提供するためには、訓練された医療スタッフと最低限の建物・医療機器は必要ですが、絢爛たる施設と多数の高額な最新機器さえ揃えれば質の高い医療の提供が保証されるというものではありません。一方、医療の結果であるアウトカム（生存率、罹病率、QOLなど）こそ医療の質を直接的に表すものだと、多くの人は思われるかもしれません。

　しかしながら、遺伝や再生医学分野の発展がめざましい医学・医療も科学としてはいまだ不完全で、人の体の仕組みについても細かい点ではわからないことが少なくありません。例えば、大多数の患者で有効だとされる治療を行っても、無効あるいは害が引き起こされる患者もいますが、どの患者で有効で、どの患者で無効なのかを、あらかじめ予測できないのが現状です。また、どれだけ質の高い医療を提供しても、人はいつかは死んでしまいます。つまり、アウトカムのみでは、医療の質を知ることができない場面も少なくないのです。

　そのような背景から、現在のところ、医療の質を知るためにはプロセスの評価が最も望ましいと考えられているのです。実際、米国の権威ある研究グループが作った「個人や集団を対象に行われる医療が望ましい健康状態をもたらす可能性の高さ、その時々の専門知識に合致している度合い」[3]という医療の質の定義が世界的に広く受け入れられています。

　「望ましい健康状態をもたらす可能性の高い診療」や「その時々の専門知識に合致した医療」とは、1990年代以降、世界の医療を席巻している『根拠（エビデンス）に基づいた医療（Evidence-based Medicine；EBM）』にほかなりません。つまり、医療の質とは、EBMに則った医療をどのくらい行っているのかを問うているのです。

<参考文献>
[3] Lohr KN (ed). Medicine: A strategy for quality assurance. Vols I and II. Washington DC: National Academy Press, 1990.

質の高い医療とは、"EBMに則った医療"。診療上のテーマごとに、最も高いレベルのエビデンスを知る

それでは、EBMとは何でしょう？ "研究の成果（エビデンス）を知ったうえで、医療現場の状況（医師の経験や医療施設の特性）や患者に特有の病状・意向（個別性）に配慮して行う医療"と定義されます。ここでいうエビデンスとは、過去に行われた研究の結論であれば何でもよいというわけではなく、個別のテーマごとに行われてきた研究の中で結論が誤っている可能性が最も低い（つまり、バイアスの入り込む余地の最も少ない）研究で得られた結果をいいます。

医学・医療の研究は、症例報告やコホート研究、症例対照研究、ランダム化比較試験など、さまざまな方法（＝研究デザイン）で行われます。疫学・統計学の理論からも、また長年にわたる医学・医療の歴史的事実からも、バイアスの入る可能性が低く、研究の結果を患者に応用して、期待した結果どおりになる可能性の高い順（＝エビデンス・レベル）に研究デザインを並べると、以下のようになると考えられています。

エビデンス・レベル

- Ia　複数のランダム化比較試験のメタ分析による
- Ib　少なくとも1つのランダム化比較試験による
- IIa　少なくとも1つの非ランダム化比較試験による
- IIb　少なくとも1つの他の準実験的研究による
- III　コホート研究や症例対照研究、横断研究などの分析疫学的研究による
- IV　症例報告やケース・シリーズなどの記述研究による
- V　患者データに基づかない、専門委員会の報告や権威者の意見による

EBMに則った医療とは、「診療上のテーマごとに、最も高いレベルのエビデンスを知ったうえで医療を行うこと」ということになります。診療上のテーマごとに、最も高いレベルのエビデンスを知るために、かつては、一人ひとりの医療者

が、紙を媒体とした膨大な情報の中から、大変な手間暇をかけて、エビデンスの一次情報である原著論文を見つけてきたものですが、今や、インターネットを介して簡単に一次情報を探したり、レベルの高いエビデンスがまとめられたさまざまな二次情報（診療ガイドライン、Cochrane Library、Up To Date、DynaMedなど）に直ちにアクセスしたりできるようになりました。

　なお、British Medical Journalの2007年1月特別号で、過去約1世紀半の間に医療の進歩を促した15の画期的な発見や研究成果の1つにEBM（1972年のArchie Cochraneのモノグラフ「Effectiveness and Efficiency: Random Reflections on Health Services」出版）が挙げられています[4]。しかも、その後の読者の投票で8番目に重要な出来事であったと評価されていることからもわかるように、EBMは今や現代医療のパラダイムそのものといっても過言ではありません。

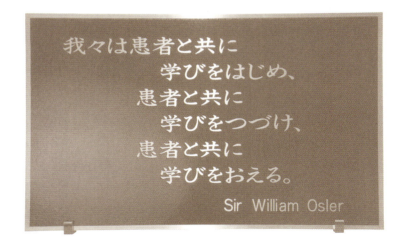

<参考文献>
[4] Medical Milestones: Celebrating key advances since 1840. British Medical Journal 2007; 334: s10.

医療の質は、標準医療への準拠の程度によって測定される

　医療の質は、プロセス、例えば心筋梗塞の患者に血栓形成の再発を予防するためのアスピリン投与を行ったかどうか（病院の指標としては、1年間に病院を受診した急性心筋梗塞患者の何パーセントに退院時アスピリンが処方・投与されたか）のように、特定の臨床場面でこれこれの治療を行えば健康アウトカムが最良になるということがわかっていて（＝エビデンスがある）、しかも大多数の患者に適用されるべき医療（＝"標準医療"）にどのくらい準拠していたかによって測ることができます。

　医療者は、めまぐるしく発展する医療界にあって、最新の文献を読み、エビデンスに基づいた診療ガイドラインを参考にし、テーマによってはクリニカルパス（特定の病気ごとに、入院中の患者のケアにかかわるすべての医療職が、いつ何をするのかを一覧表にしたもの）を作成し、それに準拠することで、エビデンスに基づいた医療、"標準医療"を実践すべく努めています。

　1990年代以降、医療の先進諸国ではEBMの考え方が普及し、さまざまなテーマについて診療ガイドラインが作成され、エビデンスに基づいた具体的な診療行為が推奨されるようになってきました。ところが、"標準医療"がどの程度実際に行われているのかを調べると、必ずしも推奨に則った診療が行われているとはいいがたい場面も少なくないことが明らかとなって、Evidence-practice Gap（エビデンスに基づいた望ましい診療と実際に行われている診療の格差）という考え方が提唱されるに至りました。心筋梗塞患者でのアスピリン投与の例でいうと、ある病院に入院した心筋梗塞患者の60％にしかアスピリンを処方していなかった、といった状況をいいます。

標準医療を表す数値——
Quality Indicator

　Evidence-practice Gapを知ることは"標準医療"が行われている度合いを知ることであり、可能な限り、その度合いは数値で表されるべきです。一般的に、ストラクチャー、プロセス、アウトカムを測定した数値は臨床指標（Clinical Indicator）といわれてきました[5]。しかし、臨床指標の中には、患者数や病院職員数、平均在院日数など、直接的に"標準医療"を示すとは考えられない指標も含まれているため、最近は、欧米の主要雑誌の論文では **Quality Indicator（質指標）** という言葉が使われるようになっています[6,7]。

　すでに、米国やオーストラリア、ニュージーランドでは、国家レベルでQuality Indicatorを測定・公開し、毎年、数値がどのように変化しているのかを時系列で知ることさえ可能となっています。英国からの報告では、6つの地域での大がかりな調査の結果、冠状動脈疾患や気管支喘息、糖尿病の患者でQuality Indicatorの目標値を満たしている者の割合は、1998年から2003年の間で有意に増加した[8]とのことです。

　また、米国のメディケアが行った50州の病院での21のQuality Indicatorについての大規模な調査では、2002年から2004年にかけて、退院時にβブロッカーを処方されている急性心筋梗塞の患者が80.2％から90.1％に、来院後4時間以内に抗菌薬が投与された市中肺炎の患者の割合が61.8％から69.0％に、そして手術開始1時間以内に抗菌薬が投与された患者が46.2％から68.5％に改善しました[9]。

　これらの調査報告は、Quality Indicatorの測定・公開が、医療者のパフォーマンス改善につながることを示しています。

<参考文献>
[5] Mainz J: Defining and classifying clinical indicators for quality improvement. Int J Qual Health Care 2003; 15: 523-530.
[6] Ader M, et al.: Quality Indicators for health promotion programmes. Health promotion International 2001; 16: 187-195.
[7] Guthrie B, et al.: Tackling therapeutic inertia: role of treatment data in quality indicators. BMJ 2007; 335: 542-544.
[8] Campbell SM, et al.: Improvements in Quality of clinical care in England general practice 1998-2003: longitudinal observational study. BMJ 2005; 331: 1121-1123.
[9] Rollow W, et al.: Assessment of the medicare quality improvement organization program. Ann Intern Med 2006; 145: 342-352.

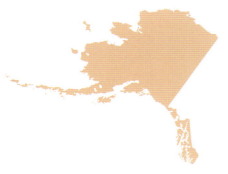

米国のメディケアは、50州の病院での21のQuality Indicatorについて大規模な調査を行った。

■ Quality Indicator

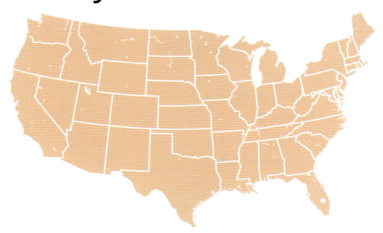

退院時にβブロッカーを処方されている急性心筋梗塞の患者の割合

年	割合
2002	80.2%
2004	90.1%

来院後4時間以内に抗菌薬が投与された肺炎患者の割合

年	割合
2002	61.8%
2004	69.0%

手術開始1時間以内に抗菌薬が投与された患者の割合

年	割合
2002	46.2%
2004	68.5%

QIをめぐる海外の状況[10]
イギリスのQOF制度、フランスの病院格付け、オランダの検閲体制

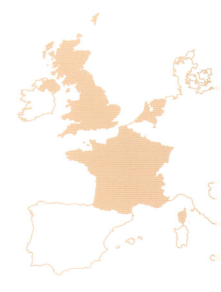

　イギリスでは、国の機関であるNICE（National Institute for Health and Clinical Excellence）が設定したQIの目標値を達成していれば、その度合いに応じて診療報酬が高くなるというQOF（Quality Outcome and Framework）制度が、開業一般医（General Practitioner；GP）に適用されています。この制度でのQIは134項目（臨床分野の項目86、組織の項目36、患者の経験に関する項目3、付加サービスの項目9）あり、目標値を達成したことによる上乗せ給与によって、この数年間でGPの給料が約25％アップしたとのことです。このように、診療報酬に連動させてQIの目標値達成を促す仕組みをPay for Performance（P4Pと省略されます）といいます。2009年から、QOF制度が病院にも適用されるようになりました。

　フランスでは、保健省内の「医療機関の質と安全局（Haute Autorité de Santé；HAS）」が、QI関連業務を行っています。2003年に患者被害者団体から診療改善についての要請があり、QIの事業が始まったとのことです。院内感染に関する3領域（病院内組織 ―アクションプログラムを作ったか―、人的および予算面での体制 ―対応チームを作ったか―、病院のアクション）のQIを設定して、各指標について100点満点で採点し、病院がA〜Eに格付けされます。QIの公開は、PLATINES（Plate-forme d'informations sur les établissements de santé）が担当し、インターネットなどを介してアクセスが可能となっています。Pay for Performanceは導入されていません。

　オランダでは、2004年の医療保険制度改革にともなって、QIを用いて医療の質を検閲する体制が導入されました。QIの項目は徐々に増えてきていて、2009年時点で、Basisset（Basic Set）、Zichtbare Zorg（Healthcare Transparent）、医療安全という3領域のQIについて、医療機関の検閲が行われています。検閲の結果は公表されていますが、Pay for Performanceは導入されていません。

わが国の病院管理責任者のQIに対する意識調査──
94%が"関心あり"、
63%が"わが国の医療の質を高める"、
52%が"全国レベルで導入すべき"

　2010年2月、私たちは、QIの測定・公表について病院管理責任者がどのような考えを持っておられるのか、調査を行いました[10]。

　日本病院会会員病院のうち、病床100床以上の2,100施設と大学病院100施設の計2,200施設を対象に、15問からなる質問紙票を郵送し、一般病院432施設、大学病院36施設の計468施設、対象病院の21%から回答が得られました。

　回答した病院管理責任者のほとんど（94%）が医療の質に関心がある（とてもある：65%、すこしある：29%）と答え、77%以上の病院ではこれまでに何らかの形で医療の質を測定していました。そのうちの95%（つまり、全体の73%）の病院は患者満足度調査を、35%（全体の27%）の病院は診療のプロセスやアウトカムにかかわるQIを測定していました。

　患者満足度調査を行っている病院の96%は院内あるいは院外に結果を公表していて、院外にも公表している病院が36%ありました。診療プロセスやアウトカムにかかわるQIを測定している病院については、96%が院内あるいは院外に数値を公表していて、40%は院外にも公表していました。QIの測定と公表がわが国の医療の質を高めるであろうと考えている病院責任者は63%、QIの測定・公表事業を全国レベルで導入すべきと考えている病院責任者も52%にのぼりました。

<参考文献>
10) 2009年度厚生労働省科学研究費補助金（地域医療基盤開発推進研究事業）
「医療の質向上に資するアウトカム評価に関する研究」（研究代表者：福井次矢），2010年5月．

QI測定・公表が厚生労働省の事業へ。
その目的は、「多施設を横断的に比較」するのではなく、「各施設で診療の質を時系列で改善」すること

　前述の2009年度厚生労働省科学研究費補助金（地域医療基盤開発推進研究事業）「医療の質向上に資するアウトカム評価に関する研究」（研究代表者：福井次矢）の成果を踏まえ、厚生労働省は、2010年度に『医療の質の評価・公表等推進事業』を始めました。

　その事業に応募した、日本病院会病院診療の質向上検討委員会臨床指標評価委員会によるプロジェクトが採択され、2011年4月には、30の会員病院で測定された11のQIの値が公表（報告書および日本病院会ホームページ）されました。

　全般的には、非常に少数の事例を除いて、ほとんどのQIについて30病院の間で驚くほどの大きな違いはなく、医療の質の公平性が確保されていることを示していると思われます。QIの測定・公表の第一義的目的は、診療の質について「多施設を横断的に比較」することではなく、診療の質を「各施設において時系列で改善」することにあるべきだと、私は考えています。

　病院で診療を受ける患者の病気の種類・頻度・重症度、救急車で搬送される患者の割合、患者の年齢・性別・教育レベル・職業・収入、病院の存在場所、他の医療施設との位置的関係や連携の態様など、QIの値に影響を与える要因は、診療の質以外に数多くあり、病院によって大きく異なります。したがって、診療の質を比べるためには、それらの多くの要因の影響を取り除いて（＝交絡因子の調整を行って）、診療の質のみを反映する数値に変換する必要があります。ところが、このような交絡因子調整の方法は、現在までのところ、誰もが満足できるようなものが開発されているとは思えません。

一方、各施設で毎回同じ方法でQIを測定して比較するのであれば、上記のQIの値に影響を与える要因の多くは差し引きされて、診療の質の変化のみが抽出される可能性が高くなります。

　したがって、国の事業として、あるいは病院団体としてQIを測定・公表するとしても、さまざまな改善の試みの成果を時系列で確認・フィードバックする目的で行うということを明示した方がよいと思っています。

　なお、2010年度の厚生労働省『医療の質の評価・公表等推進事業』には、上述の日本病院会とともに国立病院機構、全日本病院協会のプロジェクトが採択され、2011年度の事業には、恩賜財団済生会、全日本民主医療機関連合会、日本慢性期医療協会、2012年度の事業には、全日本病院協会、全日本民主医療機関連合会、日本慢性期医療協会、そして2013年度の事業には、全日本病院協会、全日本民主医療機関連合会、労働者健康福祉機構のプロジェクトが採択されました。

　QIの測定・公表を行う病院が急速に増えつつあり、素晴らしいことだと思います。

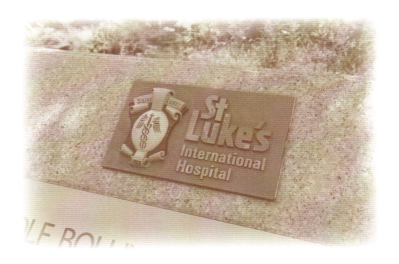

第2章

聖路加国際病院における QI測定・公表の経緯・手順と「改善」

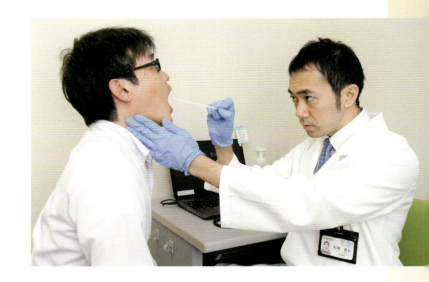

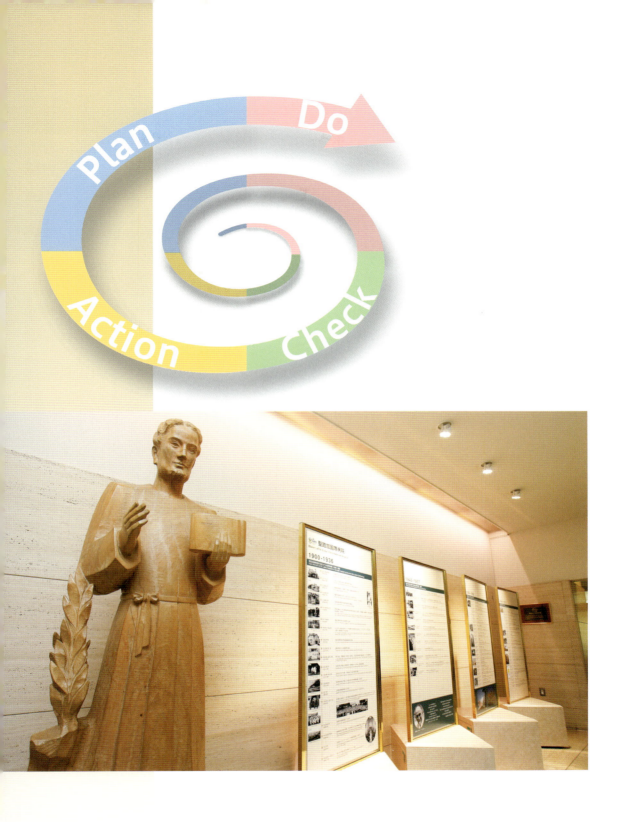

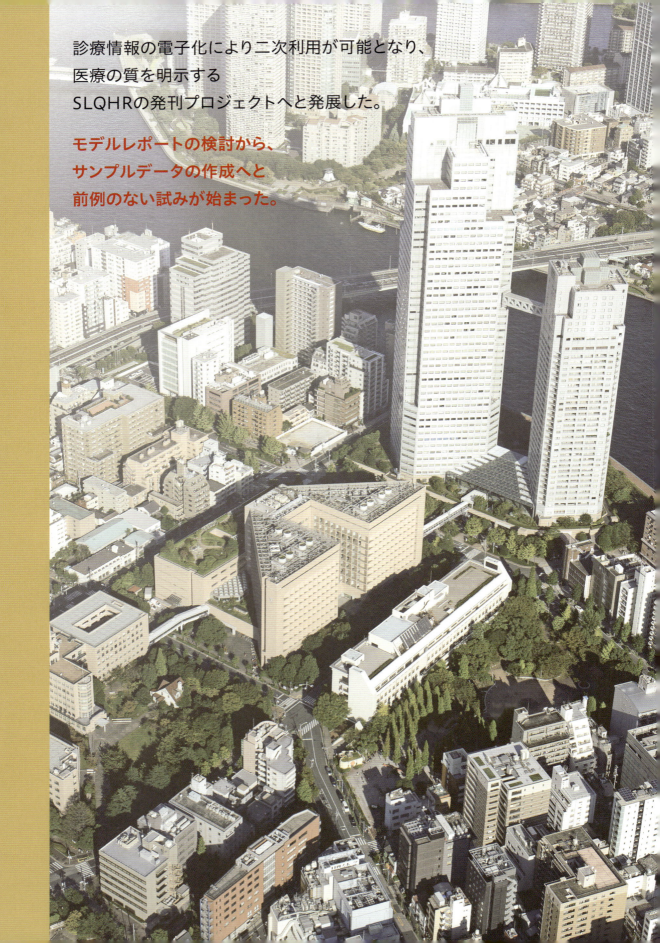

診療情報の電子化により二次利用が可能となり、
医療の質を明示する
SLQHRの発刊プロジェクトへと発展した。

**モデルレポートの検討から、
サンプルデータの作成へと
前例のない試みが始まった。**

電子医療情報を有効活用するため、診療情報解析システムのワーキンググループが発足した

　聖路加国際病院では2003年7月より、医療情報システムSMILEⅢ（St. Luke's Medical Center Information Systems Linkage Environment Ⅲ）が全面稼働し、日常診療で行われるほぼすべての診療情報が電子保存されるようになりました。稼働後、時がたつとともに、多くの医療情報が蓄積され、一次利用（診療現場での利用）のみならず、データを収集・解析して診療の改善に役立てる二次利用も可能となってきました。

　そこで、就任直後の福井院長の指示により、2005年5月、蓄積された電子情報を有効活用する目的で診療情報解析システムワーキンググループ（WG）が立ち上げられました。メンバーは、院長以下医師14名、看護師3名、診療情報管理士3名、医療情報センターシステムエンジニア2名、事務職員2名など総勢32名で、必要に応じて増員していきました。

　会合は不定期に月1～2回開催され、聖路加国際病院で提供される医療の質を測定・公表するSt. Luke's Quality and Healthcare Report（SLQHR）の発刊プロジェクトに発展しました。

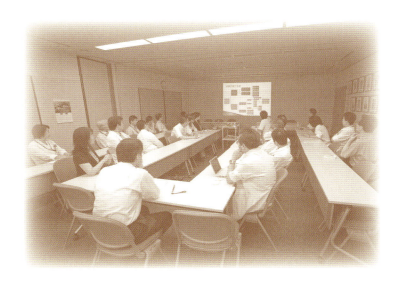

モデルレポートの検討から、ヒアリングやサンプルデータの作成を経て、SLQHRを発刊した

❶ モデルレポートの検討

　すでに欧米では、MHA（Maryland Hospital Association）、NQF（National Quality Forum）、The Joint Commission、AHRQ（Agency for Healthcare Research and Quality）、ACHS（The Australian Council on Healthcare Standards）など、さまざまな団体・組織によってQuality Indicatorが公表されていました。

　私たちは、これらのレポートの中から、モデルとなるものを選び出すことから作業を開始しました。モデルとする条件はフリーアクセスでき、選出されている指標が十分吟味されていること、数値が明示されており、当院のデータと比較検討ができることなどとしました。

　これらの条件を満たすレポートのうち、米国AHRQ（Agency for Healthcare Research and Quality）からのNational Healthcare Quality Report 2004（指標数179）、オセアニアACHS（The Australian Council on Healthcare Standards）のACHS Clinical Indicator Results for Australia and New Zealand 1998-2003（指標数245）を選択しました。

❷ 院内部署へのヒアリング、および文献検索

　モデルレポートで扱われている指標を院内の全職種全部署へ配布・提示し、わが国および当院の医療事情に合う指標はないかヒアリングを行いました。そのまま指標として使用可能なものと、わが国の医療事情に合わないもの、当院の現在の電子カルテシステムからは算出できないものなどに分類しました。

　さらに、モデルレポートにない新規指標が提唱された場合は、比較できるような指標がないか、国内外の文献を検索しました。

❸ サンプルデータの定義と作成

　以上のような手順を踏んだ上で、2004年1月1日より12月31日の1年間の電子カルテの中から、主としてモデルレポートの定義に準じたQuality Indicatorを算出し、サンプルデータを作成しました。モデルレポート内の定義と異なる方法でのデータ抽出の場合には、抽出可能な最も近い値を代用することとしました。

❹ フィードバックおよび妥当性の検討

　サンプルデータは関連部署へフィードバックし、WGメンバーと複数回の協議の上、修正が必要かどうか検討し、妥当性の評価を行いました。

❺ Quality Indicatorの確定とSLQHR発刊

　関連部署と協議した結果に基づいて作成されたデータは、WG内で再度検討し、取捨選択の後、2006年1月、St. Luke's Quality and Healthcare Report（SLQHR）を発刊しました。

　2006年度に入ってWGがQI委員会（QIはQuality IndicatorとQuality Improvementの2つの意味を併せ持っています）と改称され、病院全体で検討・推進する体制が確立されました。その結果、2005年のQuality Indicatorも加えたSLQHR vol.2は比較的短期間で発刊されました。

SLQHRの作成手順

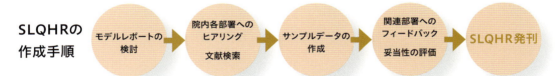

❻ データの積み重ね・経年変化

　SLQHR vol.3としてまとめられる予定であったデータは、2007年12月に（株）インターメディカから一般書「Quality Indicator［医療の質］を測る 聖路加国際病院の先端的試み Vol.1」として発刊され、2004年から2006年までの3年間の経年変化を、そして、2008年10月には、同書Vol.2が発刊され、2007年までの4年間の経年変化を見ることが可能となりました。2009年9月には、Vol.3に相当する「Quality Indicator 2009［医療の質］を測り改善する」が発刊され、88項目のQIについて、2008年までの5年間の経年変化を示しました。そして、2010年8月には同書2010年版が発刊され、2009年までの6年分のデータを示しました。

　以後、毎年1年分のデータを加え、本書には、2004年から2014年までの11年分のデータが示されています。

活動の焦点は、QIの測定・公表から「改善」へ。組織全体でPDCAサイクルを実践している

　当院のQI委員会の活動は、単なるQIの測定・公表から、QIを改善する取り組み（院内の全職員の意識を高めるための報告会や勉強会、講演会、聖ルカ・アカデミアでの研究発表など）に焦点を移してきています。QI委員会では、重点的に改善が必要と判断した10指標程度について、1年間で達成する目標値と担当委員を定め、毎月指標を算出し、指標の変化を観察・分析し、改善案を案出・実践するという活動を行っています。

　取り組みは、以下のような手順で、いわゆるPDCA（Plan→Do→Check→Action）サイクルをイメージして行っています。

❶ 年次毎の数値や委員会開催前月までの月次毎の数値の意味を考えること（データの解釈）
❷ 目標を達成していない理由・原因を知ること（要因分析）
❸ 改善するための方法を決めること（改善策の決定）
❹ 決定した改善策を実践すること（改善策の実行）
❺ 実行後の数値を算出し、その意味を考えること（データの解釈）

　ほとんどの指標について、改善の方向に確実に向かっていることを実感しています。改善の必要性を多くの職員が認識し、改善のためのプロセスを共有することは、組織全体の一体感を高めるという意味でも、QIの測定・公表・改善の試みの意義は大きいと思います。

QIが改善した事例を振り返ると、改善方略に7つのパターンが存在することがわかってきた

　2005年にQI指標の測定を始めてから10年が経過しました。これまでに、聖路加国際病院でQIが改善した事例を振り返ってみると、改善のためにとられた方略には次に示すような7つのパターンが存在することがわかってきました。

フィードバック
医師や診療科、病棟ごとに、それぞれ個別のQIデータを示し、改善への動機付けを図ります。

勉強会・研修会の開催
QIのテーマごとに、数値を改善するための勉強会・研修会を開催します。

ルール・ガイドラインの見直し
QIを改善する上で見出されたルール・ガイドラインの不備を訂正したり、新たなルール・ガイドラインを策定します。

施設・設備・機器の見直し
病室の壁に手すりを設置したり、コンピュータ画面上に同時に2人の患者カルテを表示できないようにするなどの対策をいいます。

コミュニケーションの改善
異なる職種間・異なる部署間での話し合いやカンファレンスを行って、コミュニケーションを円滑にします。

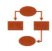
業務プロセスの見直し
複数の部署・職種がかかわる業務について、重複や無駄がないか、見直します。

患者への働きかけ
誤認予防のために患者にフルネームと生年月日を言ってもらう場合のように、患者に協力を求めます。

フィードバック

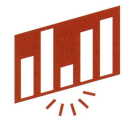

指標が改善しない要因の1つに、当事者の問題意識不足があります。指標を病院の全職員に公開しても、それを自分自身の課題として捉えない人も少なくありません。

該当する指標に関するデータを分析し、個人・部門（診療科）・病棟などの単位でフィードバックすることによって、関係者の問題意識を高めることができます。

フィードバックするデータは、指標のデータそのものとは限りません。例えば、「糖尿病患者の血糖コントロール」においては、下図のような医師別の処方薬の割合をフィードバックしました。受け取った医師は、自分がA〜Fのどれに該当するかを知ることができます。自分の処方内容が他の医師とは違っていることを知ることで、「この違いの理由は何か？」と考えるようになります。もちろん、この違いが糖尿病の重症度の違いなどの正当な理由による場合もありますが、そうでないこともあります。

2008年から、血糖値、高血圧、そしてLDLコレステロールのコントロールの状況については、医師ごとの数値を算出し、全医師の数値と比較できるよう棒グラフ（当該医師以外は匿名化）で示した図を毎年院長が手渡しています。

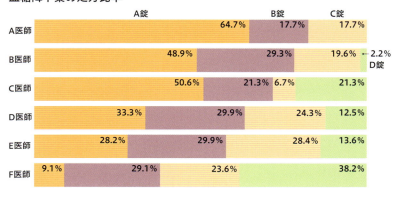

血糖降下薬の処方比率

勉強会・研修会の開催

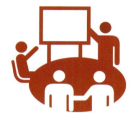

　定期的な診療報酬制度の変更、新しい薬剤や機器の登場、研究による新たなエビデンスの創出など、医療の世界は常に変化しており、昨日の常識が今日も常識であるとは限りません。

　一方で、医療はより高度化・専門化する傾向にあり、すべての医療者が、すべての領域において、常に最新の情報を把握しておくことが難しくなっています。

　したがって、勉強会や研修会を開催することによって、最新の知識や情報を病院全体で共有することがとても重要です。医療者間での知識や技術のばらつきをなくすことで、病院全体のパフォーマンスを高めることができます。

　当院の事例では、「糖尿病患者の血糖コントロール」の改善において、勉強会が大きな成果をあげました。内分泌・代謝科専門医が講師となり、最新の糖尿病治療についての勉強会を開催した結果、非専門医の糖尿病患者への治療内容が劇的に変化し、血糖コントロールの指標が大きく改善しました。

　また、「中心静脈カテーテル挿入術の重篤合併症発生率」の改善においては、院外の講師の協力を得て、エコー機とシミュレータをそれぞれ6台使用し、25名の医師を対象にしたエコーガイド法の研修会を実施しました。研修会以外の介入も行ったため、研修会だけの効果とはいえませんが、研修会を実施して以来、「中心静脈カテーテル挿入術の重篤合併症発生率」は大きく改善しました。

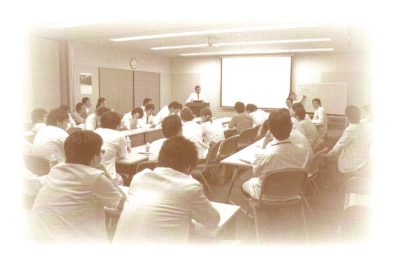

ルール・ガイドラインの見直し

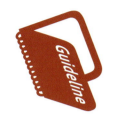

個人の知識や技術を高めることは重要ですが、一人ひとりの意識と努力に委ねる方法には限界もあります。組織としてのルールやガイドラインなどの仕組み（システム）を見直すことによって、指標を改善に導くことができます。

当院における代表的な事例としては、「中心静脈カテーテル（CVC）挿入術の重篤合併症発生率」を改善するために導入した「CVC認定医・指導医制度」があります。この制度は、CVCの挿入術を穿刺部位（内頸静脈・鎖骨下静脈）と穿刺方法（ランドマーク法・エコーガイド法）の組み合わせから4種類に分け、それぞれにおいて、単独で穿刺をすることができる「認定医」と、認定者を指導・育成する役目を持つ「指導医」を定めたものです。認定医となるためには、見学1回、助手3回、術者3回の経験が必要で、さらに、指導医による承認を受けなければなりません。この制度を導入する前は6％を超えていた「中心静脈カテーテル挿入術の重篤合併症発生率」は、導入後には1％を切る水準にまで改善しました。

また、別の事例は、「入院患者の転倒・転落発生率」の改善における予防対策実施の徹底です。転倒・転落に関する予防対策説明書を発行して、患者や家族に対して転倒・転落のリスクがあることや、そのリスクを回避するための対策案についての説明をしていた場合は、説明していなかった場合に比べて、転倒・転落の発生率が有意に低かったことがわかっていました。そこで、「リスクアセスメントの実施」「転倒・転落予防対策の立案」「予防対策説明書の発行と患者への説明」の3つの実施率をプロセス指標として定義し、それぞれ100％の実施を目標として、改善に向けての取り組みを始めました。1年間の取り組みの結果、これらのプロセス指標が改善されるとともに、アウトカム指標である「入院患者の転倒・転落発生率」も改善しました。行為そのものの変更ではなく、その行為の実施が徹底されるような「仕組み」を導入することによって、指標の改善がもたらされた好例です。

認定医取得要件（専門研修医以上）

認定の種類	認定テスト	シミュレータ実技試験	見学	助手	術者成功件数
❶ 内頸静脈ランドマーク法		1回	1回	3回	3回
❷ 内頸静脈エコーガイド法	内頸静脈ランドマーク法シミュレータ実技試験合格 共通試験1回	1回	1回	3回	3回
❸ 鎖骨下静脈ランドマーク法		1回	1回	3回	3回

施設・設備・機器の見直し

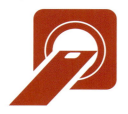

　人の行為を変える最も確実な方法は、決められた行為しか行えない状態にしてしまうことです。例えば、自動車のギアをバックに入れるときは、ボタンを押しながら動かさないとギアが切り替わらないようになっています。これは、誤った操作でギアがバックに入ってしまうことを防ぐための対策です。

　同じように、施設や設備や機器に物理的な工夫を加えることで、QIを改善することができます。あらゆる対策の中で、この方法が最も確実に、そして継続的に成果を出します。

　当院で実施した介入事例のうちこの分類に当てはまるのは、患者の病室での転倒や転落を防止するために行った、手すりの設置や床の段差の解消です。

　過去のデータを分析したところ、転倒・転落事例の約半分（51％）が、患者がトイレに行く、またはトイレからベッドに戻るときに発生していることがわかりました。そこで、患者がベッドとトイレを往復する際に利用できるような手すりを、すべての病室に設置しました。手すりはトイレの入り口に1本、トイレの中に2本設置しました。転倒・転落リスクの高い患者に対しては、トイレへの移動の際は、この手すりを使うように説明をしています。また、トイレに入るところでつまずいてしまわないように、トイレ入り口にあった段差を解消する工事を行いました。

　この工事を行った後の転倒・転落発生率は、前の年に比べて大幅に減少しました。工事以外にも多くの対策を行いましたが、手すりの設置と床の改修工事の効果が大きかったと考えています。

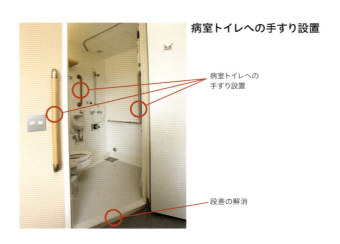

病室トイレへの手すり設置

病室トイレへの手すり設置

段差の解消

コミュニケーションの改善

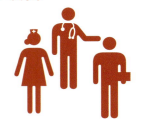

　病院における診療行為は、さまざまなプロセスの集合体です。人から人へ、部署から部署へと業務を引き継ぐときに、コミュニケーションミスが原因で質が低下する可能性があります。特に医療の現場では、異なる専門職が協力しなくてはならない場面が多いため、互いの知識や経験の違いによるコミュニケーションミスが起きることがあります。また、決められたルールが部署内で周知されていないために、人によって対応が異なるといった問題もあります。

　当院の事例では、「急性心筋梗塞の患者で病院到着からPCIまでの所要時間が90分以内の患者の割合」の指標において、コミュニケーションの改善が効果をあげました。

　救急車などで運ばれてきた心筋梗塞の患者は、まず救命救急センター（ER）に搬送されます。そこで心電図を録り、急性心筋梗塞の疑いがあれば循環器内科の医師が呼び出され、必要な場合には、心臓カテーテルの検査と治療が行われます。

　この一連の業務にかかる時間を短縮するためには、①ERでの胸痛患者への初期対応（心電図の記録・解釈など）にかかる時間を短くすることと、②ER医師と循環器内科の医師のコミュニケーションをスムーズにすることが重要だと考えました。

　そこで、ER医師と循環器内科医の間で、定期的なカンファレンスを実施することにしました。カンファレンスでは、診断が難しい患者の心電図について一緒に学んだり、急性心筋梗塞の疑いのある患者については、血液検査の結果を待たずとも循環器内科の医師を呼んでもいいというルールを確認し合ったりしました。

　上記の介入を行う前は、「急性心筋梗塞の患者で病院到着からPCIまでの所要時間が90分以内の患者の割合」は38％でしたが、介入後の平均値は57％と20ポイント近く改善しました。

業務プロセスの見直し

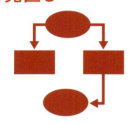

コミュニケーションの改善の項でも記したように、病院における診療行為は、さまざまなプロセスの集合体です。外来診療を例にとれば、患者は、受付→医療面接→診察→検査→治療→処方→会計、といった一連のプロセスを経験します。それぞれのプロセスは、それぞれ異なる職種のスタッフによって提供されるため、お互いがどのような行為を提供しているかを詳しく知らないことがよくあります。そのため、1つひとつの行為が最適化されていても、全体を通してみると最適ではないことが少なくありません。業務全体を俯瞰し、問題点を見つけ出し、改善策を施すことによって、一連のプロセスとしてのパフォーマンスを最適化することができます。

当院においてこのパターンで改善を実現した事例として、外来化学療法患者における「受付から化学療法開始までの時間（Time to Chemotherapy）」の短縮が挙げられます。外来患者の満足度に対して、化学療法開始までの待ち時間の長さが与える影響は大きく、これを可能な限り短くすることを目標としました。

まず、患者が来院してから化学療法が開始されるまでに受けている行為を図に表しました。次に、それぞれのプロセスの所要時間を調べ、それらが短縮可能かどうかを検討しました。例えば、血液検査の結果が出るまでの時間は、機械の処理能力に依存するため、短縮することは不可能です。一方、人が行う作業は、作業の順序を変えたり、作業内容そのものを見直したりすることによって、かかる時間を短縮することができます。

検討の結果、①投与する薬剤の内容を確認する回数を5回から4回に減らす（4回の確認で十分安全が担保されるため）、②採血を行う場所を変更する、③検査部では化学療法患者の検体を優先して検査する、などの対応で、「受付から化学療法開始までの時間（Time to Chemotherapy）」を短縮できました。ある診療科では、上記①と②の対策で、42％もの時間短縮に成功しました。

薬剤の内容を確認する作業は、他の場所で同様の業務を行っていることがわかったために、1つ減らすことができました。採血場所の変更は、看護師と検査技師の間での話し合いと、検体を運ぶ事務職員の協力があって実現できたことです。どちらも、部署や職種を越えた協力体制があってこそ実現できた改善です。QIの改善には、チームワークが不可欠です。

患者への働きかけ

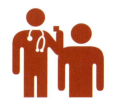

医療者がどんなによい医療を提供しても、それを受ける患者の協力がなければ、よいアウトカムが達成されないことがあります。例えば、医師は薬剤を処方することはできますが、患者がそれを指示通り服用しなければ病気は治りません。

当院での代表的な例は、患者の誤認（AをBと間違えることや、AにBの処置をしてしまうこと）を防止するために、患者にフルネームと生年月日を言ってもらうよう呼びかける運動です。下記のポスターを診察室のドアに掲示し、フルネームと生年月日を言ってもらうよう患者に呼びかけました。ポスター掲示後は、診察室に入ると同時に、自分から名前と生年月日を言ってくれる患者が大幅に増えました。

転倒・転落の予防対策において、患者に協力を依頼している例もあります。リスクアセスメントの結果、転倒・転落のリスクがあると評価された患者に対しては、「歩行時は看護師を呼んでください」「睡眠薬を飲む前にお手洗いを済ませてください」「歩行時は手すりを使ってください」などの協力を呼びかけています。

どちらも強制力がなく、間接的な介入になるため効果は限定的ですが、患者の意識を高めることが、医療の質向上につながります。

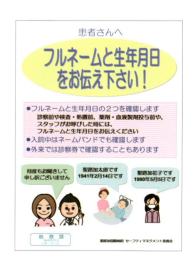

国際的に用いられている指標——JCIとJCが取り扱っている指標について

JCIマーク

　本書では、取り上げた指標のうちJCI（Joint Commission International）とその兄弟機関であるJC（Joint Commission：米国内の16,000を超える医療施設を認定している）で定義されているものについては、JCIマークをつけました。

　JCIの認証とは、突き詰めれば、医療安全の確保と質の改善が継続的になされていることを保証するものです。認証は2つのカテゴリー、14分野の1,145におよぶ項目についての評価に基づきます。14分野の中のQuality Improvement and Patient Safety（QPS、質の改善と患者安全）で、診療のプロセスやアウトカムに関わる指標を明示し、PDCA（Plan、Do、Check、Action）サイクルに則った診療の質改善活動が行われていることを示すよう求めています。

　JCIでも、指標を明示することの最大の目的は自施設内での時系列観察にあり、他施設との比較（ベンチマーキング）には二次的な意味づけがなされているようですが、できるだけ多くの施設が、同じ算出方法に基づく指標を採用するに越したことはありません。そこで、JCIおよびその兄弟機関であるJCが取り扱っている指標にJCIマークをつけることとしました。

　これまで、さまざまな施設で非常に多くのQIが使われてきましたが、算出と公開に要する労力を考えると、国際的にも用いられるQIの数は徐々に絞られてくるのではないでしょうか。そのような方向への手がかりの1つとして、JCIが取り扱っている指標かどうかを知ることは役立つと思われます。

第3章

基準指標と統合指標
Accountability Measures/ Composite Measures

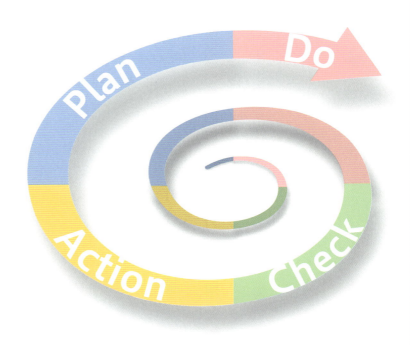

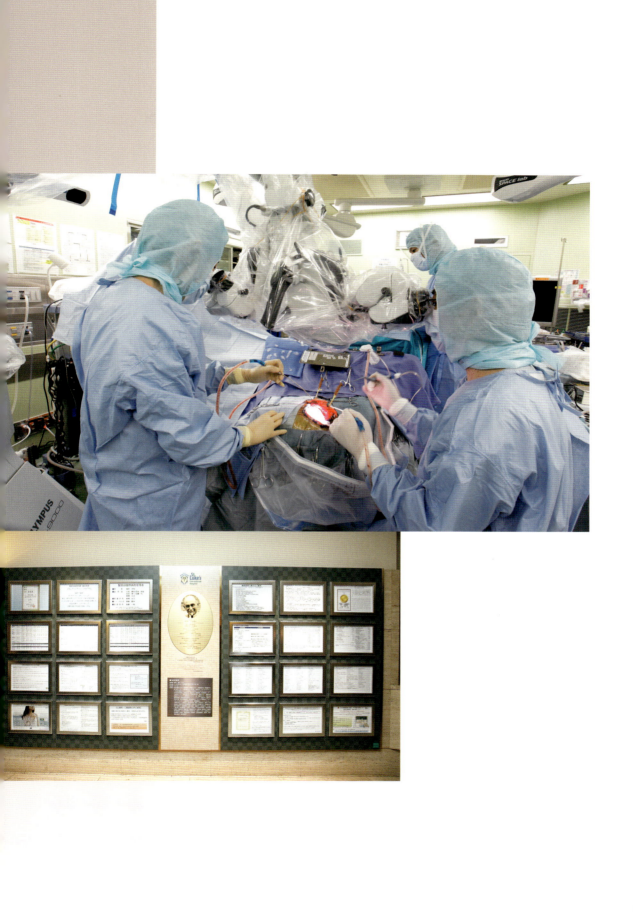

外部団体による評価や一般公開に適した指標はどのように決めるべきなのか？

　医療機関ごとに提供している医療内容に違いがあれば、結果としての医療の質に違いがあることは容易に推察されます。質の改善活動にはさまざまな方策があり、Quality Indicatorを用いた医療の質の数値化は、質改善活動を可視化するツールです。このため、適切な指標を選択することは、質改善活動の中でも重要な要件の1つと考えられます。

　さまざまな団体から提案・定義されるQuality Indicatorは、National Quality Measure Clearinghouseに登録されているだけでも12,957件あります（2015年7月時点）[1]。これらの指標のうち、外部団体による評価や一般公開に適した指標はどのように決めるべきなのでしょうか？

　本章では、外部評価や一般公開に適した指標を決定するための要件を示すとともに、複数のそのような指標を統合した指標を用いて、特定の診療領域の全体的な質を捉えようとする試みを例示します。

基準指標（Accountability Measures）──公開に適した指標

　Accountabilityは「説明責任、ある人や活動に対する責任、管理責任、責任追跡、執行責任」などと訳されます。Accountability Measuresとは、多くの施設・場面で測定されても、その妥当性や有用性が高いもので、本書では基準指標と訳します。基準指標とみなされるためには、下記の4つの要件を満たす必要があります。

Accountability Measuresを決める4つの要件

研究結果	当該診療行為を実施することでアウトカムが改善するとの強い科学的根拠がある
近接性	測定されているプロセスがアウトカムと強いつながりがある
正確性	根拠に基づくプロセスが実際に行われたかどうかを正確に測定できる
副作用	意図しない有害事象がないか、あっても最小である

したがって、このような指標は、外部団体による評価や一般公開するにあたり、もっとも適していると考えられます。

統合指標（Composite Measures）[2]――ケアバンドルを示す指標

一方、Composite Measuresはその名の通り、「統合」「合成」された指標です。関連する指標群の分子の合計を関連する指標群の分母の合計で割ることにより算出されます。こうすることにより、アウトカムを達成するために必要なケアプロセス群を総合的にどれくらい実施できているかを見ることができ、ケアプロセスを束ねて（ケアバンドルとして）実施しているかどうかが評価できます。

The Joint Commission（JC）では、虚血性心疾患、心不全、肺炎、手術、小児喘息、入院精神医療、静脈血栓塞栓症、脳卒中、予防接種、周産期の10領域の44基準指標を用いて、統合指標を算出しています。

これらのうち虚血性心疾患、手術、脳卒中の統合指標について、JCと当院を比較しました。

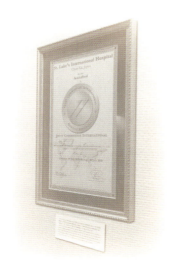

第3章　基準指標と統合指標

Accountability Measuresを用いたComposite Measuresの例（虚血性心疾患、手術、

虚血性心疾患　Heart attack care measure results

The Joint Commission

Performance measure	2009	2010	2011	2012	2013	Improvement since 2009 (percentage points)
Heart attack care composite 虚血性心疾患におけるケアバンドルを示す指標	97.7%	98.4%	98.5%	98.8%	99.0%	1.3%
Aspirin at arrival 急性心筋梗塞患者に対する病院到着前後24時間以内のアスピリン投与	98.4%	98.9%	99.2%	99.3%	99.4%	1.0%
Aspirin at discharge 心筋梗塞患者に対する退院時のアスピリン処方	98.4%	98.8%	99.1%	99.3%	99.3%	0.9%
ACEI or ARB at discharge 左室収縮不全を伴う心筋梗塞患者に対する退院時のACE阻害薬またはARBの処方	95.5%	96.6%	97.5%	97.8%	98.1%	2.6%
Beta-blocker at discharge 急性心筋梗塞患者に対する退院時のβ-遮断薬処方	98.3%	98.6%	99.0%	99.2%	99.2%	0.9%
Fibrinolytic therapy within 30 minutes ST上昇型または左脚ブロックを伴う急性心筋梗塞患者に対する病院到着後30分以内の溶解療法の開始	55.2%	60.5%	60.2%	65.4%	60.3%	5.1%
PCI therapy within 90 minutes ST上昇型または左脚ブロックを伴う急性心筋梗塞患者に対する病院到着後90分以内の初回PCI実施	87.4%	91.2%	93.7%	95.1%	96.0%	8.6%
Statin prescribed at discharge 急性心筋梗塞患者に対する退院時のスタチン処方	N/A	N/A	97.5%	98.3%	98.6%	1.1%

聖路加

Performance measure	2009	2010	2011	2012	2013	2014	Improvement since 2009 (percentage points)
Heart attack care composite 虚血性心疾患におけるケアバンドルを示す指標	87.4%	87.4%	89.8%	91.9%	93.0%	92.7%	5.3%
Aspirin at arrival 急性心筋梗塞患者に対する病院到着前後24時間以内のアスピリン投与	97.1%	91.8%	95.3%	97.8%	98.9%	96.3%	−0.8%
Aspirin at discharge 心筋梗塞患者に対する退院時のアスピリン処方	100.0%	95.9%	98.8%	100.0%	100.0%	97.6%	−2.4%
ACEI or ARB at discharge 左室収縮不全を伴う心筋梗塞患者に対する退院時のACE阻害薬またはARBの処方	100.0%	100.0%	84.6%	94.1%	100.0%	86.7%	−13.3%
Beta-blocker at discharge 急性心筋梗塞患者に対する退院時のβ-遮断薬処方	77.7%	83.6%	95.3%	100.0%	94.7%	97.6%	19.9%
Fibrinolytic therapy within 30 minutes ST上昇型または左脚ブロックを伴う急性心筋梗塞患者に対する病院到着後30分以内の溶解療法の開始	N/A	N/A	N/A	N/A	N/A	N/A	N/A
PCI therapy within 90 minutes ST上昇型または左脚ブロックを伴う急性心筋梗塞患者に対する病院到着後90分以内の初回PCI実施	66.1%	75.6%	59.3%	55.6%	73.8%	75.0%	8.9%
Statin prescribed at discharge 急性心筋梗塞患者に対する退院時のスタチン処方	85.4%	84.9%	89.5%	87.1%	90.5%	92.7%	7.3%

脳卒中）

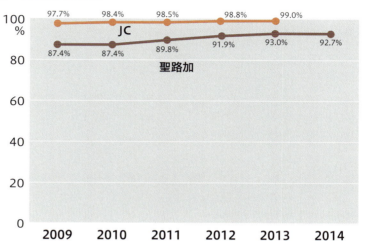

JCと当院の比較

	2009	2010	2011	2012	2013	2014
JC	97.7%	98.4%	98.5%	98.8%	99.0%	
聖路加	87.4%	87.4%	89.8%	91.9%	93.0%	92.7%

　当院での虚血性心疾患における統合指標は、年々改善傾向を示しています。しかし、まだJCの統合指標におよびません。

　β-遮断薬の導入などは、国内ではかなり高値を示していると考えられます。PCI therapy within 90 minutes (Door to Balloon; D2B) は安定して上昇してきています。ACEI or ARB at discharge は腎機能障害例で投与率が低下しています。詳細は各指標の項目で触れます。これらは高齢者が多く、このグループに対してのACEI/ARBの適切投与、もしくは必要性について腎臓内科と相談していく予定です。

　今後も持続的な数値向上に向けて、現状把握およびKAIZEN活動を継続して行っていきたいと考えています。

手術 Surgical care measure results

The Joint Commission

Performance measure	2009	2010	2011	2012	2013	Improvement since 2009 (percentage points)
Surgical care composite 手術におけるケアバンドルを示す指標	95.8%	96.4%	97.6%	98.3%	98.7%	2.9%
Antibiotics within one hour before the first surgical cut 術前開始1時間以内の予防的抗菌薬投与の開始	96.2%	97.4%	98.2%	98.6%	98.9%	2.7%
Appropriate prophylactic antibiotics ガイドラインに準拠した予防的抗菌薬の投与	97.7%	97.8%	98.5%	98.9%	99.2%	1.5%
Stopping antibiotics within 24 hours 術後24時間以内の予防的抗菌薬投与の停止	93.5%	95.7%	97.0%	97.6%	98.2%	4.7%
Cardiac patients with controlled postoperative blood glucose 心臓手術患者における術後血糖コントロール	92.7%	94.1%	95.3%	96.4%	96.9%	4.2%
Patients with appropriate hair removal 手術部位の適切な除毛	99.2%	99.7%	99.8%	99.9%	99.9%	0.7%
Beta-blocker patients who received beta-blocker perioperatively 術前β-遮断薬服用患者の周手術期の適切なβ-遮断薬服用	91.5%	94.4%	96.4%	97.3%	98.1%	6.6%
Receiving VTE medicine/treatment 手術患者における静脈血栓塞栓症の適切な実施	91.9%	93.7%	96.9%	97.9%	98.4%	6.5%
Urinary catheter removed 手術患者における膀胱留置カテーテルの適切な抜去	N/A	91.3%	94.1%	96.3%	97.9%	6.6%

聖路加

Performance measure	2011	2012	2013	2014	Improvement since 2011 (percentage points)
Surgical care composite 手術におけるケアバンドルを示す指標	94.1%	94.5%	94.7%	94.7%	0.6%
Antibiotics within one hour before the first surgical cut 術前開始1時間以内の予防的抗菌薬投与の開始	96.1%	95.4%	96.3%	96.8%	0.7%
Appropriate prophylactic antibiotics ガイドラインに準拠した予防的抗菌薬の投与	97.3%	97.2%	96.3%	96.2%	−1.1%
Stopping antibiotics within 24 hours 術後24時間以内の予防的抗菌薬投与の停止	88.0%	89.1%	90.4%	90.5%	2.5%
Cardiac patients with controlled postoperative blood glucose 心臓手術患者における術後血糖コントロール	76.3%	81.0%	78.5%	79.2%	2.9%
Patients with appropriate hair removal 手術部位の適切な除毛	N/A	N/A	N/A	N/A	N/A
Beta-blocker patients who received beta-blocker perioperatively 術前β-遮断薬服用患者の周手術期の適切なβ-遮断薬服用	N/A	N/A	N/A	N/A	N/A
Receiving VTE medicine/treatment 手術患者における静脈血栓塞栓症の適切な実施	97.3%	98.5%	98.0%	98.0%	0.7%
Urinary catheter removed 手術患者における膀胱留置カテーテルの適切な抜去	N/A	N/A	N/A	N/A	N/A

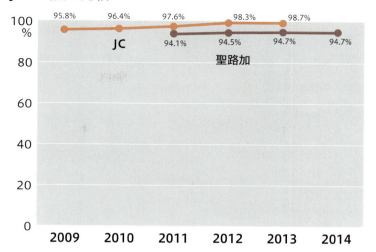

　JCの統合指標は年々改善傾向を示していますが、当院の値は横ばいで推移しています。

　個別の基準指標でみてみると、術後の予防的抗菌薬の投与中止率と心臓手術患者における術後血糖コントロールにおいて、改善の余地があります。

　これらの指標はすべてプロセス指標であり、アウトカム指標である手術部位感染発生率と合わせて検討し改善していく必要があります。

脳卒中　Stroke care measure results

The Joint Commission

Performance measure	2010	2011	2012	2013	Improvement since 2010 (percentage points)
Stroke care composite 脳血管障害におけるケアバンドルを示す指標	92.7%	94.9%	96.2%	97.0%	4.3%
Anticoagulation therapy for atrial fibrillation/flutter 心房細動・心房粗動を伴う虚血性脳卒中患者に対する退院時の抗凝固薬処方	94.2%	94.9%	95.6%	96.4%	2.2%
Antithrombotic therapy by end of hospital day two 脳卒中の診断で入院した患者に対する第2病日までの抗血栓療法	97.3%	97.8%	98.2%	98.5%	1.2%
Assessed for rehabilitation 脳卒中患者に対するリハビリテーション実施	97.0%	97.6%	98.4%	98.6%	1.6%
Discharged on antithrombotic therapy 虚血性脳卒中患者に対する退院時の抗血栓薬処方	98.7%	99.0%	99.1%	99.2%	0.5%
Discharged on statin medication 脳卒中患者に対する退院時のスタチン処方	92.8%	94.1%	95.5%	96.7%	3.9%
Stroke education 脳卒中患者に対する教育	82.1%	88.2%	91.6%	93.4%	11.3%
Thrombolytic therapy 脳卒中患者に対する病院到着3時間以内の血栓溶解療法	61.0%	68.3%	77.3%	79.1%	18.1%
VTE medicine/treatment 脳卒中患者に対する静脈血栓塞栓症の予防行為実施、または実施しない理由の記載	88.1%	92.4%	94.2%	96.1%	8.0%

聖路加

Performance measure	2010	2011	2012	2013	2014	Improvement since 2010 (percentage points)
Stroke care composite 脳血管障害におけるケアバンドルを示す指標	80.2%	87.3%	87.0%	84.9%	85.8%	5.6%
Anticoagulation therapy for atrial fibrillation/flutter 心房細動・心房粗動を伴う虚血性脳卒中患者に対する退院時の抗凝固薬処方	57.1%	78.9%	57.1%	84.6%	93.8%	36.7%
Antithrombotic therapy by end of hospital day two 脳卒中の診断で入院した患者に対する第2病日までの抗血栓療法	N/A	N/A	N/A	N/A	N/A	N/A
Assessed for rehabilitation 脳卒中患者に対するリハビリテーション実施	80.2%	89.6%	88.6%	84.7%	83.6%	3.4%
Discharged on antithrombotic therapy 虚血性脳卒中患者に対する退院時の抗血栓薬処方	82.7%	85.8%	86.5%	85.2%	87.5%	4.8%
Discharged on statin medication 脳卒中患者に対する退院時のスタチン処方	N/A	N/A	N/A	N/A	N/A	N/A
Stroke education 脳卒中患者に対する教育	N/A	N/A	N/A	N/A	N/A	N/A
Thrombolytic therapy 脳卒中患者に対する病院到着3時間以内の血栓溶解療法	N/A	N/A	N/A	N/A	N/A	N/A
VTE medicine/treatment 脳卒中患者に対する静脈血栓塞栓症の予防行為実施、または実施しない理由の記載	N/A	N/A	N/A	N/A	N/A	N/A

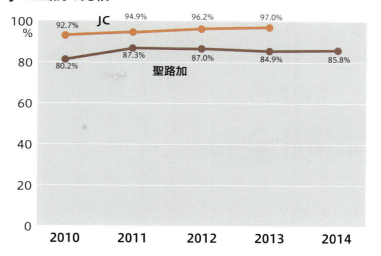

　当院における脳卒中領域の基準指標は一定の水準にありますが、統合指標をみても、さらに改善の余地が残されています。さらにきめ細かく診療の質向上を目指したいと考えています。詳細については、各指標の項目をご参照ください。なお、他の基準指標についても正しく評価できるよう整備しています。

<参考文献>
1) National Quality Measures Clearinghouse. http://www.qualitymeasures.ahrq.gov/ (2015.07.27 available)
2) America's Hospitals: Improving Quality and Safety; The Joint Commission's Annual Report 2014. http://www.jointcommission.org/assets/1/18/TJC_Annual_Report_2014_FINAL.pdf (2015.06.04 available)

　プロセス指標のうちアウトカムとの関連性が強く、測定することの妥当性の高い基準指標（Accountability Measures）と複数のそのような指標のデータを統合して、特定の医療分野の診療の質を表す統合指標（Composite Measures）を例示しました。今後、これらの指標の重要度は増すものと思われます。

第4章

病院全体

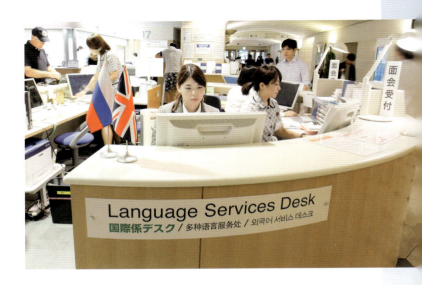

1 死亡退院患者率
2 退院後6週間以内の予定外再入院率
3 病床利用率、平均在院日数
4 職員の非喫煙率
5 医業利益率

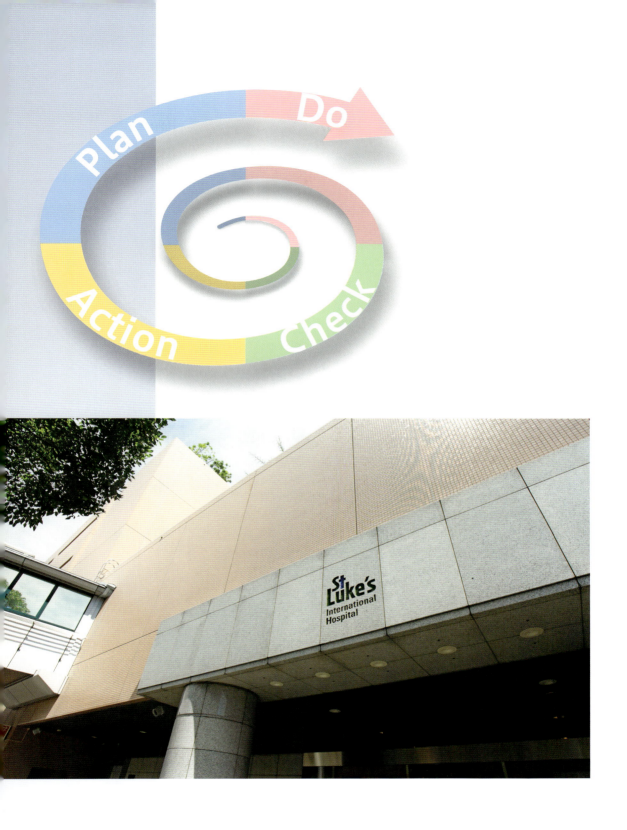

1 死亡退院患者率

わが国には、"死亡退院した患者の割合"というような、病院単位での医療アウトカムを客観的に把握するシステムが存在しません。そのため、全国の病院での"死亡退院率"を知ることはできません。

死亡退院患者率　Mortality rate among discharged patients

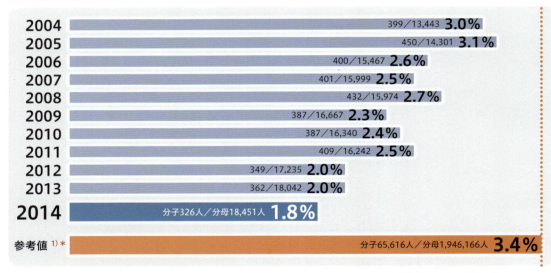

年	分子/分母	率
2004	399/13,443	3.0%
2005	450/14,301	3.1%
2006	400/15,467	2.6%
2007	401/15,999	2.5%
2008	432/15,974	2.7%
2009	387/16,667	2.3%
2010	387/16,340	2.4%
2011	409/16,242	2.5%
2012	349/17,235	2.0%
2013	362/18,042	2.0%
2014	分子326人/分母18,451人	1.8%
参考値[1]*	分子65,616人/分母1,946,166人	3.4%

● 当院値の定義・計算方法
分子：死亡退院患者数
分母：退院患者数
分子除外：緩和ケア科退院の死亡患者
分母除外：緩和ケア科退院患者

● 参考値の定義・計算方法[1]
分子：死亡退院患者数
分母：退院患者数
分子除外：緩和ケア科退院の死亡患者
分母除外：緩和ケア科退院患者
＊2013年4月〜2014年3月の平均値

指標改善パターン

勉強会・研修会

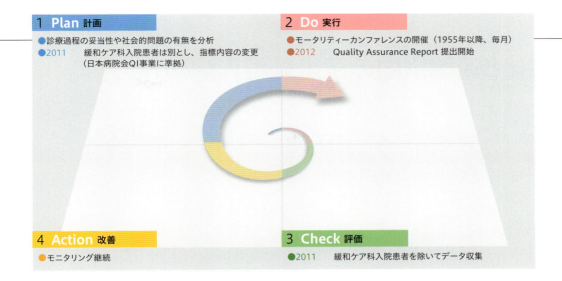

毎月、診療過程の妥当性や社会的問題の有無などを検討するモータリティーカンファレンスを実施

　2010年度より、日本病院会の事業との関係もあり、緩和ケア科に入院した患者は対象外としました。2014年度は2004年度以降、もっとも低い数値になりました。

　しかし、この数値を医療の質を反映するとみなすうえでは、注意が必要です。例えば、医療施設の特徴（職員数、病床数、救命救急センターや集中治療室の有無、平均在院日数、地域の特性など）、入院患者のプロフィール（年齢、性別、疾患の種類と重症度など）などを揃えなければ、各施設が提供している医療の質が反映された数値とみなすことはできません。

　そのため、病院医療の質と安全への取り組みの成果を可視化し、死亡率に反映させることが必要です。今後、標準化病院死亡比（Hospital Standardized Mortality Ratio；HSMR）での評価・検討も必要と考えられます。

　当院では橋本寛敏第3代院長の強いリーダーシップのもと、1955年に、死亡退院した患者の中から症例を選び、診療の過程が妥当であったか、社会的問題がなかったかなどを全診療科のシニアスタッフが集まって検討するモータリティーカンファレンスが開始されました。以後60年間にわたって、モータリティーカンファレンスが毎月開催されています。また、2012年度以降、各診療科から毎月、診療内容に少しでも反省する点があった患者の有無と内容についての報告を、Quality Assurance Reportとして院長に提出してもらっています。

<参考文献>
1) 一般社団法人 日本病院会：2013年度 QIプロジェクト結果報告.
https://www.hospital.or.jp/qip/past.html (2015.06.09 available)

2 退院後6週間以内の予定外再入院率

患者の中には、退院後6週間以内に予定外の再入院をすることがあります。その背景としては、初回入院時の治療が不十分であったこと、回復が不完全な状態で患者に早期退院を強いたこと、などの要因が考えられます。

退院後6週間以内の予定外再入院率　Unplanned readmission within 6 weeks

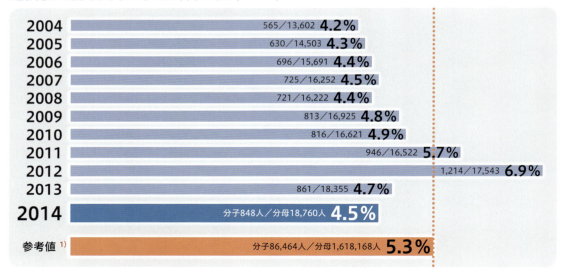

年	分子/分母	%
2004	565/13,602	4.2%
2005	630/14,503	4.3%
2006	696/15,691	4.4%
2007	725/16,252	4.5%
2008	721/16,222	4.4%
2009	813/16,925	4.8%
2010	816/16,621	4.9%
2011	946/16,522	5.7%
2012	1,214/17,543	6.9%
2013	861/18,355	4.7%
2014	分子848人/分母18,760人	4.5%
参考値[1]	分子86,464人/分母1,618,168人	5.3%

● 当院値の定義・計算方法
 分子：退院後6週間以内の予定外入院患者数
 分母：退院患者数

● 参考値の定義・計算方法[1]
 分子：退院後6週間以内の救急入院患者数
 分母：退院患者数

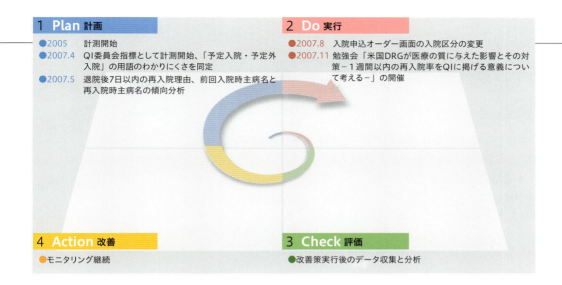

不完全な回復状態で
早期退院を余儀なくされる患者は比較的少ない

　予定外の再入院という定義が、ややあいまいなことは否めません。本指標の参考値は、日本病院会の事業の結果であり、分母は「退院年月日」が調査期間に該当する患者数、分子は「予定・救急医療入院区分」が「救急医療入院」「救急医療入院以外の予定外入院」に該当し、かつ、入院日の42日以前以降に定義の「前回退院年月日」が該当する患者数となります。

　2011年度、2012年度とやや値が上がりましたが、2014年度は計測を開始したころの水準に戻りました。当院では、不完全な回復状態で早期退院を余儀なくされる患者は、比較的少ないと考えられます。

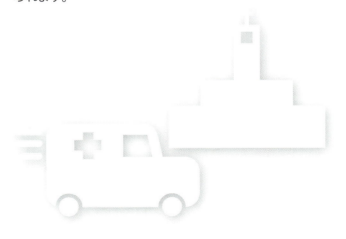

＜参考文献＞
1）一般社団法人 日本病院会：2013年度 QIプロジェクト結果報告. https://www.hospital.or.jp/qip/past.html（2015.06.09 available）

3 病床利用率、平均在院日数

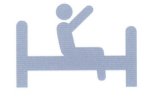

医療の質を評価する側面

　病院にはヒト、モノ、カネが投資されていて、それらがどの程度効率的に活用されているのかを知る必要があります[1]。

　保健医療機関の施設基準の1つである「一般病棟入院基本料」の枠組みにおいて、7：1や10：1という看護師配置数のほかに、平均在院日数も一般病棟における医療の質を保証する指標となっています[2]。

　また、平均在院日数は、2003年から急性期病院において導入されている診療報酬「DPC」を活用することによって、患者に効率的な医療がいかに提供され、患者の早期社会復帰を促進しているかを表す指標になります[3]。

　さらには、病床利用率と平均在院日数は、当該医療機関における経営の質を示す指標としても活用されています。

病床利用率　Occupancy rate

年	値
2004	75.0%
2005	77.1%
2006	78.4%
2007	77.6%
2008	76.4%
2009	79.1%
2010	78.2%
2011	79.7%
2012	80.7%
2013	80.7%
2014	80.6%
参考値[5]	75.5%

指標改善パターン

フィードバック

業務プロセス

● 当院値の定義・計算方法
【病床利用率】
分子：月間静態患者数の4月～3月の合計
分母：（月間日数×月末病床数）の4月～3月の合計
分子補足：静態患者とは、毎日24時現在病院に在院中の患者をいい、入院した日に退院あるいは死亡した患者は含まない

● 参考値の定義・計算方法[5]
【病床利用率】
分子：月間在院患者延べ数の1月～12月の合計
分母：（月間日数×月末病床数）の1月～12月の合計

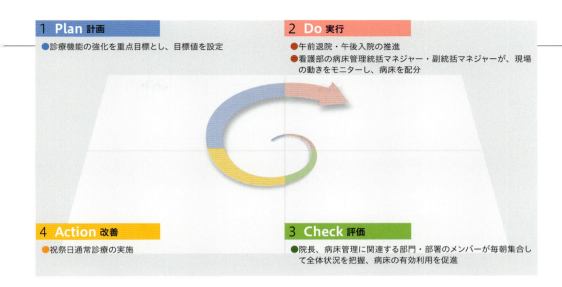

平均在院日数　Average length of stay

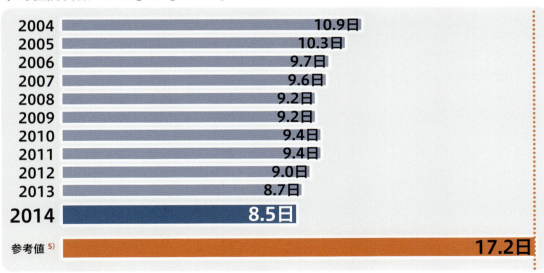

● 当院値の定義・計算方法
【平均在院日数】
分子：月間延べ患者数の4月～3月の合計
分母：(4月～3月の新入院患者数＋4月～3月の退院患者数)/2
分母補足：新入院・退院患者とは、その対象期間中に、新たに入・退院した患者をいい、入院したその日に退院あるいは死亡した患者も含む

● 参考値の定義・計算方法[5]
【平均在院日数】
分子：年間在院患者延べ数
分母：(年間新入院患者数＋年間退院患者数)/2

「祝祭日の通常稼働」を行い、病床稼働率が向上。
週末にも手術室を一部稼働することを検討

　当院の2014年度の病床利用率は80.6％で、2013年度比で微減となりました。

　手術件数は約400件（前年度比 4.4％増）増加しましたが、平均在院日数が0.2日低下したことが要因となっています。

　2013年度より、患者の利便性と稼働率の向上のため、「祝祭日の通常稼働」を行っています。2014年度は4日間の祝祭日の通常稼働を行いました。祝祭日を稼働しない週と比較すると、平日平均で5～6％稼働率の向上が見られました。

　週末の稼働率の低下は引き続き大きな課題となっています。課題解決に向け、2015年度中には手術室を一部稼働することを検討しています。

　当院の病床利用率、平均在院日数を参考値と比較すると、病床利用率は5.1ポイント上回り、平均在院日数は8.7日短い値になっています。これは、患者の入院・退院、転入・転出などに伴う回転率の高さを裏付けるものです。また、当院の全入院患者の約38％は予定外での入院です。急性期病院としての使命を全うするためにも、今後も回転率を高水準で維持していく必要があります。

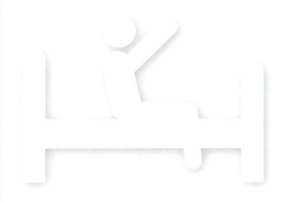

<参考文献>
1) 上原鳴夫, 黒田幸清, 他：医療の質マネジメントシステム, 日本規格協会, 2003.
2) 井部俊子, 中西睦子監修：看護管理学習テキスト第2版 看護経営・経済論, 日本看護協会出版会, 2011.
3) 看護データバンク, EBNURSING増刊1号, 中山書店, 2010.
4) 厚生の指標 増刊, 国民衛生の動向 2011/2012, 財団法人 厚生統計協会, 2011.
5) 厚生労働省：平成25年（2013）医療施設（静態・動態）調査・病院報告. http://www.mhlw.go.jp/toukei/saikin/hw/iryosd/13/dl/gaikyo.pdf

職員の非喫煙率

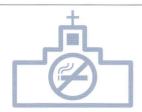

　喫煙はすべての臓器を侵し、がん・心臓病・脳卒中・慢性閉塞性肺疾患・胎児への傷害などの主要な原因となっており、禁煙することによってこれらのリスクが軽減されることが、さまざまな臨床研究により明らかになっています[1]。

　さらに、非喫煙者であっても、周りの人の喫煙、すなわち"受動喫煙"によって同様に健康被害を受けることが知られています。2004年の調査では世界で約60万人が受動喫煙により死亡した可能性があると報告されており、問題になっています[2]。

　健康を守るうえで、禁煙は1つの重要な予防医療です。病院職員が喫煙しないことは、職員自身の疾病予防のみでなく、予防医療への意識の高さ、ひいては患者に対する医療の質の向上につながると考えられます。

職員の非喫煙率　Non-smoking rate - employees

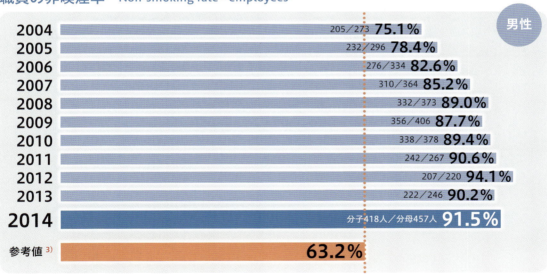

男性

年	分子/分母	割合
2004	205/273	75.1%
2005	232/296	78.4%
2006	276/334	82.6%
2007	310/364	85.2%
2008	332/373	89.0%
2009	356/406	87.7%
2010	338/378	89.4%
2011	242/267	90.6%
2012	207/220	94.1%
2013	222/246	90.2%
2014	分子418人／分母457人	91.5%
参考値[3]		63.2%

●当院値の定義・計算方法
分子：非喫煙者数
分母：職員健診受診者数
分母除外：問診票未記入受診者
分子対象：問診票の喫煙歴項目で「過去に吸っていた」「吸わない」と回答した受診者
補足：対象コース：1日人間ドック、企業健診
対象団体：30歳・35歳・40歳以上職員定期健康診断、定期健康診断、雇入時健診、聖路加健康保険組合

●参考値の定義・計算方法[3]
分子：非喫煙者数
分母：東京都の成人数

指標改善パターン

フィードバック

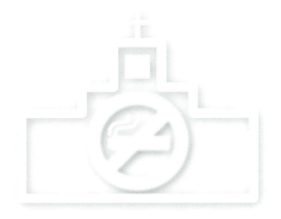

年	分子/分母	%
2004	795/886	89.7%
2005	835/912	91.6%
2006	992/1,074	92.4%
2007	1,001/1,064	94.1%
2008	986/1,028	95.9%
2009	1,144/1,171	97.7%
2010	1,023/1,041	98.3%
2011	859/878	97.8%
2012	620/634	97.8%
2013	845/862	98.0%
2014	分子1,267人/分母1,287人	98.4%
参考値[3)]		90.9%

女性

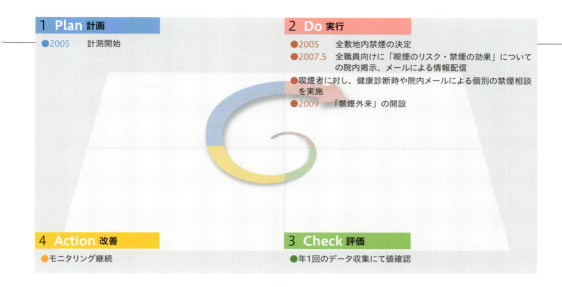

全敷地内禁煙、禁煙外来開設による対策強化が数値改善に寄与

　厚生労働省による2010年国民健康・栄養調査では、わが国での成人の喫煙率は男性が32.2%（非喫煙率67.8%）、女性が8.4%（非喫煙率91.6%）でした。当院の職員の喫煙率は男性が8.5%（非喫煙率91.5%）、女性が1.6%（非喫煙率98.4%）と低く、その数値は年々さらに低下する傾向にあります。

　2009年より、当院でも「禁煙外来」が開設され、患者および職員への禁煙対策がより強化されたことが、数値の改善に寄与していると思われます。

　当院では2005年より全敷地内禁煙としており、受動喫煙をできるだけ生まない環境作りを心がけています。

　また、職員の禁煙率向上のため、2007年度より、世界禁煙デーにあわせて毎年5月に全職員向けに「喫煙のリスク・禁煙の効果」についての院内掲示、およびメールによる情報配信を行うことで、啓蒙活動を行っています。

　なお、喫煙者に対しては、健康診断時や院内メールによる個別の禁煙相談も行っています。

<参考文献>
1) Britton J, et. al.: Tobacco smoking, harm reduction, and nicotine product regulation. Lancet 2008; 371: 441-445.
2) Öberg M, et. al.: Worldwide burden of disease from exposure to second-hand smoke: a retrospective analysis of data from 192 countries. Lancet 2011; 377 (9760): 139-146.
3) 厚生労働省：平成20年国民健康・栄養調査.

5 医業利益率

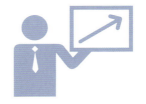

医業利益率は、収益に対する利益の割合を表すものです。この医業利益率が高ければ、医業の業績がよいことを意味します。

病院を健全に運営する上で、収益と費用のバランスを適切な水準に保つことが肝要です。

医業利益率　Hospital management - profits of medical practice

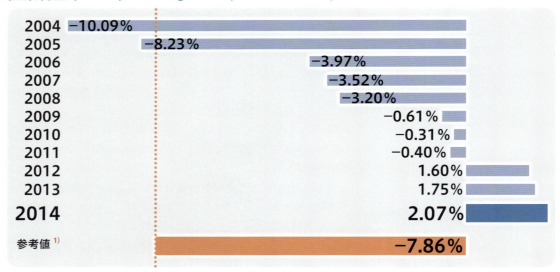

年	値
2004	−10.09%
2005	−8.23%
2006	−3.97%
2007	−3.52%
2008	−3.20%
2009	−0.61%
2010	−0.31%
2011	−0.40%
2012	1.60%
2013	1.75%
2014	2.07%
参考値[1]	−7.86%

● 当院値の定義・計算方法
分子：医業収益−医業費用
分母：医業収益
※ 医業費用は「退職給付に係る会計基準」に定義される「数理計算上の差異」を除く

● 参考値の定義・計算方法[1]
分子：医業収益−医業費用
分母：医業収益

指標改善パターン

フィードバック

1 Plan 計画	2 Do 実行
●事業計画として、収入と支出の適正なバランスを維持した予算を編成（前年度事業において策定）	●原則として予算に従い事業計画を遂行（随時）
4 Action 改善	3 Check 評価
●予算承認外の支出案件について、実行の要否（必要性や収入増加・コスト削減の内容）を厳格に検討（随時）	●実績値を把握し、予算との乖離状況および要因を分析（月次） ●年間の収支見込みに基づき補正予算を策定し、収支バランスを確認（2015年1月～2月）

収入増加に加え、予算管理の強化と不要・不急な支出の抑制で利益率が向上

　当院の2014年度の医業利益率は＋2.07％です。2004年度から2011年度までは医業損失でしたが、3年連続して医業利益になりました。2013年度と比べると＋0.32％です。また、当院の数値は参考値よりも優れています。

　医業利益率が高くなった主な要因は、診療単価や手術件数の増加による収入増加が挙げられます。また、費用については、材料費や人件費の増加、消費税の増税に伴う租税公課負担の増加がありましたが、予算管理を強化して不要不急な支出を抑制できたことなども、利益率向上に寄与したものと考えられます。

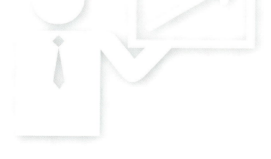

<参考文献>
1）平成26年病院運営実態分析調査の概要（平成26年6月調査）：一般社団法人 全国公私病院連盟・一般社団法人 日本病院会（平成27年3月11日）.
http://www.hospital.or.jp/pdf/06_20150311_01.pdf
（2015.07.06 available）

第5章

報告・記録

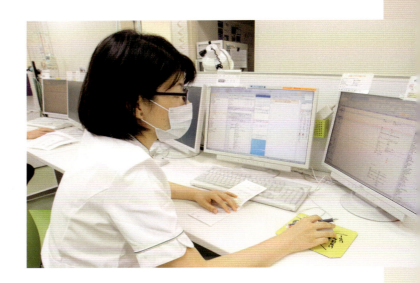

- 6 2週間以内の退院サマリー完成率、48時間以内の手術記録完成率
- 7 放射線科医による読影レポート作成に24時間以上かかった件数の割合
- 8 ICUでの1患者1入院日あたりの平均ポータブルX線検査数
- 9 消化管生検検査の報告書が48時間以内に作成された割合
- 10 24時間以内にアセスメントされている割合
- 11 検体検査の報告に要した平均時間

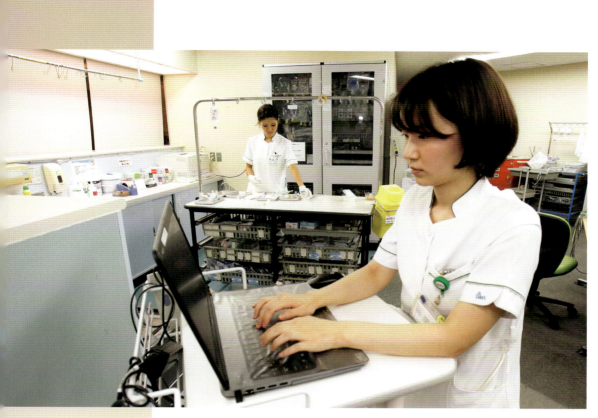

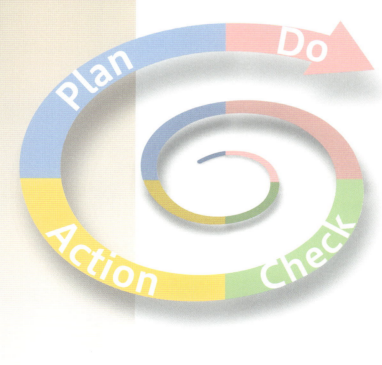

2週間以内の退院サマリー完成率、48時間以内の手術記録完成率

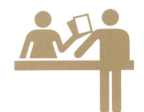

　退院サマリーとは、患者の病歴や入院時の身体所見、検査所見、入院経過など、入院中の医療内容や転帰のエッセンスを記録したものです。同様に、手術記録も外科診療の基本情報です。

　手術記録には、手術施行の事実と責任の所在が明確になるように、記載すべき事項が法規により定められています。記載に際しては、法的に必要とされる記載事項とともに、手術術式の詳細を記載することが必要となります。

　一定期間内に退院サマリーや手術記録を作成することは、病院の医療の質を表しています。特に、退院後、継続して外来を受診する場合や、他施設へ転院する場合などには、入院中の医療行為を容易に把握できるよう、速やかに退院サマリーや手術記録を作成する必要があります。

2週間以内の退院サマリー完成率　Completion of discharge summary within 2 weeks

年	分子/分母	割合
2004	4,324/12,870	33.6%
2005	4,649/13,777	33.7%
2006	5,212/14,942	34.9%
2007	8,679/15,445	56.2%
2008	9,898/15,359	64.4%
2009	10,009/16,087	62.2%
2010	10,688/15,793	67.7%
2011	12,280/15,779	77.8%
2012	15,061/16,735	90.0%
2013	15,680/17,468	89.8%
2014	分子16,713件/分母17,889件	93.4%

●当院値の定義・計算方法
【2週間以内の退院サマリー完成率】
分子：担当医が2週間以内にサマリーを記載した件数
分母：退院患者数（宿泊ドック患者を除く）

2週間以内の退院サマリー完成率

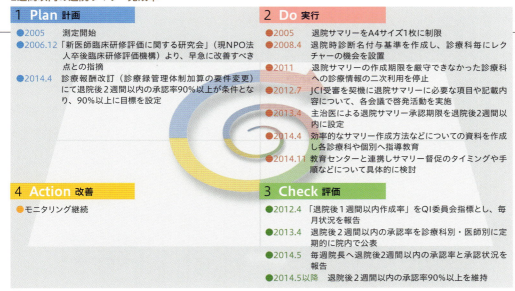

1 Plan 計画	
●2005	測定開始
●2006.12	「新医師臨床研修評価に関する研究会」（現NPO法人卒後臨床研修評価機構）より、早急に改善すべき点との指摘
●2014.4	診療報酬改訂（診療録管理体制加算の要件変更）にて退院後2週間以内の承認率90％以上が条件となり、90％以上に目標を設定

2 Do 実行	
●2005	退院サマリーをA4サイズ1枚に制限
●2008.4	退院時診断名付与基準を作成し、診療科毎にレクチャーの機会を設置
●2011	退院サマリーの作成期限を厳守できなかった診療科への診療情報の二次利用を停止
●2012.7	JCI受審を契機に退院サマリーに必要な項目や記載内容について、各会議で啓発活動を実施
●2013.4	主治医による退院サマリー承認期限を退院後2週間以内に設定
●2014.4	効率的なサマリー作成方法などについての資料を作成し各診療科や個別へ指導教育
●2014.11	教育センターと連携しサマリー督促のタイミングや手順などについて具体的に検討

4 Action 改善	
●モニタリング継続	

3 Check 評価	
●2012.4	「退院後1週間以内作成率」をQI委員会指標とし、毎月状況を報告
●2013.4	退院後2週間以内の承認率を診療科別・医師別に定期的に院内で公表
●2014.5	毎週院長へ退院後2週間以内の承認率と承認状況を報告
●2014.5以降	退院後2週間以内の承認率90％以上を維持

48時間以内の手術記録完成率　Completion of operative record within 48 hours

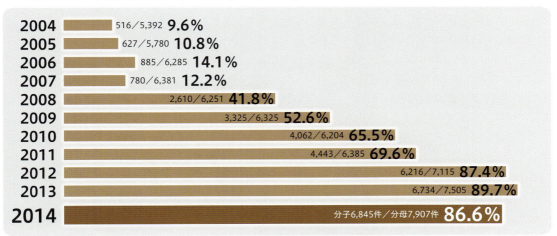

年	分子/分母	%
2004	516/5,392	9.6%
2005	627/5,780	10.8%
2006	885/6,285	14.1%
2007	780/6,381	12.2%
2008	2,610/6,251	41.8%
2009	3,325/6,325	52.6%
2010	4,062/6,204	65.5%
2011	4,443/6,385	69.6%
2012	6,216/7,115	87.4%
2013	6,734/7,505	89.7%
2014	分子6,845件/分母7,907件	86.6%

●当院値の定義・計算方法
【48時間以内の手術記録完成率】
分子：手術室退室後48時間以内に手術レコードが作成された件数
分母：手術実施件数（日帰り手術は除く）

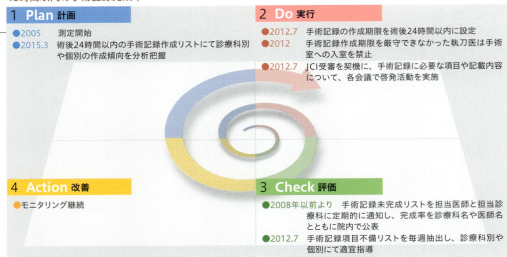

48時間以内の手術記録完成率

1 Plan 計画
- 2005　測定開始
- 2015.3　術後24時間以内の手術記録作成リストにて診療科別や個別の作成傾向を分析把握

2 Do 実行
- 2012.7　手術記録の作成期限を術後24時間以内に設定
- 2012　手術記録作成期限を厳守できなかった執刀医は手術室への入室を禁止
- 2012.7　JCI受審を契機に、手術記録に必要な項目や記載内容について、各会議で啓発活動を実施

4 Action 改善
- モニタリング継続

3 Check 評価
- 2008年以前より　手術記録未完成リストを担当医師と担当診療科に定期的に通知し、完成率を診療科名や医師名とともに院内で公表
- 2012.7　手術記録項目不備リストを毎週抽出し、診療科別や個別にて適宜指導

早期作成の必要性を繰り返し教育、医療記録オーディット委員会や教育センターとも連携を検討

　2004年までは、退院サマリーの枚数に制限がありませんでした。自動取り込みした文章をそのまま残しており、不要な情報も記載されるなど、入院中の経過が要約されずに記載していました。そのため、内容が長くなっており、退院後の外来受診で予習するにあたり、要点がわかりづらいなどの問題がありました。そこで、2005年より退院サマリーをA4サイズ1枚に制限することにしました。

　また、退院サマリーを記載する担当医に対して、退院サマリーに記載すべきことなどの教育を行うため、医療記録オーディット委員会を中心に、2008年4月に退院時診断名付与基準を設け、診療科ごとに退院時サマリーの書き方をまとめ、レクチャーの機会を設けました。

　また2012年には、JCI受審を契機にJCI必須項目を含め、退院サマリーや手術記録に必要な項目、書くべき内容について、各会議にて啓発を繰り返しました。手術記録に関しては、項目不備リストを毎週抽出し、適宜、診療科別や個別に指導を行いました。

　2014年度の診療報酬改訂により、診療録管理体制加算には、退院後2週間以内にサマリー承認率90％以上が条件となり、作成期限のさらなる厳守に向けて督促を強化しました。その結果、2014年のサマリー記載件数の分母が、2004年と比べ約1.4倍に増加していますが、2週間以内の退院サマリー完成率は、2004年の33.6％から2014年の93.4％と約60ポイントの改善が見られました。

　また、手術記録に関しても、手術件数の分母が2004年と比べ約1.5倍に増加しましたが、術後48時間以内の手術記録完成率は

2004年の9.6％から2014年の86.6％と77ポイントの改善が見られました。

　今後も、退院サマリーや手術記録の早期作成の必要性についての教育を繰り返し行い、意識改革を図りたいと思います。また、各会議、各診療科や個人へ成果のフィードバックを行うなど、医療記録オーディット委員会や教育センターとも連携して、さまざまな取り組みを検討したいと考えます。

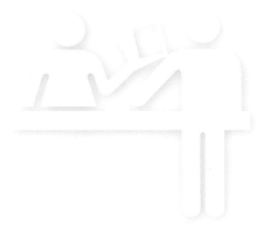

＜参考文献＞
1) The Australian Council on Healthcare Standards: ACHS Mental Health Inpatient version 6.
http://www.achs.org.au/media/88679/clinical_indicator_report_2006_2013.pdf

7 放射線科医による読影レポート作成に24時間以上かかった件数の割合

当院では、膨大な数の画像検査（年間10万件以上）が行われていますが、これらについて、読影レポートが作成され、評価されているかは重要です。

また、これらの読影レポートを早く作成することも重要です。読影レポート作成に24時間以上要した件数の割合は、低ければ低いほどよいことになります。

放射線科医による読影レポート作成に24時間以上かかった件数の割合
Ratio of radiologist's imaging diagnosis report taking more than 24 hours

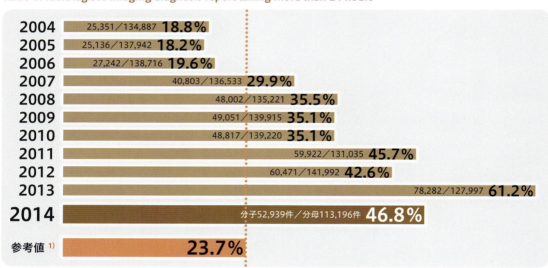

年	分子/分母	割合
2004	25,351/134,887	18.8%
2005	25,136/137,942	18.2%
2006	27,242/138,716	19.6%
2007	40,803/136,533	29.9%
2008	48,002/135,221	35.5%
2009	49,051/139,915	35.1%
2010	48,817/139,220	35.1%
2011	59,922/131,035	45.7%
2012	60,471/141,992	42.6%
2013	78,282/127,997	61.2%
2014	分子52,939件/分母113,196件	46.8%
参考値1)		23.7%

●当院値の定義・計算方法
分子：24時間以内に作成されなかった放射線科医読影レポート件数
分母：放射線検査実施件数（2013年より一般撮影の読影不要を除く）

●参考値の定義・計算方法 1)
分子：Number of reports on radiographic examinations not available to the referring doctor within 24 hours of completion, during the 7day time period
分母：Number of radiographic examination requests, during the 7day time period

指標改善パターン

フィードバック

コミュニケーション

<参考文献>
1) The Australian Council on Healthcare Standards (ACHS). AUSTRALASIAN CLINICAL INDICATOR REPORT 15th Edition 2006-2013. http://www.achs.org.au/media/88679/clinical_indicator_report_2006_2013.pdf （2015.06.29 available）

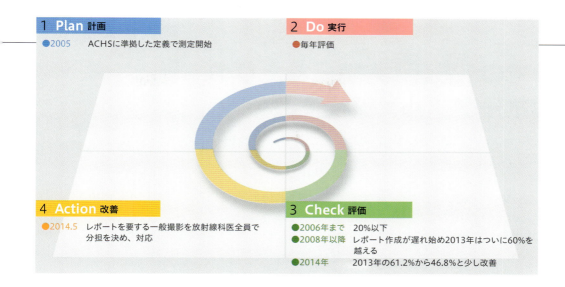

レポートの重要性について放射線科医の認識を共有。
不必要な画像検査を減らし、速やかに対応

　当院の読影レポートの作成率はCT、MRI、核医学についてはほぼ100％であり良好です。

　残念ながら、読影レポート作成に24時間以上かかった件数の割合は、2006年までは20％以下と、文献報告に相応していましたが、2008年以降は、レポート作成が遅れ始め、2011年、2012年ともに40％を超え、2013年にはついに60％を超えてしまいました。原因としては、下記の要素が考えられます。

(1) CT、MRIの画像件数と枚数がこの数年間で爆発的な増加となり、これに見合った放射線科医の増員が確保できなかったこと。
(2) CT、MRI、核医学については、48時間以内に80％以上のレポート作成を条件とする管理加算2の取得が優先目標に設定されたため、全体の画像件数の中で大部分を占める一般撮影や、その他のレポートが後回しになり、結果的に24時間以内に読影レポートが作成できなかった割合が相対的に増加したこと。

　今後、レポート作成率をアップするために、以下のポイントが考えられます。
(1) 迅速な画像診断レポートの重要性について、放射線科医の認識を共有する。
(2) 放射線検査の被ばく低減、医療資源の効率的な運用のために、不必要な画像検査を減らす努力をする。
(3) 2013年6月から、一般撮影のうち、画像診断レポートを要するもの、要しないものがオーダー上で区別でき、レポート作成を必要とされたすべての画像に対して、速やかにレポート作成を行える体制を整えた。さらに2014年5月からはレポートを要する一般撮影を放射線科医全員で分担を決め、責任をもって対応をする。
(4) 放射線科医のマンパワーを確保する。

8 ICUでの1患者1入院日あたりの平均ポータブルX線検査数

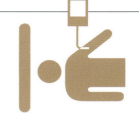

文献1の報告では、ICU患者754人の胸部検査は、ルーチン検査2,457件に加えて必要に応じた検査1,437件で、1日1人あたりの平均検査数＝1.1±0.3でした。続いて、同施設でICU患者622人について必要に応じた検査1,267件のみに制限して検査を行ったところ、1日1人あたりの平均検査数は0.6±0.4（p＜0.05）まで減少しました。この間、患者に不利益な事象は観察されていませんでした[1)2)]。

ACR（全米放射線学会）も、ルーチンでの検査をできるだけ減らすことを推奨しています[3)]。ALARA（As less as reasonably archievable）の原則のように、医療においても、必要のない放射線被ばくはできるだけ減らすことが原則です。

ICUでの1患者1入院日あたりの平均ポータブルX線検査数
Average portable x-ray imaging tests per ICU patient a day

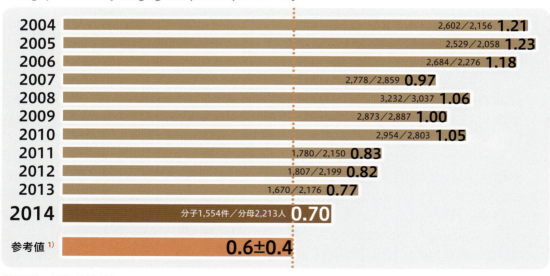

年	分子/分母	値
2004	2,602/2,156	1.21
2005	2,529/2,058	1.23
2006	2,684/2,276	1.18
2007	2,778/2,859	0.97
2008	3,232/3,037	1.06
2009	2,873/2,887	1.00
2010	2,954/2,803	1.05
2011	1,780/2,150	0.83
2012	1,807/2,199	0.82
2013	1,670/2,176	0.77
2014	分子1,554件／分母2,213人	0.70
参考値[1)]		0.6±0.4

● 当院値の定義・計算方法
分子：ICUで実施されたポータブル撮影件数
分母：ICUに入室した延べ患者数

● 参考値の定義・計算方法[1)]
ICUにおける1患者1日あたりの平均胸部X線撮影件数

指標改善パターン

施設・設備・機器

1 Plan 計画
- 2004 ポータブルX線検査数を減らす方針を決定

2 Do 実行
- 無駄なポータブルX線検査をしていないか、各医師への再考を依頼
- 2013 1か月に20件以上のポータブルX線検査を行った患者の主治医、受け持ち医を対象とした院長と放射線科部長によるヒアリング開始

4 Action 改善
- 日常のルーチンポータブルX線検査を中止
- 依頼目的の記入の徹底
- 2014 装置の改善（digital radiography化）により実質的な被ばく量は1/2から1/3へ減少

3 Check 評価
- 毎年評価
- ここ10年間は減少傾向にあり、2014年度は0.70

必要に応じた検査に統一。具体的な依頼目的の記入、術後経過のプロトコルの見直しを

厳密に必要な検査に限れば、0.6前後まで数値が減少するという報告[1]があります。

現在の0.70という数値は1.0以下であり、毎年確実に減少し続けていることは評価できます。さらなる削減は可能と考えていますが、参考値である0.6に近づいているため容易ではないと思われます。

今後は必要に応じた検査に統一し、日常のルーチンポータブルX線検査をやめることを目標とします。

具体的な依頼目的の記入を要求し、自動的な連続オーダーを発生させないシステムの導入を行います。また、術後経過の検査プロトコルの見直しも行いたいと考えています。

<参考文献>
1) Graat ME, Kröner A, Spronk PE, Korevaar JC, Stoker J, Vroom MB, Schultz MJ.: Elimination of daily routine chest radiographs in a mixed medical-surgical intensive care unit. Intensive Care Med 2007; 33 (4): 639-644.
2) Oba Y, Zaza T.: Abandoning daily routine chest radiography in the intensive care unit: meta-analysis. Radiology. 2010; 255 (2): 386-395.
3) Amorosa JK, Bramwit MP, Mohammed TL, Reddy GP, Brown K, Dyer DS, Ginsburg ME, Heitkamp DE, Jeudy J, Kirsch J, MacMahon H, Ravenel JG, Saleh AG, Shah RD, Expert Panel on Thoracic Imaging: ACR Appropriateness Criteria® routine chest radiographs in ICU patients. American College of Radiology (ACR); p6. 2011.

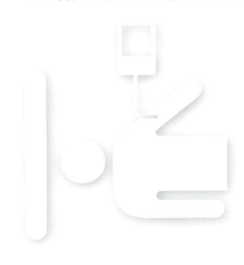

9 消化管生検検査の報告書が48時間以内に作成された割合

病理検査には、患者の組織や細胞を採取して調べる組織診断と細胞診断、死因を解明するために行われる病理解剖があります。病理診断は最終診断となることも多く、よい診療を行うためには、正確な病理診断と迅速な報告書作成が求められます。消化管の生検検査は組織診断のために行われ、多くの施設でもっとも一般的な病理検査です。

当院では、標本の作製に1日（生検例の場合）あるいは2日（生検＋ポリペクトミー、粘膜切除例の場合）かかり、その後、複数の医師がダブルチェックして最終報告をしています。

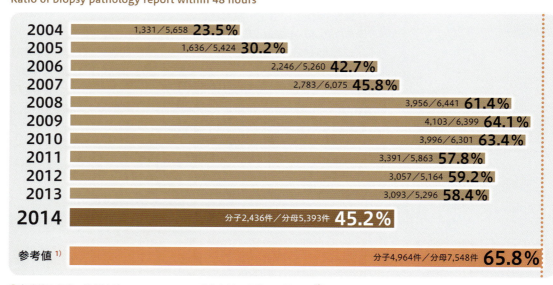

消化管生検検査の報告書が48時間以内に作成された割合
Ratio of biopsy pathology report within 48 hours

年	分子／分母	割合
2004	1,331／5,658	23.5%
2005	1,636／5,424	30.2%
2006	2,246／5,260	42.7%
2007	2,783／6,075	45.8%
2008	3,956／6,441	61.4%
2009	4,103／6,399	64.1%
2010	3,996／6,301	63.4%
2011	3,391／5,863	57.8%
2012	3,057／5,164	59.2%
2013	3,093／5,296	58.4%
2014	分子2,436件／分母5,393件	45.2%
参考値[1]	分子4,964件／分母7,548件	65.8%

● **当院値の定義・計算方法**
分子：48時間以内の病理報告書作成件数
分母：消化管生検件数
※対象診療科：一般内科、消化器内科、消化器・一般外科、内視鏡内科、予防医療センター、クリニック・予防医療

● **参考値の定義・計算方法[1]**
分子：Number of validated small biopsy results with a turnaround time (Collected to Validated time) less than 48 hours, during the 1-2 week time period
分母：Number of all small biopsies received by the laboratory, during the 1-2 week time period

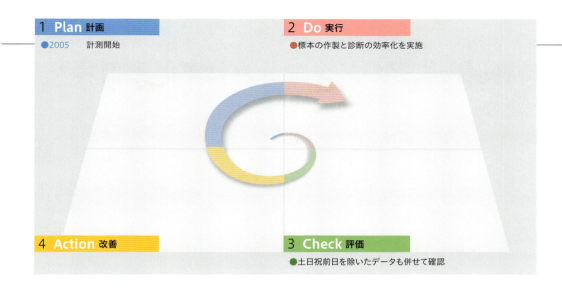

1 Plan 計画	2 Do 実行
●2005　計測開始	●標本の作製と診断の効率化を実施
4 Action 改善	3 Check 評価
	●土日祝前日を除いたデータも併せて確認

標本作製時間の短縮、病理医の人員増加と教育、診断能力の向上が必要

　当院のデータ（カッコ内は土曜・日曜を除いた値）は、2004年 23.5％（29.7％）、2005年 30.2％（38.4％）でしたが、2006年 42.7％（54.2％）、2007年 45.8％（57.5％）、2008年 61.4％（76.5％）、2009年 64.1％（78.7％）、2010年 63.4％（78.4％）と、ほぼ改善してきました。標本の作製と診断の効率化を実施した結果であると考えられます。わが国の他施設の状況は、現時点では不明です。

　2011年は57.8％（72.7％）と減少しましたが、2012年は59.2％（75.2％）とやや改善し、2013年も58.4％（73.4％）と同水準を維持できました。しかし、2014年は45.2％（57.9％）と悪化しました。悪化した原因として、追加検討が必要な事例が増加したこと、胃癌のHER2検査が行われるようになったこと、研修医を加えたダブルチェックは、ベテラン医師同士のチェックに比べて時間を費やしている可能性があることなどが考えられます。

　また、病理報告をさらに迅速にするための方策として、標本作製時間の短縮、病理医の人員増、病理医の教育、診断能力の向上などが考えられます。

＜参考文献＞
1) The Australian Council on Healthcare Standards: ACHS Australasian Clinical Indicator Report: 2005-2012 Determining the Potential to Improve Quality of Care: 14th Edition.
http://www.achs.org.au/media/76497/pathologygc.pdf
(2014.03.25 available)

10 24時間以内にアセスメントされている割合

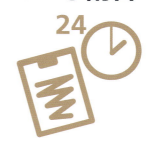

医療の質を評価する側面

　入院には、予定入院と緊急入院があります。前者では入院の目的が決まっており、事前の検査データ等の情報がある程度揃っています。後者の場合は、入院時に身体所見をもとに必要な検査を行います。いずれにしても、身体所見や検査データその他の要素から、早期にアセスメントを行い、次の段階へ進むことが望まれます。

　アセスメントし、それに伴って計画を立てていくためには、検査機器の設備や人的資源、そして、アセスメントをするスタッフの能力が不可欠です。適切なアセスメントがなされれば、それに見合った治療法が選択できます。そして、イベントごとに再評価は行われ、その都度適切な医療行為を行っていくことにつながります。

24時間以内にアセスメントされている割合
Assessment-document less than 24 hours

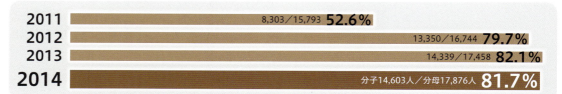

- 2011　8,303/15,793　52.6%
- 2012　13,350/16,744　79.7%
- 2013　14,339/17,458　82.1%
- 2014　分子14,603人/分母17,876人　81.7%

●当院値の定義・計算方法
分子：入院前日から入院後24時間以内に医師かつ看護師の初診時記録が作成されている患者数
分母：入院患者数（宿泊ドックを除く）

指標改善パターン
フィードバック

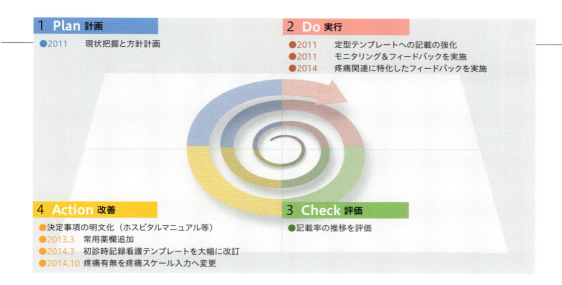

テンプレートの見直しを適宜行い、より簡便な記載・参照方法を模索

　当院値は、アセスメントを定型のテンプレートに記載する習慣に改めた2011年から2012年にかけて大きく上昇しました。新入職者にも積極的にこのテンプレートの使用を周知し、モニタリングとフィードバックを繰り返し行っており、2014年は81.7%という値を示しています（宿泊ドックを除く）。

　定められた箇所に決められた内容を記載することは、チーム医療を円滑に進める上でとても重要であり、患者や家族にとっても有益であるといえます。

　患者の医療ニーズと看護ニーズは別々に存在し、それぞれアセスメントが行われます。そのため、2014年には看護師が記載する初診時記録看護テンプレートを大幅に改訂し、看護の専門家としての視点から得た情報を記載しやすい形に変更しました。

　このように、テンプレートの見直しを適宜行い、多忙なスタッフがより簡便に記載・参照できる方法を模索しています。

　また、年に1度実施している多職種医療従事者による診療記録の監査を継続し、お互いの記載場所の把握に努めています。記載内容に関しては、過不足のない正確な情報が記載されるよう、指導者の協力を得ながら進めていくことが課題です。

＜参考文献＞
1) The Australian Council on Healthcare Standards: ACHS. Australasian Clinical Indicator Report 2006-2013 15th edition. http://www.achs.org.au/media/88679/Mental Health Inpatient.pdf

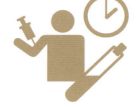

検体検査の報告に要した平均時間

　血液などの検体検査の結果が報告されるまでの平均時間は、患者の診断や治療に直結する診療支援の指標となります。

　当院の調査では、患者が採血室の自動受付機で受付してから、結果が診療科に送信されるまでの時間を測定しています。当院では緊急検査項目を除き、検体の測定は原則的にすべてランダムアクセスで処理されています。なお、例年検査室の稼働が比較的安定し、公休日が入らない6月第2週目を調査対象時期としています。

検体検査の報告に要した平均時間
Report time - blood examination

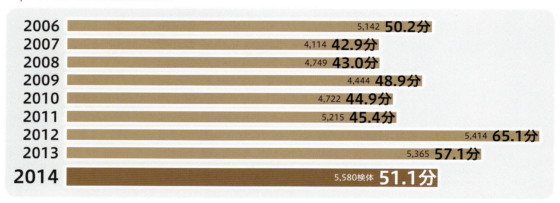

年	検体数	時間
2006	5,142	50.2分
2007	4,114	42.9分
2008	4,749	43.0分
2009	4,444	48.9分
2010	4,722	44.9分
2011	5,215	45.4分
2012	5,414	65.1分
2013	5,365	57.1分
2014	5,580検体	51.1分

●当院値の定義・計算方法
分子：報告に要した時間の合計
分母：血算、生化学検査、GLU、HbA1c、凝固検査（通常時間帯）の曜日別検査件数

指標改善パターン

測定処理能力の高い新規検査機器導入のため、検体検査室をリニューアル

　当院の調査には、検査の際、染色を必要とするような特殊なケースもすべて含んでいるため、血算の報告時間は実際の運用時間よりも数分遅く表示されていると考えられます[1]。また、採血室で受付してから、検査結果が報告されるまでの時間を調査しているため、採血待ち時間も含まれています。

1 Plan 計画	2 Do 実行
●2005　測定開始 ●2012　平均時間が延長したため再度計測開始 ●2014　検査数の増加により平均報告時間が2011年以前ほど早くならず、機器の処理能力が追いついていないことが判明	●2013.4　採血担当スタッフを増員 ●2014　検査システムおよび検査機器の選定

4 Action 改善	3 Check 評価
●モニタリング ●2013　平均報告時間が短縮 ●2013年より　検査システムおよび検査機器の新規入替導入稟議決裁が確定 ●2015.5　検査システムおよび検査機器の新規導入設置	●年1回のデータ収集にて値確認（2010年まで） ●2012　検査数の増加に比べ平均報告時間の延長の度合いが著しく、採血待ち時間の延長が原因と判明 ●2013.3　病院企画室にて採血待ち時間を調査

　2009年の平均報告時間が延長した原因として、特定の曜日や時間帯に患者が採血室に集中し、採血待ち時間が延長したことが主因[2) 3) 4)]と考えられます。

　2012年には採血待ち時間がさらに延長したため、平均報告時間が大幅に延長したと考えられます。すなわち、外来受診患者の増加に伴い、外来採血室採血患者数が増加したこと、および感染防止強化のため、採血手技に手指消毒や器具消毒などの手順が追加され、1患者あたりの採血所要時間が延長したことが理由として挙げられます。

　2013年には、外来採血室採血患者数が2012年度より増加したにもかかわらず、採血担当スタッフ数を増員することにより、採血待ち時間を短縮することができました。しかし、年間総検査件数が2011年には237,911件、2012年には262,995件で、2013年には278,187件へと増加したため、平均報告時間は若干の短縮にとどまったと考えられます。

　さらに、2014年には286,581件と増加したにもかかわらず、産休代理要員が採血室に投入され、手技の安定も相まって採血待ち時間の大幅な短縮につながり、加えて故障機器の新規入替により平均報告時間が短縮されたと考えられます。

　採血待ち時間のさらなる短縮を実現するため、採血担当スタッフ数の日毎調整、検体が検査機器に搬送されるまでの運用等の見直しとともに、測定処理能力の高い新規検査機器の導入を行う必要性から、2015年度は検体検査室リニューアルへの準備を開始しました。

＜参考文献＞
1) Matsumoto Y et al.: Evaluated Laboratory Information Technology for Quality Manager Our Clinical Laboratory.The 6th Cherry Blossom Symposium. International Conference of Clinical Laboratory Automation and Robotics, Kobe, Japan. April 18-19: 79, 2008.
2) 佐々木良子, 他：検査室精度管理の定量評価について. 臨床病理 54:168, 2006.
3) 関根崇,他：当院におけるLAS変更による業務効率化について. 日本臨床検査自動化学会第41回大会. 横浜：707, 2009.
4) Rikitoku M et al.: Utility of the system of Phlebotomy Assist Solution in preventing medical errors and improving patient service. The 7th Cherry Blossom Symposium. Innovation in Clinical Laboratory Automation, Yokohama, Japan. April 16-17: 63, 2010.

第6章

教育

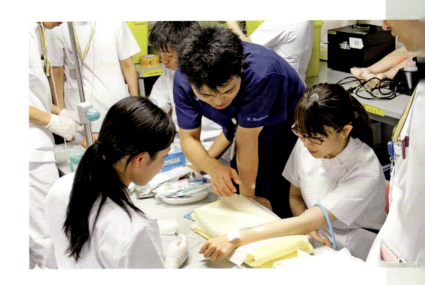

- 12 剖検率
- 13 研修医1人あたりの指導医数、研修医1人あたりの専門研修医数
- 14 卒後臨床研修マッチング1位希望者の募集人数に対する割合
- 15 看護師の教育歴
- 16 看護師100人あたりの専門看護師数、看護師100人あたりの認定看護師数

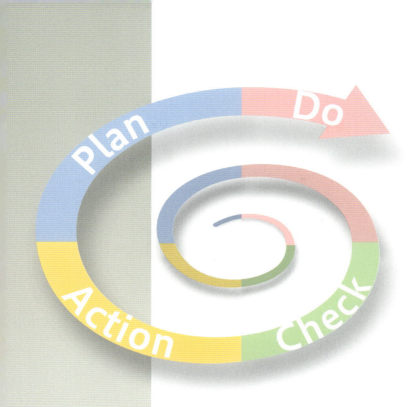
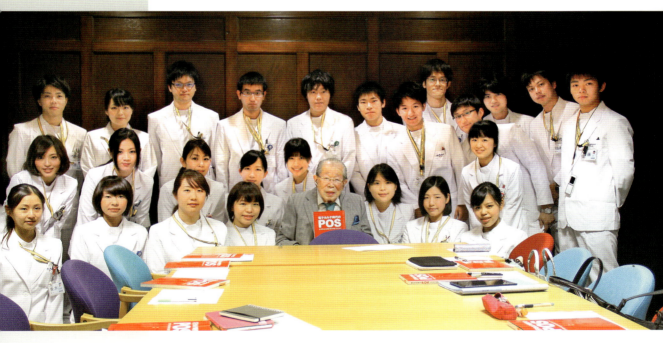

12 剖検率

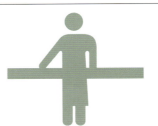

医療の質を評価する側面

　剖検率とは、入院中に死亡された患者数に対する、病理解剖（剖検）された患者数の割合をいいます。剖検の主な目的は、死因や病気の成り立ち、病態を解明することにあり、担当医が遺族に剖検の目的を説明し、承諾が得られると、病理医が剖検を行います。全身あるいは一部の臓器が採取され、肉眼的・顕微鏡的検査により最終診断が下され、日本病理学会が発行する日本病理解剖輯報（しゅうほう）に登録されます。

　剖検率は、全国的に年々減少しています。その理由として、画像診断などの検査の進歩により、病状がかなり正確にわかるようになったことが考えられます。しかし、剖検によって、新たな事実が発見されることも少なくありません。剖検結果はその後の診療に役立つため、剖検率は医療の質を反映しているといえます。医師の卒後臨床研修制度においては、2年間の研修で剖検症例を経験し、臨床病理検討会（clinico-pathological conference；CPC）でプレゼンテーションを行うことが義務付けられています。

剖検率 Autopsy rate

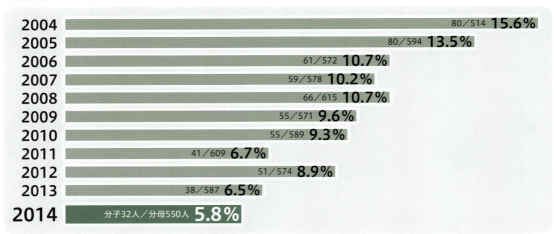

年	分子/分母	割合
2004	80/514	15.6%
2005	80/594	13.5%
2006	61/572	10.7%
2007	59/578	10.2%
2008	66/615	10.7%
2009	55/571	9.6%
2010	55/589	9.3%
2011	41/609	6.7%
2012	51/574	8.9%
2013	38/587	6.5%
2014	分子32人/分母550人	5.8%

●当院値の定義・計算方法
分子：剖検数
分母：死亡退院患者数

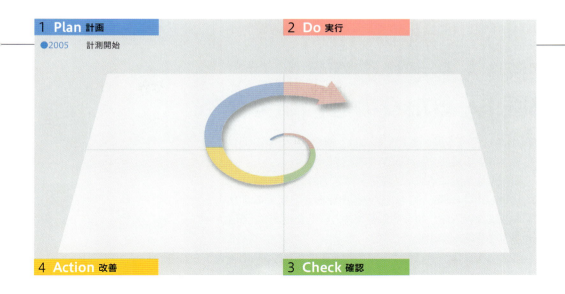

全職員が剖検の意義を理解し、
患者・家族との信頼関係、担当医の積極性が不可欠

　当院の剖検率は、2004年以来、ほぼ一貫して低下し続け、2012年はやや改善しましたが、2013年、2014年は再び低下しました。

　剖検率を向上させるためには、まず、病院の全職員が剖検の意義を理解すること、そして承諾を得るにあたっては、患者や家族との信頼関係、担当医の積極性が不可欠です。

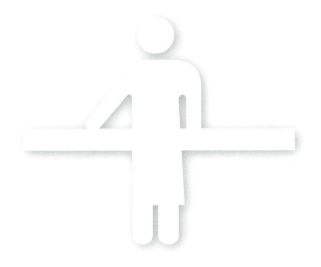

13 研修医1人あたりの指導医数、研修医1人あたりの専門研修医数

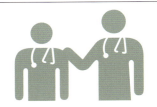

安全で質の高い医療を提供するためには、優秀な研修医だけでなく、彼らを指導する優れた指導医が必須です。

しかし、研修医を指導するには、指導医本人の臨床能力はもちろん、教育方法やEBMの理解、個々の研修医の状態を把握する能力、新臨床研修制度の理解など、複合的な要素が必要となります。厚生労働省が主導する指導医講習会でこのような要素を修得した指導医が数多く存在する施設は、それだけ研修医指導を重視しており、ひいては優れた医療の提供に真摯に取り組んでいる施設である可能性が高いといえます。

また、卒後3～6年の専門研修医の充実は、屋根瓦方式の研修を行う上では非常に重要です。

研修医1人あたりの指導医数　Ratio among certified teaching physicians to resident physicians

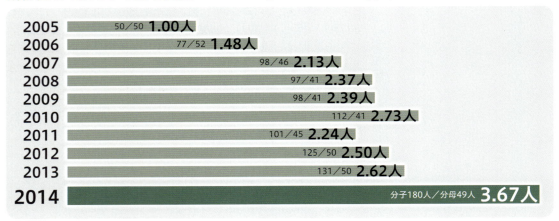

年	分子/分母	人数
2005	50/50	1.00人
2006	77/52	1.48人
2007	98/46	2.13人
2008	97/41	2.37人
2009	98/41	2.39人
2010	112/41	2.73人
2011	101/45	2.24人
2012	125/50	2.50人
2013	131/50	2.62人
2014	分子180人/分母49人	3.67人

指標改善パターン

勉強会・研修会

● 当院値の定義・計算方法
【指導医】
分子：指導医講習会を受講した現在在職している指導医数
分母：研修医数
分母包含：歯科研修医
分子補足：8年目以上の常勤職員、予防医療センターおよびメディローカスは除く

【専門研修医】
分子：卒後3年目から6年目までの専門研修医数
分母：研修医数
分母包含：歯科研修医
分子補足：8年目以上の常勤職員、予防医療センターおよびメディローカスは除く

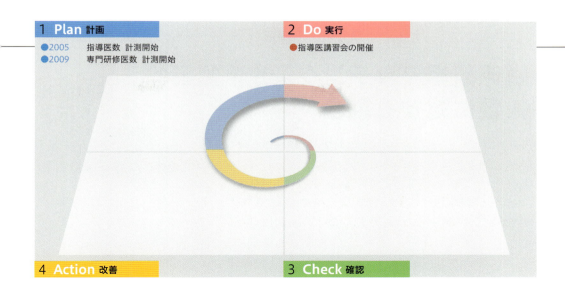

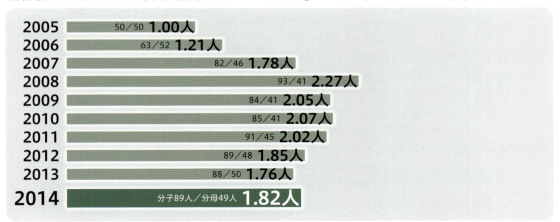

研修医1人あたりの専門研修医数　Ratio among senior to junior resident physicians

年	分子/分母	人数
2005	50/50	1.00人
2006	63/52	1.21人
2007	82/46	1.78人
2008	93/41	2.27人
2009	84/41	2.05人
2010	85/41	2.07人
2011	91/45	2.02人
2012	89/48	1.85人
2013	88/50	1.76人
2014	分子89人/分母49人	1.82人

研修医数の3倍以上の指導医を確保。
今後も指導医講習会を開催

　2014年度は、研修医数の3倍以上の指導医を確保できました。専門研修医数も約2倍となり、従来から培っている研修医指導の土壌とあわせて、臨床教育体制はさらに強化されてきたと考えられます。

　指導医講習会は、従来各指導医の指導能力に任されていた指導内容・方略を明確化し、標準化する上で役立っています。今後も指導医講習会を開催し、指導医の資格を有する医師を増やすとともに、院内での研修医指導のあり方について活発な議論を続ける必要があります。

14

卒後臨床研修マッチング1位希望者の募集人数に対する割合

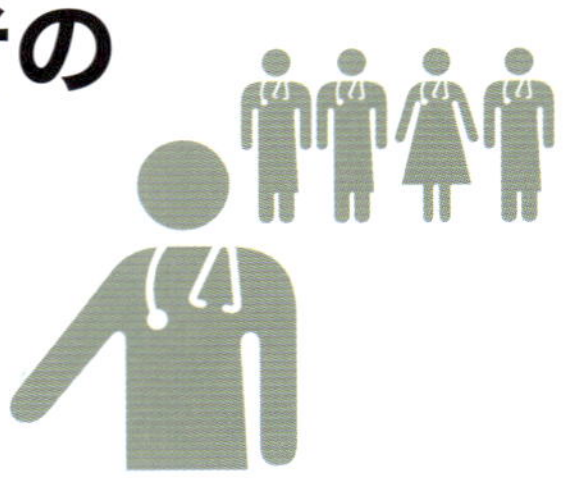

　良質の医療を提供するための大きな要素の1つに、優れた人材の確保が挙げられます。

　当院では、医師だけでなく、すべての職種の人材教育に力を注いでいます。医師の研修病院としての外部からの評価の目安の1つが、当院での研修を希望する医学生の多さです。

卒後臨床研修マッチング1位希望者の募集人数に対する割合
National resident matching - ratio of offered positions to candidates

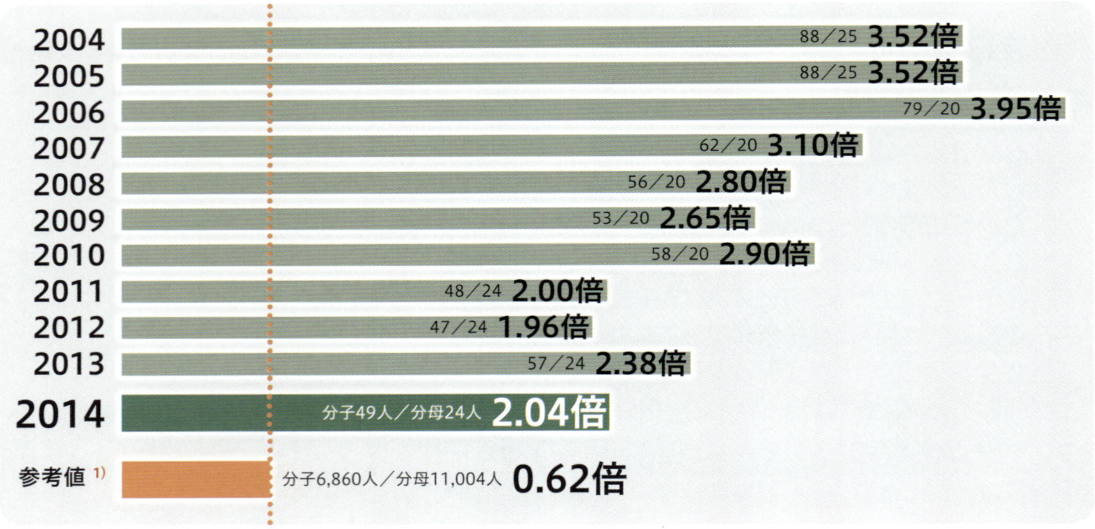

年	分子/分母	倍率
2004	88/25	3.52倍
2005	88/25	3.52倍
2006	79/20	3.95倍
2007	62/20	3.10倍
2008	56/20	2.80倍
2009	53/20	2.65倍
2010	58/20	2.90倍
2011	48/24	2.00倍
2012	47/24	1.96倍
2013	57/24	2.38倍
2014	分子49人/分母24人	2.04倍
参考値[1]	分子6,860人/分母11,004人	0.62倍

●当院値の定義・計算方法
分子：1位希望者数
分母：定員数

●参考値の定義・計算方法[1]
分子：研修医マッチング1位希望者数
分母：研修医マッチング募集定員数

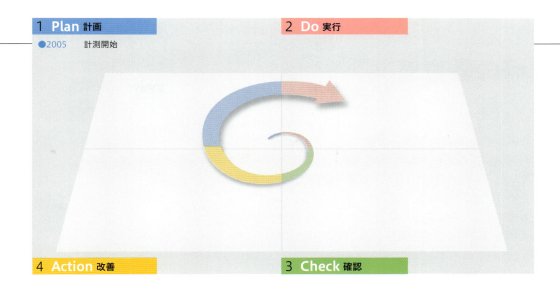

1 **Plan** 計画
●2005　計測開始

2 **Do** 実行

4 **Action** 改善

3 **Check** 確認

新たな時代の要請に合わせ、当院伝統の研修制度の発展が必要

　2004年から導入された新臨床研修制度では、全国の研修施設とすべての応募医学生との間でマッチングが行われます。全国の研修施設の募集総数は、卒業医学生数よりもかなり多い状態ですが、例年、当院には3倍程度の倍率で医学生が応募し、その中から優秀な人材を選抜できる状況にありました。

　2007年度以降は、明らかに減少してきています。

　当院が伝統的に培ってきた研修制度を、新たな臨床研修制度、さらには新たな時代の要請に合わせて発展させていく必要があります。

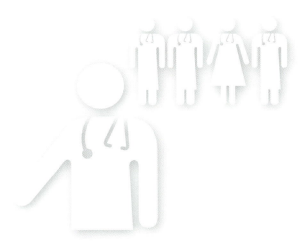

<参考文献>
1) 医師臨床研修マッチング協議会 平成26年度都道府県毎第一希望マッチ者数.
http://www.jrmp.jp/rol/2014rol.pdf(2015.06.09 available)

15 看護師の教育歴

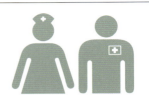

医療の質を評価する側面

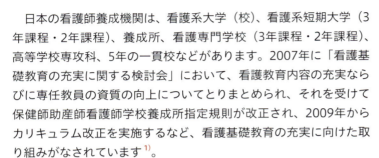

　日本の看護師養成機関は、看護系大学（校）、看護系短期大学（3年課程・2年課程）、養成所、看護専門学校（3年課程・2年課程）、高等学校専攻科、5年の一貫校などがあります。2007年に「看護基礎教育の充実に関する検討会」において、看護教育内容の充実ならびに専任教員の資質の向上についてとりまとめられ、それを受けて保健師助産師看護師学校養成所指定規則が改正され、2009年からカリキュラム改正を実施するなど、看護基礎教育の充実に向けた取り組みがなされています[1]。

　また、2010年4月に「保健師助産師看護師法」が改正され、看護師国家試験の受験資格に「大学卒業者」という文言が明記されました。2014年度には、わが国の看護系4年制教育機関は234校に増えています[2]。

　このように、看護基礎教育の充実をはかるべく、4年制の看護系大学が年々増加し続けている背景には、前述の法改正はもとより、医療の高度化・複雑化、患者ニーズの多様化などが加速し、より拍車をかけていることが考えられます。ことに急性期医療を担う施設における安全管理の強化や、医療チームメンバーによる高度医療の推進などにより、看護師に求められる能力や需要が増大しつつあります。また、看護基礎教育を4年制大学中心の教育体系へ転換するよう、強力に推進しなければ、質の確保だけでなく看護師確保も困難となってくることが確実になると予測されています。欧米各国においては、看護基礎教育の4年制大学化ならびに高度看護実践を担う看護の大学院教育が進んでいます。

　このように看護師の教育歴を表す指標は、これからの医療・看護の質を考える点からも、また、グローバルな視点からも、意義を見出せるものと考えます。

看護師の教育歴　Nursing care - educational background

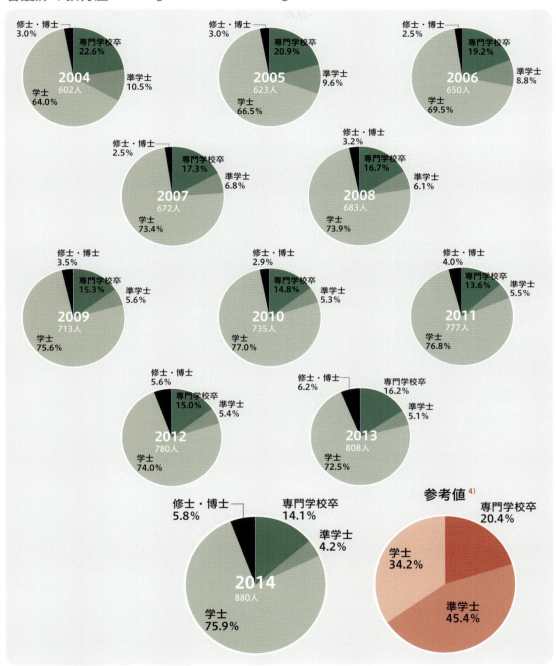

● 当院値の定義・計算方法
分子：看護系の学校の最終学歴
分母：常勤看護師数（各年4月1日時点）
※出向、他部署、産科クリニック等すべて含む

キャリアアップに対する支援を強化、学習環境の整備も継続

　2012年12月31日現在のわが国の看護師・准看護師の就業者総数は1,373,521人で、そのうち7割が病院への就業で、2割が診療所に就業しています[1]。2013年の看護師等学校養成所別での卒業者の卒業後の進路でも、病院が圧倒的に多い状況です。具体的には、3年課程養成所の卒業生の91.6％が病院に就職しています。4年制大学においても、卒業者数の81.8％が病院への就職となっており、9.4％が看護師以外の職業・進学・その他になっています[3]。

　2014年4月1日現在の当院の看護師は、学士以上の教育背景を持つ看護師が全体の81.7％（看護学修士・博士5.8％、学士75.9％）を占めています。これは、参考値としている全米調査の学士34.2％と比較しても、かなり高い数値となっています。日本における医療機関別の看護師の教育歴のデータは見当たらないため、国内における当院の数値の位置付けはできません。

　今後取り組むべき課題は、このような教育背景を有する看護職員のキャリアアップに対する支援を強化していくことで、学び続けられる環境を整えていくことにあります。現在も院内教育プログラムや、研究・研修の支援など、さまざまなサポートが準備されていますが、今後も看護職員の教育背景と教育ニーズにあわせて検討していく必要があると考えています。

　また、一方で働き続けられる環境づくりも継続した課題となります。日本看護協会の離職率に関する最新データ（2013年調査）では、全国の看護職員の離職率は11.0％、東京都は14.6％となっています[3]。当院の同年の離職率は12.5％ですので、東京都の値よりは低く、全国の値からみるとやや高くなっています。また、結婚し育児中の看護職員も増えており、ワーク・ライフ・バランスをより一層推進していく必要があるとともに、個々の職員が、看護職として目標を達成できるための学習環境の整備も続けていくことが重要と考えます。

<参考文献>
1) 厚生の指標 増刊, 国民衛生の動向 2014／2015, 財団法人　厚生統計協会, 2014.
2) 日本看護系大学協議会. http://www.janpu.or.jp
3) 日本看護協会編：平成26年版看護白書, 日本看護協会出版会, 2014.
4) U.S. Department of Health and Human Services Health Resources and Services Administration; Findings from the 2008 National Sample Survey of Registered Nurses: The Registered Nurse Population. http://thefutureofnursing.org/sites/default/files/RN%20Nurse%20Population.pdf (2014.03.25 available)

看護師100人あたりの専門看護師数、看護師100人あたりの認定看護師数

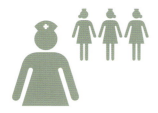

専門看護師・認定看護師の資格制度は、医療の高度化・専門分化が進む臨床現場における看護の広がりと質向上を目的に発足しています。

日本看護協会が、教育機関の認定と専門教育・研修を受けた看護職への資格認定を行っており、1996年に専門看護師、1997年に認定看護師が初めて誕生しています。専門看護師の役割は、複雑で解決困難な看護問題を持つ個人、家族および集団に対して水準の高い看護ケアを効率よく提供するために、特定の看護分野の知識・技術を深め、保健・医療・福祉の発展に貢献することにあります。認定看護師は、特定の看護分野において熟練した看護技術と知識を用いて、水準の高い看護実践ができ、看護現場における看護ケアの広がりと質の向上を図ります[1]。

このように、専門看護師・認定看護師は、施設のリソースナースとして、当該分野において熟達したケアサービスの提供およびスタッフ指導を組織横断的に実践することによって、当該分野のケアの質が向上します。また、患者のコンプライアンスも高まり、検査・治療が効率的に施され、その結果として医療の質の向上につながることが期待されており、臨床的にも意義が深いと考えられます。

看護師100人あたりの専門看護師数　Ratio of professional nurses to 100 registered nurses

年	分子/分母	値
2004	4/602	0.66人
2005	4/623	0.64人
2006	4/650	0.62人
2007	4/672	0.60人
2008	4/683	0.59人
2009	4/713	0.56人
2010	4/735	0.54人
2011	7/777	0.90人
2012	13/780	1.67人
2013	12/808	1.49人
2014	分子14人/分母880人	1.59人

● 当院値の定義・計算方法
【専門看護師数】
分子：専門看護師数 × 100
分母：常勤看護師数（各年4月1日時点）
※出向、他部署、産科クリニック等すべて含む

看護師100人あたりの認定看護師数　Ratio of certified nurses to 100 registered nurses

年	分子/分母	人数
2004	4／602	0.66人
2005	5／623	0.80人
2006	5／650	0.77人
2007	6／672	0.89人
2008	7／683	1.02人
2009	12／713	1.68人
2010	11／735	1.50人
2011	12／777	1.54人
2012	13／780	1.67人
2013	16／808	1.98人
2014	分子20人／分母880人	2.27人

● 当院値の定義・計算方法
【認定看護師数】
分子：認定看護師数×100
分母：常勤看護師数（各年4月1日時点）
※出向、他部署、産科クリニック等すべて含む

看護ケアの質向上へ、今後は分野ごとに
専門看護師・認定看護師の割合を分析

　わが国の2015年1月現在の専門看護師・認定看護師の分野数と登録状況は、以下のとおりです。
　専門看護師は、認定分野が11分野となっており、そのすべての分野を合わせた登録者数は1,466人です。認定看護師は、認定分野が21分野で、すべて合わせた登録者数は15,936人となっています[2]。これを都道府県別の登録者数で上位3位までみると、専門看護師では、1位が東京都で299人、2位が大阪府で133人、3位が神奈川県の130人となっています。認定看護師でも1位が東京都で1,856人、2位が大阪府で1,135人、3位は神奈川県で1,116人となっており、専門看護師・認定看護師ともに1位を東京都が占めています。
　次に、看護師100人あたりの専門看護師数・認定看護師数について、全国の割合と東京都の割合を考察します。まず、全国の看護師の就業者数（保健師・助産師・准看護師を除く）は、2012年12月31日現在、1,015,744人で、東京都の看護師の就業者数は、90,336人となっています[3]。この数から、100人あたりの専門看護師数と認定看護師数を割り出すと、専門看護師の全国値は、100人あたり0.14人、東京都は0.33人となります。一方、認定看護師は、全国値では看護師100人あたり1.57人、東京都は2.05人になります。これを当院のそれぞれの値と比較した場合、2014年の当院値は専門看

護師が1.59人、認定看護師が2.27人ですので、当院における看護師100人あたりの専門看護師・認定看護師の割合は、いずれも全国および東京都よりも高くなっています。

　当院の看護師100人あたりの専門看護師・認定看護師の割合は、全国および東京都よりも上回ってはいますが、今後は分野ごとの分析をしたいと考えています。医療機関の規模や専門性など、提供する医療の内容によっても専門看護師・認定看護師の需要とニーズが異なりますので、看護師100人あたりの専門看護師数・認定看護師数の意義については今後の検証が必要です。

　日本看護協会が公開している専門看護師・認定看護師の登録者とその所属機関をみると、1つの施設で、ある特定の分野に認定看護師が8～9人所属しているなど、提供する医療サービスによっても専門看護師・認定看護師数にばらつきがみられています。当院でも、看護ケアの質向上につながる指標とともに必要な分野を検討していく予定です。

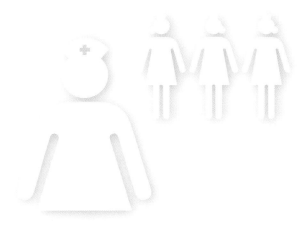

<参考文献>
1) 日本看護協会ホームページ. http://www.nurse.or.jp/
2) 日本看護協会編：平成26年版看護白書, 日本看護協会出版会, 2014.
3) 厚生の指標 増刊, 国民衛生の動向 2014／2015. 財団法人 厚生統計協会, 2014.

第7章

患者満足

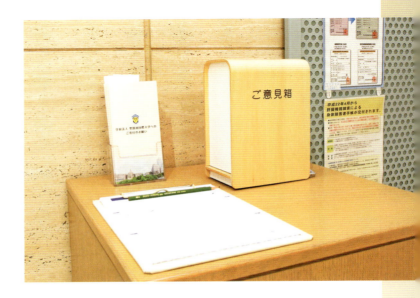

17 意見箱投書中に占める感謝と苦情の割合
18 患者満足度

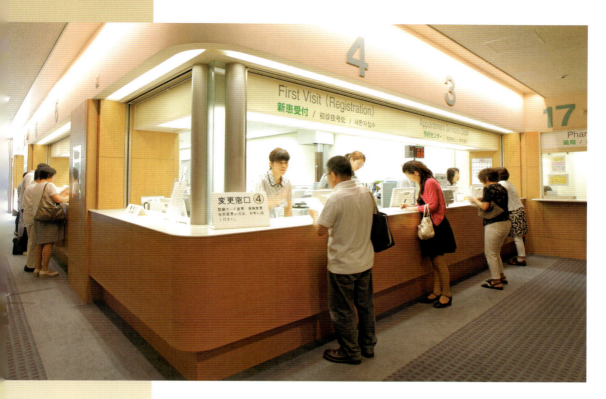
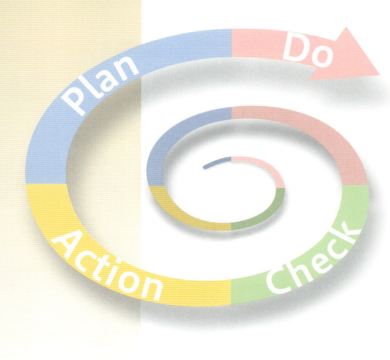

17 意見箱投書中に占める感謝と苦情の割合

Structure / Process / Outcome　医療の質を評価する側面

　投書されたご意見は、診療、接遇、施設設備、食事など、病院が提供しているすべての「質の評価」とも言えます。アウトカム指標であるご意見の評価と内容分析をしていくことが、患者満足度の向上を示し、QOL（quality of life；生活の質）の向上につながると考えられます。

意見箱投書中に占める感謝と苦情の割合　Thank you letters, Patient complaints

感謝

年	分子/分母	割合
2004	164/820	20.0%
2005	147/705	20.9%
2006	279/849	32.9%
2007	415/1,022	40.6%
2008	490/1,189	41.2%
2009	438/966	45.3%
2010	408/897	45.5%
2011	234/721	32.5%
2012	287/735	39.0%
2013	344/841	40.9%
2014	分子287件/分母679件	42.3%

苦情

年	分子/分母	割合
2004	507/820	61.8%
2005	348/705	49.4%
2006	336/849	39.6%
2007	333/1,022	32.6%
2008	351/1,189	29.5%
2009	257/966	26.6%
2010	298/897	33.2%
2011	312/721	43.3%
2012	312/735	42.4%
2013	384/841	45.7%
2014	分子281件/分母679件	41.4%

指標改善パターン
フィードバック
勉強会・研修会

第7章　患者満足

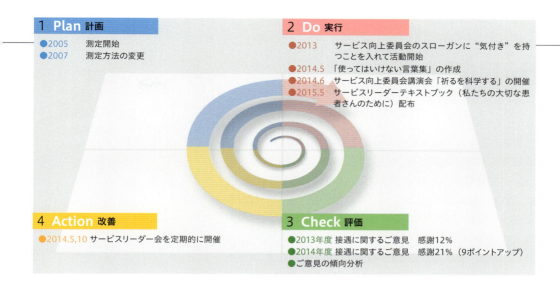

苦情を迅速に改善した結果、感謝につながるケースも。"指摘される前に気付く"活動を病院全体の体質に

2014年度、ご意見箱と患者相談窓口に寄せられたご意見の総件数は679件であり、2004年度から2013年度で一番少なかった2005年度の705件を下回る件数でした。そして、ご意見のうち、感謝が42.3％、苦情が41.4％と、2010年度以来4年振りに、わずかではありますが感謝が苦情を上回る結果となりました。苦情にあがったものを迅速に改善した結果、該当する苦情を投書した方や、それ以外の方からの感謝のご意見につながったケースも複数見られ、他部署と連携した積極的な改善が結果に出たといえます。

2013年度は、職員に"気付き"を持ってもらうことをサービス向上委員会のスローガンとし、各部署から選出されたサービスリーダーの活動と、啓蒙ポスターの掲示、「使ってはいけない言葉集」の作成を行ってきました。これらのように接遇に関しての"気付き"について活動をした結果、接遇に関するご意見が2013年度はご意見全体の25％（感謝12％、苦情13％）、2014年度は38％（感謝21％、苦情17％）となっており、苦情もわずかに増えてはいますが、感謝の割合が伸びていました。

接遇に関する活動は継続しつつ、今後は運用管理と施設設備において、指摘される前に気付くという活動が病院全体の体質となるような工夫に継続的に取り組みたいと思います。

● 当院値の定義・計算方法
【感謝】
分子：感謝状件数
分母：意見箱に寄せられた件数
【苦情】
分子：苦情件数
分母：意見箱に寄せられた件数
補足：2004・2005年度の分母は枚数、2006年度以降の分母は内容に対する件数

18 患者満足度

医療の質を評価する側面: Outcome

「受けた治療の結果」、「入院期間」、「安全な治療」に対する患者の満足度をみることは、医療の質の直接的な評価といえます。

当院では、1998年度より患者満足度調査を実施しています。2005年度、2006年度は厚生労働科学研究「臨床指標を用いた医療の質向上に関する国際共同研究」に参加し、全国の同機能同規模施設（急性期型500床以上）約80施設中、総合評価で1〜3位という評価を受けました。そこで、2007年度からは、評価を各部署へフィードバックし、改善につなげることを意識した設問構成で、当院独自に満足度調査を実施していました。2012年度にJCIの認証を受けたこともあり、2013年度から、入院における評価では米国政府が開発した統一的な患者評価指標（Hospital Consumer Assessment of Healthcare Providers and Systems；HCAHPS）を導入し、通年実施しています。外来における評価では医師のコミュニケーションと看護師のコミュニケーション、病院スタッフの対応、総合評価では入院と同様に、待ち時間や院内設備などの設問を従来通りとし、四半期ごとに全科および付属クリニックや訪問看護ステーションも対象に実施することにしました。

評価指標のカテゴリーが明確になっていることで、総合評価の影響因子の分析や、部署別・科別の評価もできるようになりました。

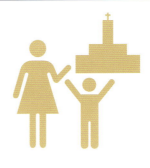

● 当院値の定義・計算方法
分子：「全体として当院に満足していますか？」の設問に満足またはやや満足と回答した外来／入院患者数
分母：患者満足度調査に回答した外来／入院患者数
除外：未記入患者
補足：入院患者満足度調査の運用体制変更があり、2013年8月の退院患者より、一部患者を除き全患者に対してアンケート調査を実施

● 参考値の定義・計算方法 [1]
分子：「この病院での診療に大変満足または満足している」と回答した外来／入院患者数
分母：患者満足度調査に回答した外来／入院患者数
除外：未記入患者

患者満足度　Patient satisfaction - inpatient and outpatient

入院

年	分子／分母	%
2005	4,420／4,751	93.0%
2006	3,394／3,648	93.0%
2007	3,715／3,946	94.1%
2008	3,328／3,499	95.1%
2009	3,791／4,330	87.6%
2010	2,893／3,040	95.2%
2011	2,324／2,502	92.9%
2012	2,428／2,560	94.8%
2013	4,185／4,417	94.7%
2014	分子10,011人／分母10,586人	94.6%
参考値 [1]	分子32,258人／分母35,720人	90.3%

1 Plan 計画

- 【外来環境】2007年度　外来待ち時間の改善を目標に掲げる
- 【院内設備】2007年度　院内設備に対する苦情を減らすことを目標に掲げる
- 【入院環境】2008年度　入院環境の改善を目標に掲げる
- 【入院環境】2012年度　病室入口防災ドア搬送時の騒音をなくす
- 【入院環境】2014年度　病棟における静かな環境の取り組み
- 【接遇・マナー】　職員接遇・身だしなみの改善を目標に掲げる

2 Do 実行

- 【外来環境】2007年度　待ち時間の多い診療科に対し、予約制や携帯電話による患者呼び出しの工夫などを導入
- 【外来環境】2007年度　各階に患者図書コーナーを設置
- 【外来環境】2008年より　眼科外来から順次予約制を導入
- 【外来環境】2012.3　放射線科更衣室を改修
- 【外来環境】2012年度　婦人科と不妊外来を区別
- 【院内設備】2007年度　トイレをすべてウォシュレット対応に改修
- 【院内設備】2007.11　患者図書内でのインターネット使用可能へ
- 【院内設備】2008年度　全病室のトイレと浴室に手すりを設置
- 【院内設備】2012年度　病室でのパソコンを使用可能へ
- 【院内設備】2012年度　授乳室を1階に開設
- 【院内設備】2013年度　外来採尿室トイレを改修
- 【入院環境】2008年度　入院ご案内ファイルの改訂と英文ファイルの作成
- 【入院環境】2008年度　個室のカーテンを遮光に変更
- 【入院環境】2010年度　病室内に主治医・担当医一覧を掲示
- 【入院環境】2012年度　付き添いレンタルベッドの改善
- 【入院環境】2012年度　病棟床の凹凸を最小限にし、搬送担当部署に注意喚起
- 【入院環境】2013年度　一般病棟は患者の安全面を最優先とし新ベッドに交換、9W病棟すべてワイドベッドに変更
- 【入院環境】2014年度　全室に時計設置
- 【入院環境】2014年度　有差額室アメニティ見直し、有差額室にティッシュ設置
- 【入院環境】2014年度　制限食の改善
- 【入院環境】2014年度　夜間のナースコール音を下げる、ナースステーションでの会話等を減らす
- 【接遇・マナー】　サービスリーダー制による科・部署別目標の実行
- 【接遇・マナー】　講演会を1~2回／年 開催
- 【接遇・マナー】　ホットニュース発行
- 【接遇・マナー】　サービスリーダー冊子「病院で使ってはいけない言葉集」等を発行
- 【接遇・マナー】　「プロの原点としてのマナー」を配布
- 【接遇・マナー】　職員に感謝の言葉を伝えようキャンペーンの実施と表彰
- 【接遇・マナー】　受付接遇チェックとして、受付対応基本マナー冊子作成・配布

4 Action 改善

- 【外来環境】2007年度　外来患者数5~10%減少、待ち時間も短縮
- 【外来環境】2013年度より　土曜外来開始
- 【外来環境】2014年度　外来待合環境を整備（椅子の配置整備）
- 【院内設備】2008年度　病室内の手すりに対する満足度向上
- 【院内設備】2012年度　授乳室利用者の増加
- 【入院環境】2008年度　入院環境に対する不満足0%
- 【入院環境】2012年度　付き添いレンタルベッドに対する不満足コメント0件
- 【入院環境】2014年度　栄養科アンケート調査により、制限食に対する満足度向上
- 【接遇・マナー】2014年度より　サービス改善ラウンド開始

3 Check 評価

- 【外来環境】　電光掲示板の活用を調査
- 【外来環境】2012年度　病棟・外来車いすの適正配置に対する満足度内容を確認
- 【院内設備】　改善実施後の満足度調査内容分析
- 【入院環境】2008年度　改善策実施後の満足度調査内容分析
- 【接遇・マナー】　科・部署別目標の評価
- 【接遇・マナー】　イントラネットによる年1回の自己評価
- 【接遇・マナー】2008年度　総合評価満足度に影響を与える因子を分析。医師の結果説明や服装が大きく影響していることが判明

外来

年	分子/分母	割合
2005	7,727/9,199	84.0%
2006	6,944/8,050	86.3%
2007	5,315/5,942	89.4%
2008	15,442/17,354	89.0%
2009	6,208/7,914	78.4%
2010	6,320/7,057	89.6%
2011	5,890/6,764	87.1%
2012	4,071/4,549	89.5%
2013	1,405/1,551	90.6%
2014	分子2,326人/分母2,522人	92.2%
参考値[1]	分子55,892人/分母68,787人	81.3%

第7章　患者満足

QIセンターで改善目標を掲げ、関連部署の協力のもとに着手。総合評価でHCAHPSを上回る結果に

　当院では、1998年度より患者満足度調査を実施し、広報室やサービス向上委員会が担当していましたが、2013年度からはQIセンターが担当になっています。

　日本では、米国のように国全体でベンチマークを取るような仕組みがありません。そこで、2012年度8月より国際比較も視野にいれ、入院患者満足度調査は米国で開発されたHCAHPSを導入しました。情報システムセンターで毎日の退院患者のデータを蓄積、集計し、職種別、あるいは科別・部署別に活用できるようになり、また、毎月のQI委員会での報告や、管理協議会でも報告することとし、院内職員全員が関心を寄せるようになってきています。

　1998年から現在に至るまで、外来患者の不満足要因は「待ち時間」であり、予約制を導入している今日に至っても、外来での待ち時間の問題は解消されていません。当院は、毎日2,500人の外来患者に対応しており、待合の環境整備や待ち時間中の患者への配慮、院外のかかりつけ医を持つことの推奨などの取り組みをしていますが、待ち時間は満足できるレベルまで短縮されてはおりません。常に2～3時間の待ち時間となっている医師の外来患者さんから苦情が出ないこともあり、その理由を伺ったところ、「話をよく聞いてくれて、わかるように説明や配慮をしてくれるので、待ち時間があるのは当然で、診察日にはそのつもりで外来にきている」とのことでした。

　入院では、食事に関する不満足のほとんどは「制限食」についてでした。病院側の工夫が足りないことも考えられます。

　2014年度は患者満足度向上のための活動として、QIセンターでは以下の改善目標を掲げました。
　① 入院では「静かな環境」
　② 外来では「待ち時間の配慮」
　③ 施設設備改善では「救急入院や手術待ち家族の待機場所となっている４階ロビーのトイレの増築」

以上の目標を掲げ、関連部署の協力のもと、病室の騒音の原因調査や外来待合環境改善などに着手してきました。

　また、HCAHPS分類10項目のうち、トップボックス評価「①看護師とのコミュニケーション」は75％、「②医師とのコミュニケーション」は78％で、2013年度との比較で変化はありませんでした。

しかし、「③病院職員の対応」（＋1ポイント 70％）、「④病室の清潔さ」（＋2ポイント 76％）、「⑤病院の静かさ」（＋3ポイント 56％）は2013年度より向上し、総合評価においてはHCAHPSを1ポイント上回って71％でした。

当院における「満足度評価」は外来では2013年度の90.6％（n＝1,551）が、2014年度は92.2％（n＝2,522）と1.6ポイントアップしました。また、待ち時間への配慮は69.8％から71.0％になりました。

総合評価は高いものの「病院を推薦する程度」が低いことの原因分析が重要な課題と考えています。

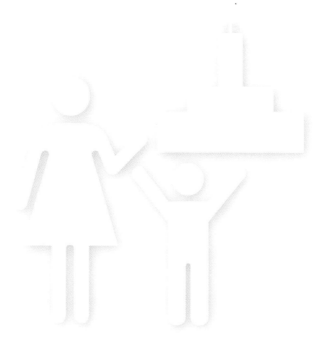

<参考文献>
1) HCAHPS公式サイト．
http://www.hcahpsonline.org/home.aspx
2) 前田泉：実践！患者満足度アップ．日本評論社, 2005.
3) 福井次矢監修, 聖路加国際病院QI委員会編：Quality Indicator 聖路加国際病院の先端的試み．インターメディカ．

第8章

看護

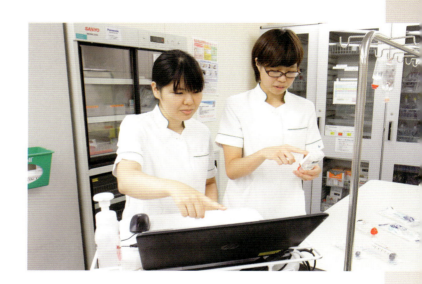

- **19** 転倒・転落リスクアセスメント実施率、
  転倒・転落予防対策立案率、
  転倒・転落予防対策説明書発行率、
  転倒・転落リスク再アセスメント実施率
- **20** 転倒・転落発生率、
  転倒・転落による損傷発生率
- **21** 褥瘡発生率
- **22** 褥瘡発生リスクの高い人に対する
  体圧分散寝具の使用率(処置実施率)
- **23** 口腔ケア実施率

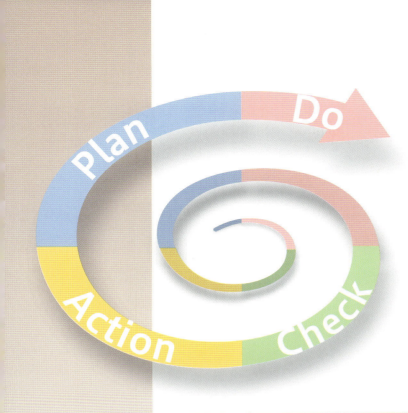
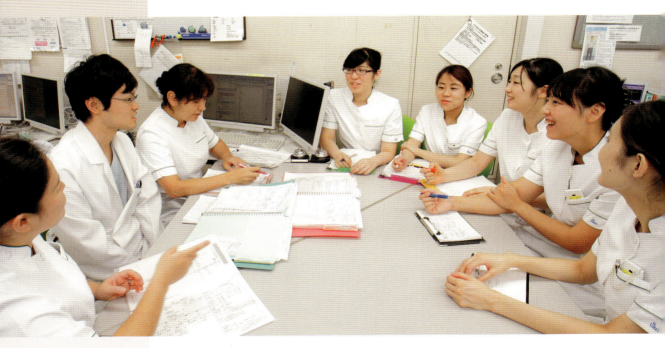

19

Structure / **Process** / Outcome

医療の質を評価する側面

転倒・転落リスクアセスメント実施率、転倒・転落予防対策立案率、転倒・転落予防対策説明書発行率、転倒・転落リスク再アセスメント実施率

入院患者の転倒・転落のリスクを的確にアセスメントして対策を立案・実行することが、転倒・転落の予防に効果的であり、推奨されています。こうした推奨事項がすべての入院患者に行われているかどうか、現状を把握するために指標を追跡します。

JCI（Joint Commission International）では、"転倒・転落による患者の傷害リスクの低減"を国際患者安全目標6つのうちの1つに掲げています。目標達成のための評価項目に、「患者の転倒・転落リスクアセスメントを行い、予防対策を立案すること」があります。

2014年からのJCI基準では、すべての入院患者とともに外来患者にもリスクアセスメントを行うことを求めています。外来患者のうち、容態や診断、状況や場所によって転倒・転落のリスクが高い患者にアセスメントを行い、予防介入を行うこととされています。

転倒・転落リスクアセスメント実施率、予防対策立案率、そして文書を用いて転倒・転落のリスクと予防対策を患者に説明した実施率（転倒・転落予防対策説明書発行率）は、転倒・転落予防のためのプロセス指標です。アウトカム指標である転倒・転落発生率とともに追跡・評価・改善を続けることが重要です。

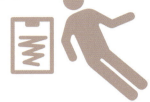

● 当院値の定義・計算方法
【リスクアセスメント実施率】
分子：転倒・転落リスクアセスメント実施者数
分母：入院患者数
分子補足：転倒・転落リスクアセスメント・対策（入院時）または（1週間毎）のテンプレート有患者
分母除外：
・退院当日入院した患者
・病院施設外の産科クリニック

転倒・転落リスクアセスメント実施率
Risk assessment for falls

年		分子／分母	割合
2007		3,998／4,368	91.5%
2008		10,169／10,733	94.7%
2009		10,614／11,252	94.3%
2010		10,564／10,828	97.6%
2011		10,545／10,852	97.2%
2012		15,339／15,458	99.2%
2013	入院	17,244／17,337	99.5%
	外来	52,416／56,609	92.6%
2014	入院	分子17,497人／分母17,613人	99.3%
	外来	分子53,754人／分母57,120人	94.1%

＊2007年8月より新アセスメント項目のテンプレート使用開始

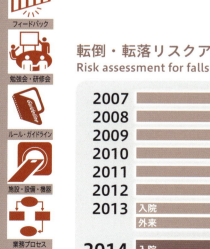

指標改善パターン
フィードバック
勉強会・研修会
ルール・ガイドライン
施設・設備・機器
業務プロセス
患者への働きかけ

転倒・転落予防対策立案率　Planning of falls prevention

年		分子/分母	率
2010		4,923/4,940	99.7%
2011		5,439/5,446	99.9%
2012		8,448/8,450	99.9%
2013	入院	8,879/8,893	99.8%
	外来	35,418/35,572	99.6%
2014	入院	分子8,919人/分母8,932人	99.9%
	外来	分子51,341人/分母51,654人	99.4%

＊2007年8月より新アセスメント項目のテンプレート使用開始

●当院値の定義・計算方法
【予防対策立案率】
分子：転倒・転落予防対策立案患者数
分母：入院患者数
分子補足：転倒・転落リスクアセスメント・対策（入院時）または（1週間毎）のテンプレートに、転倒防止対策が必要と記載された入院患者
分母除外：
・退院当日入院した患者
・病院施設外の産科クリニック

転倒・転落予防対策説明書発行率
Handing out of instructions on falls prevention

年	分子/分母	率
2010	3,958/4,067	97.3%
2011	4,495/4,658	96.5%
2012	6,833/7,049	96.9%
2013	6,627/6,901	96.0%
2014	分子6,653人/分母6,949人	95.7%

＊2007年8月より新アセスメント項目のテンプレート使用開始

●当院値の定義・計算方法
【予防対策説明書発行率】
分子：転倒・転落予防対策説明書発行患者数
分母：入院患者数
分子補足：転倒・転落リスクアセスメント・対策（入院時）または（1週間毎）のテンプレートに、転倒防止対策が必要と記載された入院患者
分母除外：
・退院当日入院した患者
・病院施設外の産科クリニック

●当院値の定義・計算方法
【転倒・転落リスク再アセスメント実施率】
分子：分母のうち、退院までにリスクアセスメントが9日以内の間隔で再実施された患者
分母：入院患者（在院日数が8日以上、かつリスクアセスメントを1回以上実施している）
分母除外：
・退院当日入院した患者
・病院施設外の産科クリニック

転倒・転落リスク再アセスメント実施率
Risk reassessment for falls

年	分子/分母	率
2011	3,085/3,894	79.2%
2012	4,080/4,871	83.8%
2013	4,053/4,814	84.2%
2014	分子3,924人/分母4,657人	84.3%

＊2007年8月より新アセスメント項目のテンプレート使用開始

1 Plan 計画
- 転倒・転落発生率の減少を目標に掲げる

2 Do 実行
- 2007.1 「転倒・転落研究会」（院長主催）を設置
- 2007.7 ①転倒・転落リスクアセスメントを全患者に実施するためアセスメント項目を改訂、電子カルテで実施・記録
  ②アセスメント結果に応じて予防対策立案を行うようアセスメントシート上で予防対策を検討・記録
  ③「転倒・転落予防対策説明書」を作成、電子カルテで出力して患者・家族への説明時に運用
- 2008.8 病棟ナースマネジャー会で病棟別リスクアセスメント実施率をフィードバック
- 2009.4 アウトカム指標の転倒・転落発生率とともにプロセス指標の追跡・フィードバック
- 2011 入院患者の転倒・転落リスクアセスメントの再アセスメント実施のタイミングを統一、運用開始
- 2011 入院患者の転倒・転落リスクアセスメントの再アセスメント実施率の指標の追跡・フィードバック
- 2012 外来患者についても入院患者と同様に下記の転倒・転落予防対策を開始
  ・外来患者のうち転倒・転落予防対策を実施する対象患者について決定
  ・①転倒・転落リスクアセスメント実施
  　②転倒・転落予防対策立案
  　③「転倒・転落予防対策説明書」での説明
- 2012 外来患者についてアウトカム指標とプロセス指標の追跡・フィードバック

4 Action 改善
- 2009.3 転倒・転落リスクアセスメント項目を統計学的分析に基づき13項目から7項目に改訂
- 2010.10 転倒・転落リスクアセスメント項目を統計学的分析に基づき7項目から6項目に改訂
- 2015.3 入院患者の転倒・転落リスクアセスメント項目を改訂
- 2015.3 入院患者の「転倒・転落予防対策説明書」を改訂

3 Check 評価
- 2007.1 2006年度の1年間の転倒・転落のインシデント報告書を用いて事例を分析
- 2007.1 転倒・転落事例の42％に転倒・転落リスクアセスメントシートが適用されていなかったことが判明
- 2009.3 転倒・転落リスクアセスメント項目が運用開始から約1年半経過したため統計学的に分析
- 2010.10 転倒・転落リスクアセスメント項目が改訂から約1年半経過したため統計学的に分析
- 2014 転倒・転落リスクアセスメント項目が改訂から約4年経過したため統計学的に分析

転倒・転落予防対策説明書を改訂し、1種類に統一。予防プロセス実施率を高く維持し、発生率の低減へ

　当院の転倒・転落のリスクアセスメントの項目は、当院独自の項目を設定しています。入院患者のアセスメント項目については、当院のデータに基づいて定期的に統計学的分析を行い改訂しています。2007年に13項目で運用を開始して以降、2010年に6項目に改訂して、2015年に3回目の改訂を行い、9項目でアセスメントしています。

　そして、転倒・転落のリスクアセスメントに応じた予防対策を立案し、患者・家族に転倒・転落予防対策説明書での説明を行います。

　これら転倒・転落予防プログラムのアセスメントと予防対策立案と患者への説明について、実施率を指標としてモニタリングし、フィードバックして改善に取り組んでいます。

　2014年は、ほぼすべての入院患者に転倒・転落予防プログラムが実施されるようになり、転倒・転落リスクアセスメント実施率は99.3％、予防対策立案率は99.9％、転倒・転落予防対策説明書発行率は95.7％でした。外来患者についても実施率は改善傾向で、2014年はアセスメント実施率94.1％（前年92.6％から上昇）、予防対策立案率は99.4％となっています。

　また、入院患者の転倒・転落予防対策説明書発行率は、2014年は95.7％でした。2015年に説明書を改訂して3種類から1種類に統一したため、発行率が改善することを期待して経過をフォローしていきます。

　これらの転倒・転落予防プロセスの実施率が高く維持されることが、転倒・転落発生率の低減につながっていると考えます。

<参考文献>
1) Healey F, Scobie S, Glampson B, Pryce A, Joule N, Willmott M: Slips, trips and falls in hospital. London: NHS 2007; 1.

20 転倒・転落発生率、転倒・転落による損傷発生率

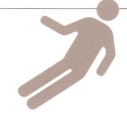

医療の質を評価する側面：Structure / Process / **Outcome**

転倒・転落発生率と転倒・転落による患者の損傷発生率は、転倒・転落予防の取り組みを効果的に行えているかどうかのアウトカム指標となります。これを継続的に追跡することが質評価となります。そして、改善の取り組みを継続することが重要です。

改善のための指標としては、転倒・転落によって患者に傷害が発生した損傷発生率と、患者への傷害に至らなかった転倒・転落事例の発生率との両者を指標とすることに意味があります。転倒・転落による傷害発生事例の件数は少なくても、それより多く発生している傷害に至らなかった事例も報告して発生件数を追跡するとともに、それらの事例を分析することで、より転倒・転落発生要因を特定しやすくなります。こうした事例分析から導かれた予防対策を実施して転倒・転落発生リスクを低減していく取り組みが、転倒・転落による傷害予防につながります。

● 当院値の定義・計算方法
入院
分子：【転倒・転落発生率】
医療安全管理室へインシデント・アクシデントレポートが提出された入院中の転倒・転落件数
【損傷発生率】
医療安全管理室へインシデント・アクシデントレポートが提出された入院中の転倒・転落件数のうちレベル2（レベル4）以上の転倒・転落件数
分母：入院延べ患者数
分子包含：介助時の転倒・転落、複数回の転倒・転落
分子除外：訪問者、学生、スタッフなど入院患者以外の転倒・転落

外来
分子：【転倒・転落発生率】
医療安全管理室へインシデント・アクシデントレポートが提出された外来患者の転倒・転落件数
【損傷発生率】
医療安全管理室へインシデント・アクシデントレポートが提出された外来患者の転倒・転落件数のうちレベル2（レベル4）以上の転倒・転落件数
分母：外来延べ患者数

改善のための恒常的な取り組み、PDCAサイクルによる新たな発見とさらなる改善へ

入院患者の転倒・転落発生率は、2007年の「転倒・転落研究会」（院長主催）の取り組みにより、2007年に1.76‰（前年2.07‰、前年比51件減少）と大幅に改善しました。転倒・転落予防プログラムとして、患者の転倒・転落リスクアセスメントと予防対策立案、患者・家族への転倒・転落予防対策説明書での説明を導入したことと、ハード面の改善策である、手すりの設置が効果的だったと考えています。

その後、転倒・転落予防プログラムがすべての入院患者に実施されるように、プロセス指標として実施率のモニタリングと、改善のためのフィードバックを継続してきました。外来患者についても、転倒・転落予防プログラムの実施を拡大し、プロセス指標の追跡も行うようになりました。

2012年の転倒・転落発生率は、追跡を始めた2004年以降もっとも低い1.25‰まで減少しました。しかし、2013年に転倒・転落発生率が1.56‰と上昇し、その要因分析を行い、新たな予防対策を導

損傷レベル		説明
1	なし	患者に損傷はなかった
2	軽度	包帯、氷、創傷洗浄、四肢の挙上、局所薬が必要となった、あざ・擦り傷を招いた
3	中軽度	縫合、ステリー・皮膚接着剤、副子が必要となった、または筋肉・関節の挫傷を招いた
4	重度	手術、ギプス、牽引、骨折を招いた・必要となった、または神経損傷・身体内部の損傷の診察が必要となった
5	死亡	転倒による損傷の結果、患者が死亡した
6	UTD	記録からは判定不可能

● 参考値の定義・計算方法 [4]
同上（当院定義と同じ）

指標改善パターン
 フィードバック
 勉強会・研修会
 ルール・ガイドライン
 施設・設備・機器
 業務プロセス
 患者への働きかけ

転倒・転落発生率、転倒・転落による損傷発生率
Falls - inpatient and outpatient, Incidence of injury caused by fall

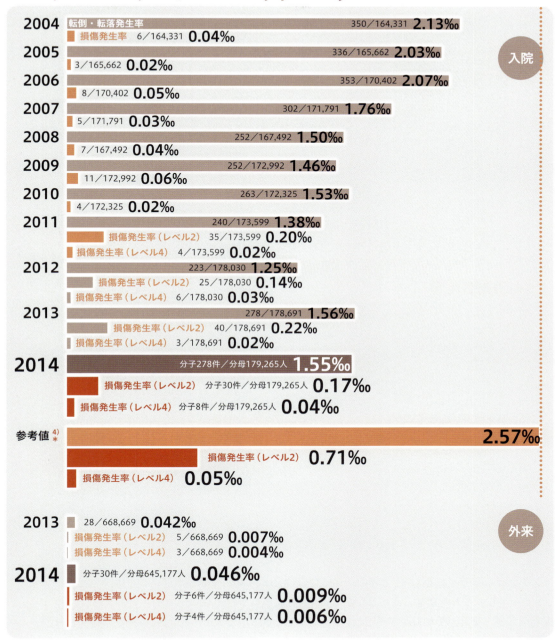

＊2013年4月～2014年3月の平均値

1 Plan 計画

- **2007** 2004年から3年間改善が見られず、発生率の減少を目標に掲げる
- **2007.1** 医師、看護師、コメディカルなど多職種の有志が参加し「転倒・転落研究会」（院長主催）を設置
  - 2006年度の1年間の転倒・転落のインシデント報告書を用いて問題を同定
    ① 転倒・転落事例の50.7%は病室内トイレへの往復場面で発生
    ② 転倒・転落事例の42%に転倒・転落リスクアセスメントシートが適用されていなかった
- **2007** 転倒・転落リスクアセスメントシート改訂後からアセスメント実施率の指標の追跡を開始
- **2009.9** 看護部の看護インシデント検討会に転倒・転落対策チームを設置、防止策を検討
- **2010** 転倒・転落発生率が上昇したため、再度原因分析
- **2014.1** 2013年の病院全体の転倒・転落発生率は1.56‰と上昇したため要因分析と改善策検討
  - トイレ内、ポータブルトイレ周辺での転倒が2014年1〜3月は全件数のうち26%を占める
  - 2014年5月 緩和ケア病棟で姿勢補助具導入後の転倒・転落発生率が減少傾向
  - 認知症の患者に病院全体で5台のマット型離床センサーを活用していたが不足していた
  - 2013年6月 インシデント報告の方法を紙様式からイントラネット入力に変更し、転倒・転落報告件数の増加に影響

2 Do 実行

- **2007.7** 予防対策を実施
  ① 転倒・転落アセスメントを全患者に実施するためアセスメント項目を改訂、電子カルテで実施・記録
  ② アセスメント結果に応じて予防対策立案を行うようアセスメントシート上で予防対策を検討・記録
  ③「転倒・転落予防対策説明書」を作成、電子カルテで出力して患者・家族への説明時に運用
- **2007.9** 病室内トイレへの往復場面での転倒予防のためハード面の予防対策実施
- **2008.8** 病棟別アセスメント実施率を病棟ナースマネジャー会でフィードバック
- **2009.4** アウトカム指標の転倒・転落発生率とともにプロセス指標の追跡とフィードバック
- **2011** 入院患者の転倒・転落リスクアセスメントの再アセスメント実施率の指標の追跡とフィードバック
- **2011.4** 入院患者の転倒・転落予防対策のカード（A4サイズ）を各病室入口に表示
- **2011** 入院患者の転倒・転落リスクアセスメントの再アセスメント実施のタイミングを統一、運用開始
- **2012** 外来患者についても転倒・転落予防対策を開始
- **2012** 外来患者の転倒・転落発生率とプロセス指標の追跡とフィードバック
- **2014** 緩和ケア病棟（23床）に排泄時の体位・姿勢補助具（右図）を導入
- **2014.9** 病院全体に、姿勢補助具を28台購入、転倒・転落発生率が比較的高い病棟を中心に配置
- **2014.9** マット型離床センサーを7台購入、使用頻度が高い病棟に常備
- **2014.9** 転倒・転落予防対策カードの病室入口表示の調査を看護部看護インシデント検討会で実施、表示徹底

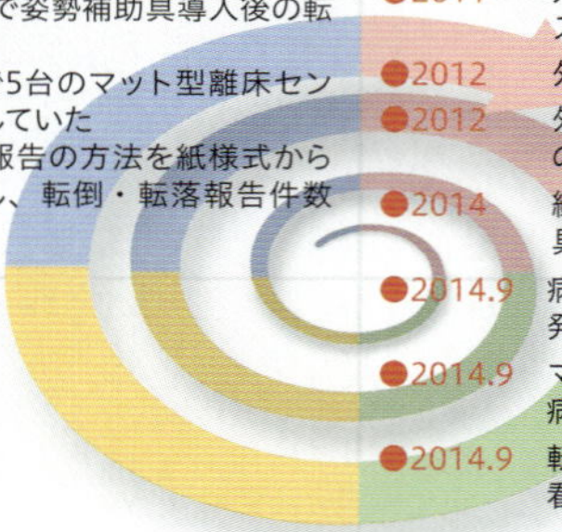

4 Action 改善

- 予防策実施後、
  ① 転倒・転落リスクアセスメント実施率は2007年91.5%、2008年94.7%となり改善
  ② 転倒・転落発生率は2007年1.76‰（前年2.07‰、前年比51件減少）と改善
- **2009.3** 転倒・転落リスクアセスメント項目を統計的分析に基づき13項目から7項目に改訂
- **2009** 転倒・転落事例のRCA（根本原因分析）の結果によりマット型離床センサー2台購入
- **2010.10** 転倒・転落リスクアセスメント項目を統計的分析に基づき7項目から6項目に改訂
- **2010** 購入ベッド（240台）のベッド柵に関連した転倒・転落予防策をメーカーと検討して実施
- **2014** 姿勢補助具導入による効果として、導入後の病室トイレ内・ポータブルトイレ周辺の転倒割合が24%から13%へと11ポイント減少
- **2015** 転倒・転落リスクアセスメント項目を改訂

3 Check 評価

- **2009.3** 転倒・転落リスクアセスメント項目が運用開始から約1年半経過したため統計学的に分析
- **2009** 患者に傷害があった転倒・転落事例のRCA（根本原因分析）実施
- **2010.10** 転倒・転落リスクアセスメント項目が改訂から約1年半経過したため統計学的に分析
- **2010** 入院患者用のベッドの更新で購入したベッド（240台）のベッド柵に関連した転倒・転落が発生
- **2012** 改善策の効果を検証し、発生率は1.25‰と2004年以降でもっとも改善
- **2013** 緩和ケア病棟の転倒・転落発生率が全病棟のうちもっとも高いため事例の要因を分析
- **2014** 転倒・転落リスクアセスメント項目が改訂から約4年経過したため統計学的に分析

入したところ、発生率と傷害を伴う転倒・転落発生率がともに減少しました。

このような経過を振り返り、改善のための恒常的な取り組みを行い、PDCAサイクルを回すことにより新たな発見と改善につながり、患者の転倒・転落予防に貢献することを学んできました。

毎月追跡している転倒・転落発生率と転倒・転落による患者の損傷発生率を、各病棟・部署のナースマネジャー（看護師長）に毎月フィードバックしています。

これらのアウトカム指標とともに、転倒・転落予防のプロセス指標である転倒・転落リスクアセスメント実施率、予防対策立案率も指標として追跡し、同様にフィードバックしています。

患者の転倒・転落予防対策の病室カーテンへの表示

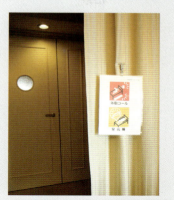

患者の転倒・転落予防対策が誰にでも訪問時にわかるように表示しました。
- 病室入口のカーテンにA4サイズで表示
- 予防対策を再確認して退室

5種類の表示カード

姿勢補助具の導入

転倒・転落事例の分析結果で、病室トイレ内やポータブルトイレ周辺での転倒・転落が占める割合が多く、排泄時の前傾姿勢を補助する姿勢補助手すりがあることを知り導入しました。転倒・転落発生率が高い病棟を中心に常備して、トイレ・ポータブルトイレでの排泄時やリハビリ中の座位時に活用しています。

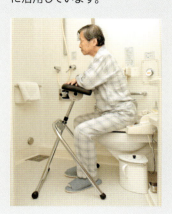
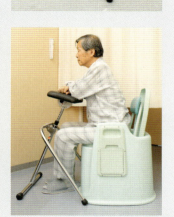

<参考文献>
1) 厚生労働科学研究費補助金事業（医療安全・医療技術評価総合研究事業）平成16-18年度「医療安全のための教材と教育方法の開発に関する研究」班研究報告書 別冊「転倒・転落対策のガイドライン」（主任研究者：上原鳴夫）.
2) Healey F, Scobie S, Glampson B, Pryce A, Joule N, Willmott M: Slips, trips and falls in hospital. London: NHS 2007; 1.
3) Montalvo I: The National Database of Nursing Quality Indicators TM (NDNQI®). OJIN: The Online Journal of Issues in Nursing 2007; 12.
4) 一般社団法人 日本病院会: 2013年度 QIプロジェクト（QI推進事業）結果報告.
https://www.hospital.or.jp/qip/past.html(2015.09.15 available)

21 褥瘡発生率

Structure / Process / **Outcome** — 医療の質を評価する側面

　褥瘡は、看護ケアの質評価の重要な指標としてとらえられています。例えば、看護の質評価基準として、「インシデントを防ぐ」という領域の患者アウトカム（有害事象）の指標として挙げられています[1]。アメリカでは、アメリカ看護協会の一組織であるAmerican Academy of Nursingのマグネットホスピタル選考要件の質評価項目の「有害事象」に、転倒・転落や褥瘡発生などが指標として示されています[2]。

　褥瘡は、患者のQOL（生活の質）の低下をきたすとともに、感染を引き起こすなど治癒が長期におよぶことによって、結果的に在院日数の長期化や医療費の増大にもつながります。そのため、褥瘡予防対策は、提供する医療の重要な項目の1つにとらえられ、1998年からは診療報酬にも反映されています。

褥瘡発生率　Incidence of pressure ulcer

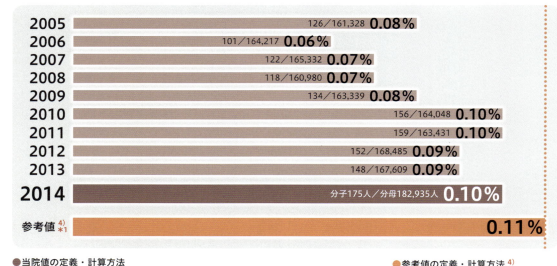

年	分子／分母	発生率
2005	126／161,328	0.08%
2006	101／164,217	0.06%
2007	122／165,332	0.07%
2008	118／160,980	0.07%
2009	134／163,339	0.08%
2010	156／164,048	0.10%
2011	159／163,431	0.10%
2012	152／168,485	0.09%
2013	148／167,609	0.09%
2014	分子175人／分母182,935人	0.10%
参考値[4] *1		0.11%

● 当院値の定義・計算方法
- 分子：分母対象患者のうち、d2以上の褥瘡の院内新規発生患者数
- 分母：入院延べ患者数
- 分子包含：院内で新規発生の褥瘡（入院時刻より24時間経過後の褥瘡の発見または記録）、深さd2以上の褥瘡、深さ判定不能な褥瘡、深部組織損傷疑い
- 分母除外：日帰り入院患者（同日入退院患者も含む）・入院時既に褥瘡保有の記録がある患者*2・対象期間より前に褥瘡の院内発生が確認されている継続入院患者*3の入院日数

*1　2013年4月〜2014年3月の平均値
*2　院内での新規発生に限定
*3　既に褥瘡が発生している患者を除き、対象期間内に院内で新規発生した患者に限定

深さ		
d0	皮膚損傷・発赤なし	
d1	持続する発赤	
d2	真皮までの損傷	
D3	皮下組織までの損傷	
D4	皮下組織をこえる損傷	
D5	関節腔、体腔に至る損傷	
DU	深さ判定が不能の場合	

● 参考値の定義・計算方法[4]
同左（当院定義と同じ）

指標改善パターン

フィードバック

勉強会・研修会

ルール・ガイドライン

施設・設備・機器

コミュニケーション

第8章　看護

1 Plan 計画
- 2007.4　QI委員会指標として計測開始（2008年度まで）
- 2012.4　再度、QI委員会指標として計測開始。算出定義を見直し、目標値0.07％に設定

2 Do 実行
- 各病棟へ定期的にフィードバック
- 褥瘡専従管理者の配置、スタッフへの教育、体圧分散寝具の購入
- 褥瘡対策チーム（形成外科医師、皮膚科医師、皮膚・排泄ケア認定看護師、病棟スタッフ、管理栄養士）による週1回の褥瘡回診
- 褥瘡ハイリスク患者ケア加算取得により、皮膚・排泄ケア認定看護師がハイリスク患者に対して早期介入（予防および、入院前からの褥瘡保有者への対応）
- 職員教育の強化（看護師対象の段階を踏んだ褥瘡関連の看護コースを開催、全職員対象の褥瘡クラスの開催）
- 褥瘡ケア検討会の定期開催（月1回、メンバー約50名）
- 2009.3　QI勉強会「チームで展開する褥瘡予防対策と治療」の開催
- 2014.10　発生率を病棟別にグラフ化、部署へフィードバック

4 Action 改善
- モニタリング継続

3 Check 評価
- 2008.5　褥瘡ハイリスク加算算定開始により、褥瘡学会からの算出方法でデータ検証
- 2012.9　褥瘡発生患者に対し、予防可能だったかどうかを分析
- 2014.1　新規褥瘡発生患者の転帰調査

＜参考文献＞
1) 「看護ケアの質の評価基準に関する研究」：1993年文部科学研究, 主任研究者片田範子.
2) American Nurses Credentialing Center: Magnet Recognition Program, 2005.
3) The Australian Council on Healthcare Standards: ACHS Australasian Clinical Indicator Report: 2001-2008 Determining the Potential to Improve Quality of Care: 10th Edition. http://www.achs.org.au/pdf/temp/Australasian_Clinical_Indicator_Report_200108_10thEdition.pdf （2011.04.25 available）
4) 一般社団法人 日本病院会：2012年度 QIプロジェクト（QI推進事業）結果報告. https://www.hospital.or.jp/qip/past.html （2014.05.26 available）
5) The Joint Commission; The Implementation Guide for the NQF Endorsed Nursing-Sensitive Care Measure Set 2009, version 2.0. http://www.jointcommission.org/assets/1/6/NSC%20Manual.pdf （2014.05.26 available）
6) European Pressure Ulcer Advisory Panel and National Pressure Ulcer Advisory Panel; Pressure Ulcer Prevention: Quick Reference Guide. http://www.npuap.org/Final_Quick_Prevention_for_web_2010.pdf （2014.05.26 available）
7) 日本褥瘡学会編：褥瘡予防・管理ガイドライン. http://minds.jcqhc.or.jp/stc/0036/1/0036_G0000181_GL.html （2014.05.26 available）

褥瘡対策チームを組み、多職種協働で予防・管理へ取り組み

　褥瘡は、看護ケアの質評価の指標の1つであるとともに、現在は創傷の一部としてとらえられており、局所管理だけではなく全身管理が必要な疾患に属しています。したがって、褥瘡の予防・管理に対しては、組織の医療職者がチームとなって働きかけるようになっています。当院でも褥瘡対策チームを組んで、医師・看護師・栄養士・薬剤師・理学療法士・作業療法士・言語聴覚士・ソーシャルワーカーと協働で、褥瘡管理に取り組んでいます。

　2014年度は褥瘡の記録（テンプレート）の見直しを行い、電子カルテ上での褥瘡記録と、手書きの褥瘡発生報告のデータの整合性を確認しながら、電子カルテの記載データから褥瘡発生率の算出が行えるか検討を行いました。その結果、褥瘡に類似する皮膚障害などとの鑑別が困難な場合があり、2014年度は電子カルテ上から発生率の自動的な算出は見送ることとなりました。引き続き、記録の精度を上げて、2015年度以降、電子カルテからのデータ抽出が行えるように改善を図る予定です。

　2015年度からは米国のアウトベンダーにデータを提出し、ベンチマークを開始する予定です。

22

褥瘡発生リスクの高い人に対する体圧分散寝具の使用率（処置実施率）

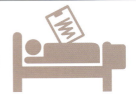

　患者の入院時に褥瘡危険因子評価と、ブレーデンスケールを使用して褥瘡のリスクアセスメントを行い、必要な患者に対して看護計画を立案しています。2011年度は褥瘡発生を予防するプロセス指標として、体圧分散寝具を使用する看護計画が立案されているかどうかをみていました。

　2012年度は、入院時のリスクアセスメントの結果、リスクが高い患者に対して実際に体圧分散寝具を使用したかどうかの使用率（処置実施率）をプロセス指標として取り上げました。

　2013年度からは、入院時だけでなく、入院期間中に記載されたすべてのブレーデンスケールの結果をもとに、褥瘡発生リスクが高い患者、また褥瘡を有する患者に対して体圧分散寝具の処置実施を行っていたかを指標に取り上げました。

　この指標をみることにより、褥瘡発生リスクの高い患者に対して必要な体圧分散寝具が使用できていたかどうか（予防対策がとられていたか、予防的介入が行えていたかどうか）をみることができます。

褥瘡発生リスクの高い人に対する体圧分散寝具の使用率（処置実施率）
Use of weight-dispersing beds for high risk patients (implementation rate)

期間	分子/分母	割合
2013年度	26,215/30,532	85.9%
2014/04	1,817/2,114	86.0%
2014/05	1,711/1,972	86.8%
2014/06	2,207/2,440	90.5%
2014/07	1,965/2,135	92.0%
2014/08	1,719/1,930	89.1%
2014/09	1,572/1,745	90.1%
2014/10	1,771/1,972	89.8%
2014/11	1,711/1,917	89.3%
2014/12	1,752/1,915	91.5%
2015/01	2,146/2,366	90.7%
2015/02	1,598/1,790	89.3%
2015/03	2,190/2,460	89.0%
2014年度	22,159件/24,756件	**89.5%**

● 当院値の定義・計算方法
- 対象者：該当月の在院患者
- 分子：リスクが高い期間の処置実施数
- 分母：該当月の入院患者のうち、「褥瘡対策に関する診療計画書」、または褥瘡発生時の記録の中のブレーデンスケールが14点以下の患者の入院日数（ブレーデンQスケールは17点以下）
- 分母除外：3E・3W病棟入院患者、診療科が宿泊ドック・産科クリニックの患者

1 Plan 計画
- 2012.4 QI委員会指標として計測開始。目標値80％に設定
- 2013.4 目標値を85％に設定
- 2013.7 テンプレート改版により、データ収集方法を変更
- 2014.4 目標値を87％に設定

2 Do 実行
- 2012.3 体圧分散寝具の使用における処置実施開始
- 2012.3 褥瘡対策チーム（褥瘡ケア検討会）のメンバーを通して処置の実施入力を行う必要性を繰り返し説明
- 2013.3 テンプレートを改版
- 2013.10 褥瘡発生リスクの高い患者に対し、NST回診記録状況をNSTチームへフィードバック
- 2014.12 自動体位変換機能付き高機能体圧分散寝具（20台）導入
- 2015.1 全ての高機能体圧分散寝具に対して個体識別が可能なバーコードを貼付し、バーコードによる処置実施開始

4 Action 改善
- 目標達成のため、目標値の見直し
- モニタリング継続
- バーコードの実施入力内容の分析

3 Check 評価
- 2008.5 褥瘡ハイリスク加算算定開始により、褥瘡学会からの算出方法で算定前後のデータ検証
- 2012 処置実施入力における、適切な体圧分散寝具の使用を把握

体圧分散寝具のバーコード入力の実施内容を分析、マットレスの交換時期などを検討

電子カルテ上で体圧分散寝具の使用実施入力を開始したのが2012年度からでしたが、徐々に入力の周知を図ることができ、年度単位では目標は達成することができました。ただし、部署別の値をみたところ、実施率にばらつきがあり、部署ごとに介入が必要でした。

2015年度の取り組みとしては、物品管理センターおよび情報システムセンターと協力して、体圧分散寝具使用のバーコード入力の実施内容を分析し、各マットレスの使用状況を踏まえたうえでの交換時期などを検討していきたいと考えています。

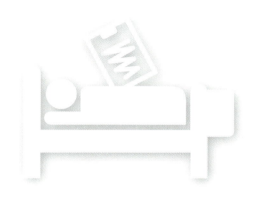

<参考文献>
1) 日本褥瘡学会編：褥瘡予防・管理ガイドライン．
http://minds.jcqhc.or.jp/stc/0036/1/0036_G0000181_GL.html（2014.05.26 available）

23 口腔ケア実施率

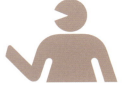

口腔ケアは、狭義では「口腔衛生の改善のためのケア」という意味ですが、人間のQOLを保つ機能維持や回復のための技術・ケアが含まれます。具体的には、口腔疾患（齲歯など）の予防、呼吸器感染の予防、嚥下障害のリハビリテーション、脳の活性化、食欲増進による栄養改善、生活意欲の向上などが挙げられています[1) 2) 3)]。

ヘンダーソンも「患者の口腔内の状態は看護ケアの質を最もよく表すものの1つ」[4)]と言っており、入院患者すべてに適切な口腔ケアがなされていることは、治療・ケアの質を表す大切な指標になります。

当院に入院されている患者の約半数が、口腔ケアを自立して行うことができません。これらの自立して口腔ケアを行うことができない患者すべてを対象に、看護者が必要な口腔ケアを提供しているかどうかを評価するのが本指標です。

●当院値の定義・計算方法
分子：口腔内を清潔にするための口腔ケアが1日1回以上行われている延べ患者数
分母：口腔内を清潔にするための一連の行為が、部分的、あるいはすべてにおいて、介助の必要性があると考えられる延べ患者数
対象：1歳以上の入院患者

口腔ケア実施率　Oral care

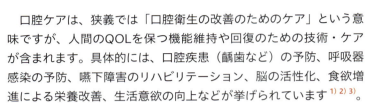

年	分子／分母	実施率
2007	22,183／56,074	39.6%
2008	22,942／61,020	37.6%
2009	26,870／73,919	36.4%
2010	30,854／76,853	40.1%
2011	48,544／79,904	60.8%
2012	66,075／81,620	81.0%
2013	70,723／81,407	86.9%
2014	分子74,377人／分母83,498人	89.1%

口腔ケアに期待されるアウトカム改善の評価に取り組み、その活動母体として口腔ケア検討会を設置

口腔ケアの実施率は、指標にあげる以前の2007年から2010年までの実施率は40％前後でした。2011年から実施率改善の活動を始め、4年を迎えました。2013年度の平均実施率は、86.9％となり、年度後半の2014年は1月が91.8％、2月が90.3％と、目標の実施率90％を達成することができました。また、2012年から口腔ケア実施の運用フローを定め、当院に入院する患者すべてに、口腔内

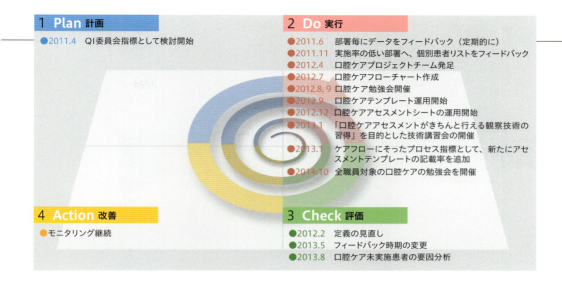

環境のアセスメントを実施するルールを定めました。2012年12月から運用を開始し、2013年度は、毎月98〜99％の患者に実施されていました。

2014年度も実施率の維持・向上を図るために、部署別実施率を各部署に定期的にフィードバックを行いました。10月には、看護学生を含めた全職員対象の口腔ケア勉強会を開催しました。その結果、部署の月別変動はあるものの、20病棟中18病棟が常時80％以上の実施率を維持することができ、2014年度の平均実施率は89.1％と2013年度よりさらに向上することができました。入院時における口腔ケアアセスメントテンプレート記載率も99.6〜99.8％と、ほぼすべての患者に記載させていました。

また、2015年度は、アセスメントの質や適切な口腔ケアの実施を図るための新たなアウトカム指標の検討を始めました。化学療法中の口腔粘膜炎の発生率が高く、予防的および発生時の積極的介入の必要性が言われているため、指標案として、『血液がんの抗がん剤治療における口腔粘膜炎の発生率』を検討中です。

今後の課題として、ほとんどの入院患者に口腔ケアアセスメントが実施されているため、2015年度は初期アセスメント後の、具体的なケア活動の質と、継続評価のプロセスの実施状況の充実に取り組み、口腔ケアに期待されるアウトカム改善の評価に取り組んでいき、そのための活動母体として口腔ケア検討会を設置し、活動していく予定です。

＜参考文献＞
1) 迫田綾子：摂食・嚥下障害患者への口腔ケア．臨床看護35 (4)：518-527, 2009.
2) 大西徹郎, 他：口腔ケアのチームアプローチとそのシステム．看護技術54 (14)：2008.12.
3) 日本医科大学付属病院 木野毅彦, 他監修：口腔ケアの達人になる!．看護ジャーナル．28-41, 2011.5.
4) ヴァージニア・ヘンダーソン著；湯槇ます・児玉香津子訳：看護の基本となるもの．日本看護協会出版会, 2006.
5) Pia Andersson, Ingalill R.Hallberg, Stefan Renvert: Inter-rater reliability of an oral assessment guide for elderly patients residing in a rehabilitation ward, Spec Care Dentist 22 (5)：181-186, 2002.
6) 高松由紀, 宇都宮明美：兵庫医科大学病院VAP予防の創意工夫, 重症集中ケア 8 (5)：95-102, 2010.

第9章

薬剤

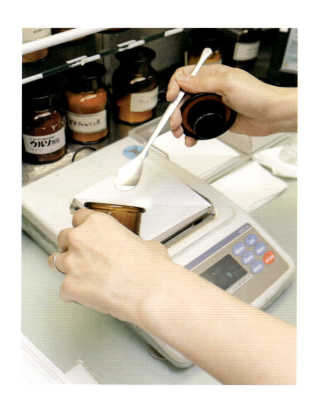

24　ステロイド服薬患者の骨粗鬆症予防率
25　ワルファリン服用患者における出血傾向のモニタリング
26　入院患者のうち薬剤管理指導を受けた者の割合、
　　薬剤管理指導を受けた者のうち
　　回避された障害レベルが3以上の割合

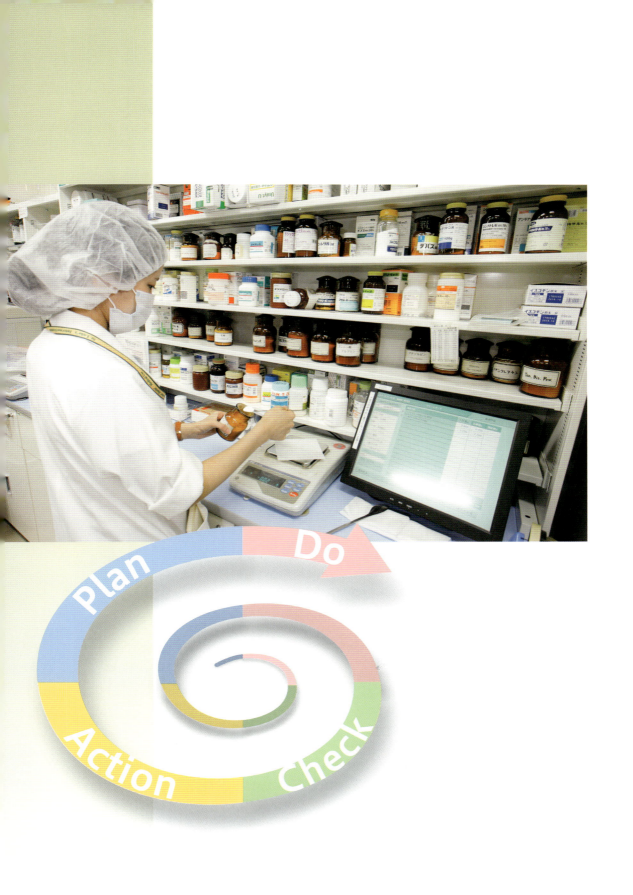

24 ステロイド服薬患者の骨粗鬆症予防率

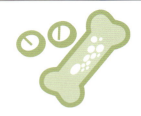

骨粗鬆症・骨折は、日本における「寝たきり」原因として第5位であり[1]、QOLの向上のために予防が大切な疾患の1つです。

骨折数と生命予後との関係では、椎体骨骨折数がゼロの患者と比較すると、3か所以上の骨折を有する患者では、死亡率が4倍になるという報告や[2]、50歳以上で股関節を骨折すると、その25％（4人に1人）は1年以内に病院内で死亡したという報告もあります[3]。

骨粗鬆症は予防のできる疾患です[4]。ステロイドは骨粗鬆症のリスクとして知られていることから、あらかじめ骨粗鬆症を予防する薬剤を併用することで、"寝たきりにならない"ことを目指すことができます。

骨粗鬆症予防の目安として、2010年に改訂された米国リウマチ学会の「ステロイド性骨粗鬆症に対するガイドライン[5]」があります。2004年度に策定された本邦の「ステロイド性骨粗鬆症の管理と治療のガイドライン」も新たに改訂される見込みとなっています。

プレドニン®7.5mg／日以上を最低3か月以上内服する場合には、骨粗鬆症の予防が推奨されています。そして、男性と50歳未満の女性ではビタミンD製剤（活性型ビタミンD製剤）を、50歳以上の女性ではさらにビスフォスフォネート製剤を内服している割合が高い方が、医療の質が高いとされています[5]。

ステロイド服薬患者の骨粗鬆症予防率
Osteoporosis prophylaxis - receiving steroid medication

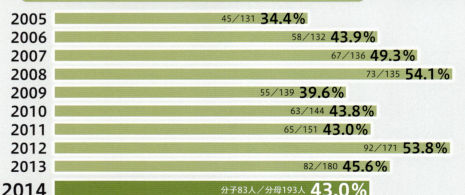

プレドニン®7.5mg以上　女性（50歳以上）
ビスフォスフォネート・ランマーク・テリボン・フォルテオ・プラリアのいずれかの処方率

年	分子/分母	割合
2005	45/131	34.4%
2006	58/132	43.9%
2007	67/136	49.3%
2008	73/135	54.1%
2009	55/139	39.6%
2010	63/144	43.8%
2011	65/151	43.0%
2012	92/171	53.8%
2013	82/180	45.6%
2014	分子83人/分母193人	43.0%

指標改善パターン

フィードバック

勉強会・研修会

プレドニン®7.5mg以上　女性（50歳未満）
ビタミンD製剤・ビスフォスフォネート・ランマーク・テリボン・フォルテオ・プラリア のいずれかの処方率

- 2005: 30/88 **34.1%**
- 2006: 33/97 **34.0%**
- 2007: 45/93 **48.4%**
- 2008: 52/99 **52.5%**
- 2009: 54/101 **53.5%**
- 2010: 61/127 **48.0%**
- 2011: 77/123 **62.6%**
- 2012: 95/154 **61.7%**
- 2013: 102/159 **64.2%**
- **2014**: 分子118人／分母185人 **63.8%**

プレドニン®7.5mg以上　男性
ビタミンD製剤・ビスフォスフォネート・ランマーク・テリボン・フォルテオ・プラリア のいずれかの処方率

- 2005: 59/172 **34.3%**
- 2006: 79/180 **43.9%**
- 2007: 81/182 **44.5%**
- 2008: 65/172 **37.8%**
- 2009: 69/144 **47.9%**
- 2010: 63/143 **44.1%**
- 2011: 91/166 **54.8%**
- 2012: 128/213 **60.1%**
- 2013: 125/198 **63.1%**
- **2014**: 分子126人／分母210人 **60.0%**

● 当院値の定義・計算方法

分子：女性（50歳以上）：ビスフォスフォネート・ランマーク・テリボン・フォルテオ・プラリアのいずれかの外来処方がある患者
女性（50歳未満）：ビタミンD製剤・ビスフォスフォネート・ランマーク・テリボン・フォルテオ・プラリアのいずれかの外来処方がある患者
男性：ビタミンD製剤・ビスフォスフォネート・ランマーク・テリボン・フォルテオ・プラリアのいずれかの外来処方がある患者

分母：各年度で下記のいずれかの条件を満たす患者
①外来処方で、3か月以内まで遡って3回連続プレドニン®7.5mgを処方している患者
②外来処方で、年に6回以上プレドニン®7.5mgを処方している患者

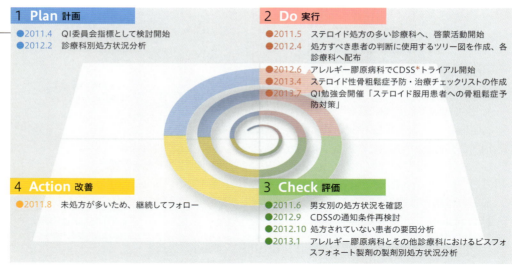

*CDSS (Clinical Decision Support System)

診療科別に状況やニーズにあわせた勉強会を開催、さらなる改善へ

　ビタミンD製剤の処方について、分子となる男性と、50歳未満の女性では、QI委員会で検討を開始した2011年度以降、数値が飛躍的に上昇しました。一方、50歳以上の女性では、あまり変化はありませんでした。

　50歳以上の女性（骨粗鬆症リスクがより高い閉経後の女性）は、ビタミンD製剤とビスフォスフォネート製剤の両方の処方が分子となります。2011年度に内容を調査したところ、50歳以上の女性でもビタミンD製剤の処方率は57.2％であり、男性と、50歳未満の女性と同等であることがわかりました。つまり、ビスフォスフォネート製剤の処方率が低いことに原因があると考えられます。

　ビスフォスフォネート製剤の内服薬は、毎日服用する製剤のほかに、週1回、月1回服用の製剤があり、生活スタイルにあわせて選択することができます。

　また、月1回のビスフォスフォネートの点滴製剤や、6か月に1度の皮下注射で済むデノスマブも登場しており、30分以上の座位の保持ができない場合や、逆流性食道炎を指摘されている場合、点滴治療の予定がもともとある場合などには、よい選択となります。

　今後は、診療科別に状況やニーズに合わせた勉強会も開催し、さらなる改善を目指します。

＜参考文献＞
1) 厚生統計協会編：『国民衛生の動向 2003年（『厚生の指標』臨時増刊（第50巻第9号））』．厚生統計協会, 2003.
2) Ensrud KE, Thompson DE, Cauley JA, et al.: Prevalent vertebral deformities predict mortality and hospitalization in older women with low bone mass. Fracture Intervention Trial Research Group. J Am Geriatr Soc. 2000; 48 (3): 241-249. PubMed PMID: 10733048.
3) Lu-Yao GL, Baron JA, Barrett JA, et al.: Treatment and survival among elderly Americans with hip fractures: a population-based study. Am J Public Health. 1994; 84 (8): 1287-1291. PubMed PMID: 8059887; PubMed Central PMCID: PMC1615444.
4) Roux C, Seeman E, Eastell R, et al.: Efficacy of risedronate on clinical vertebral fractures within six months. Curr Med Res Opin. 2004; 20 (4): 433-439. PubMed PMID: 15119979.
5) Grossman JM, Gordon R, Ranganath VK, et al.: American College of Rheumatology 2010 recommendations for the prevention and treatment of glucocorticoid-induced osteoporosis. Arthritis Care Res (Hoboken). 2010; 62 (11): 1515-1526. doi: 10.1002/acr.20295. Epub 2010 Jul 26. Review. PubMed PMID: 20662044.

25 ワルファリン服用患者における出血傾向のモニタリング

医療の質を評価する側面：Outcome

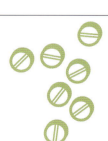

　血栓による血管塞栓の予防薬であるワルファリンは、効かなければ血栓が形成され、効きすぎれば出血性の合併症につながるため、処方する際には、微妙な調整が必要です。

　また、ワルファリンの効果は、食生活やほかの薬剤の影響を受けやすく、個人差も大きく、同じ患者でも投与時期によって適切な量が一定しないという難しさがあります。

　ワルファリンの投与量を適切に調整できることは、循環器医療の質をみる指標になります。

ワルファリン服用患者における出血傾向のモニタリング
Drug monitoring - warfarin for inpatient and outpatient

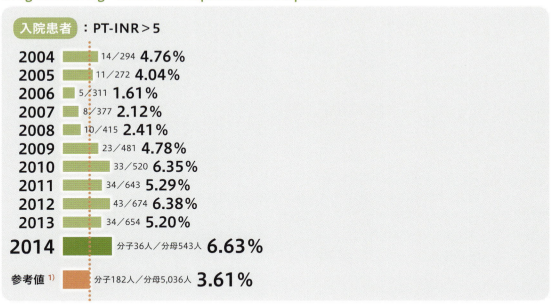

入院患者	：PT-INR＞5	
2004	14/294	4.76%
2005	11/272	4.04%
2006	5/311	1.61%
2007	8/377	2.12%
2008	10/415	2.41%
2009	23/481	4.78%
2010	33/520	6.35%
2011	34/643	5.29%
2012	43/674	6.38%
2013	34/654	5.20%
2014	分子36人/分母543人	6.63%
参考値 [1]	分子182人/分母5,036人	3.61%

●当院値の定義・計算方法
【入院患者】
分子：対象年に入院でオーダーされたPT-INR検査値が1度でも5を超えた入院患者数
分母：対象年に入院処方ワルファリンを実施した入院患者数
除外：入院日のPT-INR検査値が5を超えた入院患者

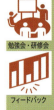

指標改善パターン
勉強会・研修会
フィードバック

第9章　薬剤　125

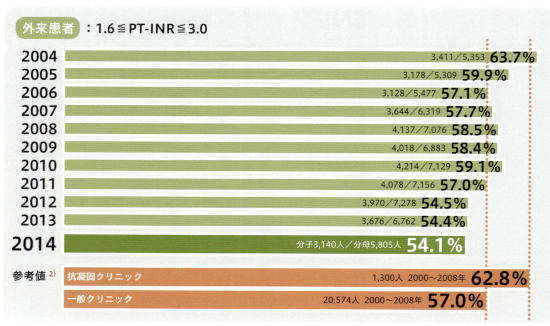

ワルファリンコントロールを適切範囲内に収めるために、NOACへの切り替えを図り、実践

　ワルファリンが効きすぎている（PT-INR* ＞ 5）入院患者の割合は6.63％で、2013年より1.43ポイント悪化しました。

　しかし、これは入院患者で十分なモニタリングの下で管理を行って抗凝固を開始している患者についての数値であり、ヘパリン点滴との併用において過剰効果として見出され、すぐに量調整をされているものでした。1度だけの異常値であるものがほとんどでした。

　一方で、薬剤の効果を安全かつ有効とするための継続的なワルファリンの適切投与は、より重要なquality指標と考えられます。外来患者において、この値が目標の調整範囲（1.6≦PT-INR*≦3.0）で維持できていた割合は54～63％であり、参考値（米国でのmeta-analysisの結果）の専門抗凝固クリニックでの治療域達成率に若干届かず、一般クリニック並みとなっていました。

　治療域達成率が向上しない理由としては、薬を初めて服用する導入期の患者が多く含まれていることや、外来で診察可能な人数が制約されることから、患者が受診する間隔が延び、投与量の微

1 Plan 計画 ●2005　ACHSに準拠した定義で測定開始	**2 Do 実行** ●2011.1　勉強会「ワルファリンを安全に使うには－抗凝固療法のコツ－」の開催
4 Action 改善 ●2010　院長より、医師一人ひとりに数値をフィードバック（年1回）	**3 Check 評価** ●年1回のデータ収集にて値確認（2014年より3か月に1回に変更） ●診療科ごとに基準値（1.6≦PT-INR≦3.0）内であるか外であるか分析

調整が困難であることなどが考えられます。さらに、予防薬で出血性の合併症を起こしたくないという医師側の考えも、ワルファリン投与量が少なくなる要因となっています。

ワルファリンの適応や投与量のコントロール方法については、院内教育を行うことが必要です。

また、薬剤の効きめに影響を与える食品や薬剤の相互作用について、薬剤師や栄養士も患者の指導・管理にかかわることが重要です。

しかし一方で、現実的な問題として診療間隔を詰められない条件下で、適切範囲内にワルファリンコントロールを収めることが困難であることも事実です。そうであれば滴定が不要で、一定量処方でワルファリンと同等の効果があり、脳出血併発症が少なくなる（傾向がある）ことがわかっているNOAC（non vitamin K dependent anticoagulants）に切り替えを図ることも、優れた解決法といえます。

今後は、NOACへの切り替えを実践しているかどうかも、外来管理の質評価としてみていきたいと思います。

＊INR（international normalized ratio；prothrombin timeの国際標準化比）

<参考文献>
1) The Australian Council on Healthcare Standards (ACHS): Medication Safety version 3. Retrospective data in full. Australasian Clinical Indicator Report 2005-2012. http://www.achs.org.au/media/76253/medicationsafety.pdf (2014.05.26 available)
2) Baker WL, Cios DA, Saunder SD, et al.: Meta-analysis to assess the quality of warfarin control in atrial fibrillation patients in the United States. J Manag Care Pharm 2009; 15: 244-252.
3) Singer DE, Albers GW, Dalen JE, et al.: Antithrombotic therapy in atrial fibrillation: American College of Chest Physicians Evidence-Based Clinical Practice Guidelines (8th edition). Chest 2008; 133 (6 Suppl): 546S-592S.
4) 循環器病の診断と治療に関するガイドライン（2002-2003年度合同研究班報告）．循環器疾患における抗凝固・抗血小板療法に関するガイドライン：Jpn Cir J 2004; 68 (Suppl. IV): 1153-1219.

26

入院患者のうち薬剤管理指導を受けた者の割合、薬剤管理指導を受けた者のうち回避された障害レベルが3以上の割合

　病院薬剤師が行う薬剤管理指導業務には、患者の薬物治療の適正化、副作用モニター、持参薬チェック、服薬指導などがあります。薬剤管理指導を行うことで、患者は薬物治療の理解を深め、薬を服用することへの不安を軽減し、アドヒアランスを高めます[1]。

　さらに、薬剤管理指導は、患者の検査値にも影響を与え、T-choおよびHbA1cを低下させたとの報告もあります[2]。米国では、患者ケアにおける薬剤師の効果として、HbA1c、LDL-コレステロール、血圧、薬物有害事象の減少、および患者のアドヒアランス、薬の知識、QOL（生活の質）の向上を示しています[3]。

　また、薬剤管理指導件数の増加により薬剤に関連するインシデントレポート件数が減少したとの報告[4]もあり、医療の質を示す間接的指標として有用と考えています。

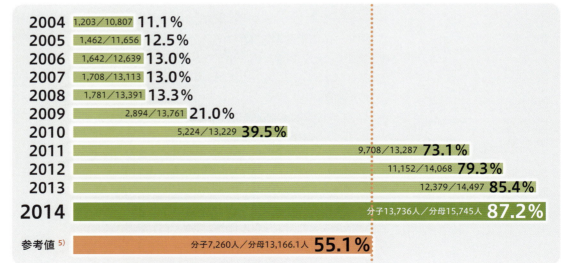

入院患者のうち薬剤管理指導を受けた者の割合　Medication teaching - inpatient

年	分子/分母	割合
2004	1,203/10,807	11.1%
2005	1,462/11,656	12.5%
2006	1,642/12,639	13.0%
2007	1,708/13,113	13.0%
2008	1,781/13,391	13.3%
2009	2,894/13,761	21.0%
2010	5,224/13,229	39.5%
2011	9,708/13,287	73.1%
2012	11,152/14,068	79.3%
2013	12,379/14,497	85.4%
2014	分子13,736人/分母15,745人	87.2%
参考値[5]	分子7,260人/分母13,166.1人	55.1%

指標改善パターン
フィードバック

●当院値の定義・計算方法
分子：入院中に薬剤管理指導（退院時指導も含む）を行った患者数
分母：退院患者数
分母除外：NICU・3W、宿泊ドック、出産入院病棟

●参考値の定義・計算方法[5]
分子：500床以上の施設 月平均薬剤管理指導料請求患者数（指導1：24人、指導2：209人、指導3：372人、合計605人/月） 年換算7,260人

分母：500床以上の施設 平均在院患者数505人 平均在院日数14日 上記数値より概算した場合 505×365/14＝13,166.1人

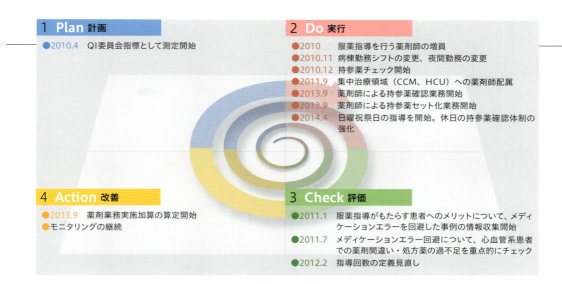

薬剤管理指導を受けた者のうち回避された障害レベルが3以上の割合
Medication teaching - higher than Level 3

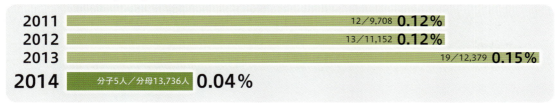

- 当院値の定義・計算方法
- 分子：患者影響レベルが3以上の患者数
- 分母：入院中に薬剤管理指導（退院時指導も含む）を行った患者数

<参考文献>
1) 恩田光子, 小林暁峯, 黒田和夫, 他：薬剤管理指導が患者アウトカムに与える効果に関する研究. 医療マネジメント学会雑誌 2004; 5: 349-353.
2) 恩田光子, 小林暁峯, 黒田和夫, 他：薬剤管理指導業務が臨床アウトカムに与える影響に関する研究. 病院管理 2004: 41 (4): 255-262.
3) Chisholm-Burns MA, Kim Lee J, Spivey CA, et al.: US pharmacists' effect as team members on patient care: systematic review and meta-analyses. Med Care 2010; 48 (10): 923-933. Review. PubMed PMID: 20720510.
4) 木幡華子, 計良貴之, 田中恒明, 他：薬剤師の病棟配置が薬物療法の質および医療安全に与える影響. 日本病院薬剤師会誌 2012; 48(2): 173-176.
5) 日本病院薬剤師会総務部：平成26年度「病院薬剤部門の現状調査」集計結果報告. 日本病院薬剤師会誌 2015: 51 (6): 613-683.

未実施患者の調査・分析から介入回数を増加、投薬状況のモニタリングを強化

　2014年度の実施率は、平均87.2％（前年同期比＋1.8％）でした。これは、薬剤師個々のスキルアップと指導記録などの省力化に加え、2013年度の実績に基づき、平日のみ行っていた病棟での服薬指導を休日も行ったことが要因と考えられます。

　今後は、担当薬剤師のさらなるスキルアップと業務効率化を図ります。また、未実施患者の分布を調査分析し、効率的に実施介入機会を増加させる施策を策定し、実行します。さらに、入院時の介入だけではなく、投薬状況のモニタリングを強化し、複数回介入することで患者ケアの充実を行っていきたいと考えています。

第10章

手術・処置

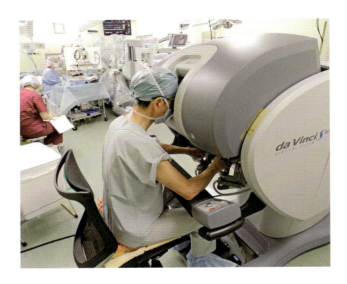

27　中心静脈カテーテル挿入術の重篤合併症発生率

28　回復室長期滞在率

29　執刀開始1時間以内に予防的抗菌薬投与を開始した割合

30　手術患者における静脈血栓塞栓症の予防行為実施率

31　予防行為が行われなかった入院患者の静脈血栓塞栓症の発生率、予防可能であった可能性のある静脈血栓塞栓症の割合

32　術中体温管理がされている手術患者の割合

33　非心臓手術における術後24時間以内・心臓手術における術後48時間以内に予防的抗菌薬投与が停止された割合

34　ガイドラインに準拠して予防的抗菌薬が投与されている患者の割合

35　心臓手術患者における術後血糖値のコントロール

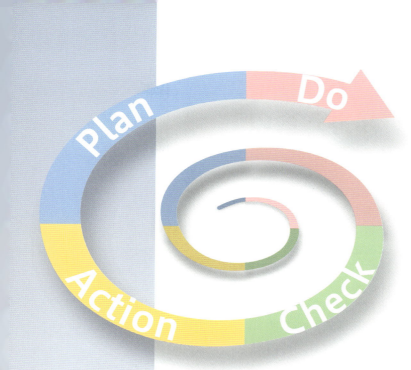
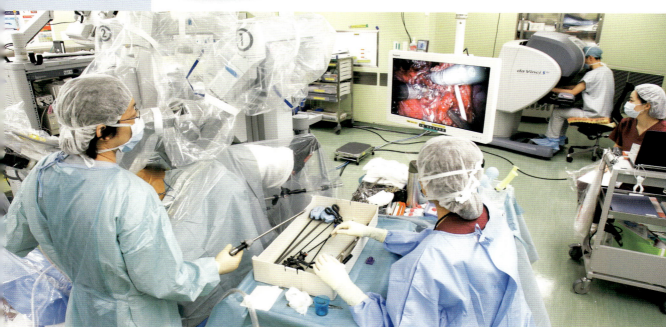

27 中心静脈カテーテル挿入術の重篤合併症発生率

中心静脈カテーテル挿入術は、主に長期の栄養管理を必要とする患者、抗菌薬や循環作動薬など複数の点滴を必要とする患者に不可欠とされる処置です。心臓近くの中心静脈にカテーテルという管を留置することで、重症患者の全身管理に役立ちます。

1952年、Aubaniacにより処置が行われ、以降現在まで医療現場で普及した処置ですが、不幸にも処置に伴い、気胸や動脈穿刺といった重篤な合併症が発生するケースも報告されています[1]。

中心静脈カテーテル挿入術の合併症頻度を低く保つことは、医療安全に対する取り組みの指標となります。

中心静脈カテーテル挿入術の重篤合併症発生率
Serious complications of central venous catheterization

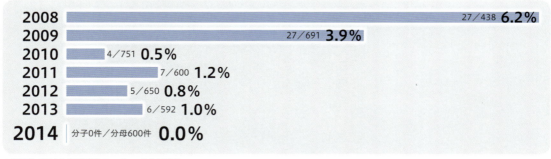

*2008年5月より処置記録テンプレート使用開始

●当院値の定義・計算方法
分子：重篤合併症（気胸、動脈穿刺・動脈内カテーテル留置）の発生件数
分母：中心静脈カテーテル挿入術の件数（処置記録テンプレートより）

指標改善パターン

勉強会・研修会

ルール・ガイドライン

1 Plan 計画
- 2008.5 処置記録テンプレート使用開始
- 2009.5 重篤合併症発生率 計測開始

2 Do 実行
- 2008.6 処置記録テンプレート運用マニュアル作成
- 2008.8 勉強会「処置記録テンプレートの使用状況と今後の活用」の開催
- 2009.12 勉強会「中心静脈カテーテル挿入の安全対策：安全な手技について考える！」の開催（講演、実技演習）
- 2010.4 CVC挿入術における院内認定医・指導医制度の導入
- CVC認定医要件のCVC挿入認定テストをeラーニングで実施、指導医によるシミュレータ実技試験を実施

4 Action 改善
- 2009.8 処置実施があり、処置記録テンプレートがない患者リストを看護部へフィードバック
- 2009.8 処置記録の記載において、各種会議でのアナウンス、個別フィードバック
- 2010.7 イントラネットへ自分が施行した処置一覧が確認できる機能を追加
- 2015.3 処置記録テンプレート未展開（看護師）、内容不十分（医師）へ個別フィードバック
- モニタリング継続

3 Check 評価
- 2008.8 重篤な合併症が発生しやすい処置を分析
- 2008.8 研修医の年数における初回成功率の分析
- 2009.12 穿刺部位、穿刺方法別の合併症発生頻度の分析
- 2014.3 処置全体数における記録状況の分析

院内で統一したガイドラインの作成と認定医制度の導入により、合併症頻度が改善

中心静脈カテーテル挿入術によって起こる気胸や動脈穿刺の割合は、4％程度と報告されています[1)2)]。近年は、より安全で確実な処置のため、穿刺針の改良、安全な穿刺部位の検討、超音波の併用などの工夫が進み、以前に比べて合併症の頻度が低下しました[3)]。

当院は、2008年より処置記録テンプレートを導入し、院内で行う中心静脈カテーテル挿入術の全例を対象に、処置記録の徹底と合併症頻度のモニタリング、また、合併症低減の対策に取り組んできました。

中心静脈カテーテル挿入術の合併症低減には、術者となる研修医の教育が必要不可欠です。当院では、院内で統一したガイドラインの作成と認定医制度（認定医となるためには、指導医のもとでの見学1回、助手3回、術者3回の経験が必要で、指導医の承認を受けて、独立した術者として中心静脈カテーテルを挿入することが許可される）の導入により、これまで以上に指導医による教育や、シミュレータトレーニングが徹底され、合併症頻度の改善が得られました。

今後も合併症の低減を維持するため、処置記録の解析と問題点のモニタリングを行い、継続的に取り組みたいと考えています。

<参考文献>
1) McGee DC, Gould MK: Preventing complications of central venous catheterization. N Engl J Med 2003; 348: 1123.
2) Graham AS, Ozment C, et al.: Videos in clinical medicine. Central venous catheterization. N Engl J Med 2007; 356: e21.
3) Hind D, Calvert N, McWilliams R, et al.: Ultrasonic locating devices for central venous cannulation: meta-analysis. BMJ 2003; 327: 361.

28 回復室長期滞在率

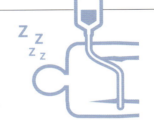

手術終了後、患者が回復室に滞在する時間が2時間を超える場合があります。もともとICUに入室する予定であったり、術中に合併症を起こしてICUに入室する患者は回復室には滞在しません。回復室に滞在するのは、手術中は大きな問題なく経過し、病室や自宅に帰る予定の患者です。

回復室での滞在が延びる原因としては、手術と麻酔の2つの要因が考えられます。出血が続いているために様子をみる場合、血圧が低いために循環動態の安定を図る場合、麻酔効果が残っているか、もともと意識レベルが悪いために覚醒まで十分様子をみる場合などです。

回復室長期滞在率
Anesthesia - prolonged stay (2 hours or more) in the post anesthetic recovery room

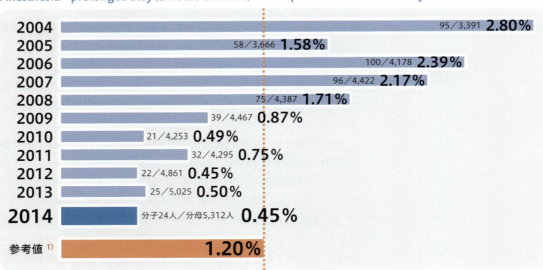

年	分子/分母	割合
2004	95/3,391	2.80%
2005	58/3,666	1.58%
2006	100/4,178	2.39%
2007	96/4,422	2.17%
2008	75/4,387	1.71%
2009	39/4,467	0.87%
2010	21/4,253	0.49%
2011	32/4,295	0.75%
2012	22/4,861	0.45%
2013	25/5,025	0.50%
2014	分子24人/分母5,312人	0.45%
参考値[1]		1.20%

● 当院値の定義・計算方法
分子：術後2時間を超えて患者が回復室に在室した手術数
分母：麻酔科医が麻酔を担当した手術数

● 参考値の定義・計算方法[1]
分子：Number of patients undergoing a procedure with an anesthetist in attendance who have an unplanned stay in the post anesthesia recovery room for longer than 2 hours for medical reasons
分母：Number of patients receiving post-anesthesia care who are admitted to the post anesthesia recovery room

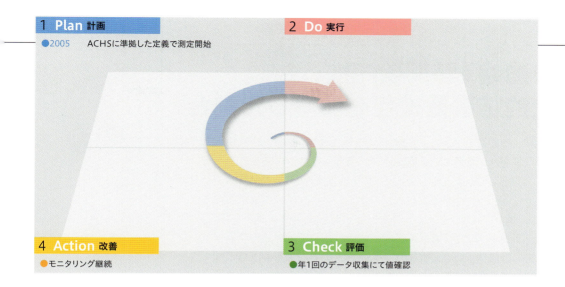

1 Plan 計画	2 Do 実行
●2005　ACHSに準拠した定義で測定開始	
4 Action 改善	3 Check 評価
●モニタリング継続	●年1回のデータ収集にて値確認

より多くの症例で麻酔深度を適切にし、手術時の外科医の適正な判断、ICUや病棟との連携が重要

　2014年の当院値0.45％は、オーストラリアとニュージーランド両国の調査による1.20％よりも優れた数値となっています。欧米では、回復室（Post Anesthesia Care Unit；PACU）の滞在が長くなることはコストの増大につながるため、できるだけ滞在時間を短くすることが求められていますが、当院値はそれを上回るものであり、効率的な手術室運営がなされていると考えられます。

　今後、施設の効率的運営のためにも回復室の滞在時間を短くし、手術室を効率的に運営していくことが求められます。

　麻酔深度をより多くの症例で適切なものにする努力も必要ですが、手術時の外科医の適正な判断、ICUや病棟との連携の重要性が示唆されます。

＜参考文献＞
1) The Australian Council on Healthcare Standards（ACHS）. AUSTRALASIAN CLINICAL INDICATOR REPORT 15th Edition 2006-2013. http://www.achs.org.au/media/88679/clinical_indicator_report_2006_2013.pdf （2015.06.29 available）

29 執刀開始1時間以内に予防的抗菌薬投与を開始した割合

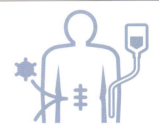

　手術後に、手術部位感染（Surgical Site Infection；SSI）が発生すると、入院期間が延長し、入院医療費が有意に増大します[1]。

　SSIを予防する対策の1つとして、手術前後の抗菌薬投与があり[2]、手術開始から終了後2～3時間まで、血中および組織中の抗菌薬濃度を適切に保つことで、SSIを予防できる可能性が高くなります。このため、手術執刀開始1時間以内に適切な抗菌薬を静脈注射することで、SSIを予防し、入院期間の延長や医療費の増大を抑えることができると考えられます。

執刀開始1時間以内に予防的抗菌薬投与を開始した割合
Prophylactic antibiotic started within one hour prior to surgical incision

total
- 2011　248／258　96.1%
- 2012　270／283　95.4%
- 2013　310／322　96.3%
- 2014　分子307件／分母317件　96.8%
- 参考値[4]　98.9%

冠動脈バイパス手術
- 2011　18／23　78.3%
- 2012　38／42　90.5%
- 2013　43／45　95.6%
- 2014　59／63　93.7%
- 参考値　98.9%

そのほかの心臓手術
- 2011　43／44　97.7%
- 2012　48／53　90.6%
- 2013　40／42　95.2%
- 2014　53／57　93.0%
- 参考値　98.9%

股関節人工骨頭置換術
- 2011　60／60　100.0%
- 2012　61／62　98.4%
- 2013　53／53　100.0%
- 2014　52／53　98.1%
- 参考値　99.0%

●当院値の定義・計算方法
分子：手術開始前1時間以内に予防的抗菌薬が投与開始された手術件数
分母：手術件数（冠動脈バイパス手術、そのほかの心臓手術、股関節人工骨頭置換術、膝関節置換術、血管手術、大腸手術、子宮全摘除術）

分母除外：
・外来手術施行患者
・在院日数が122日以上の患者
・入院時18歳以下の患者
・同一入院期間中に子宮摘出術と帝王切開手術を施行した患者
・術前に感染が明記されている患者

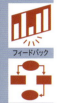

第10章　手術・処置

1 Plan 計画
- 2008　全手術で計測開始
- 2012　指標内容の大幅変更（SCIP-Inf-1に準拠）

2 Do 実行
- 2005　抗菌薬投与場所を手術室で行うよう推奨
- 2007.3　予防的抗菌薬の意義についての勉強会開催（「SSI防止対策とサーベイランスの実際」）
- 2008.3　勉強会「Surgical site infection（SSI：手術部位感染）発生率低下への取り組み－当院の現状と具体的な施策について－」の開催
- 2009.11　勉強会「術後創部感染症（SSI）の減少を目指して－周術期管理－」の開催
- 2011.1　クリニカルパスへの登録
- 2012　手術室看護師による監視強化

4 Action 改善
- 2009　科別数値をフィードバック
- 2011　科別術式別の数値をフィードバック
- 2013　手術室看護師に月別未達成症例をフィードバック
- モニタリングの継続

3 Check 評価
- 2008　抗菌薬投与場所分析
- 2012.8　未達成の手術の内容分析
- 2013.3　心臓・血管系手術の未達成分析
- 2013.7　手術室内投与症例における未達成分析

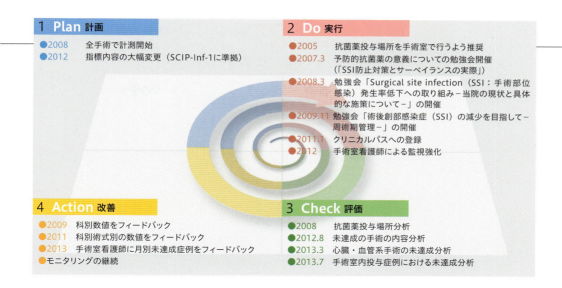

膝関節置換術
- 2011　18/18　100.0%
- 2012　32/32　100.0%
- 2013　43/47　91.5%
- 2014　32/32　100.0%
- 参考値　99.2%

血管手術
- 2011　14/16　87.5%
- 2012　17/19　89.5%
- 2013　19/22　86.4%
- 2014　17/18　94.4%
- 参考値　97.9%

大腸手術
- 2011　86/88　97.7%
- 2012　67/68　98.5%
- 2013　97/98　99.0%
- 2014　88/88　100.0%
- 参考値　97.9%

子宮全摘除術
- 2011　9/9　100.0%
- 2012　7/7　100.0%
- 2013　15/15　100.0%
- 2014　6/6　100.0%
- 参考値　98.8%

- 治験患者
- 手術前後3日間（冠動脈バイパス手術・そのほかの心臓手術は4日間）に全身麻酔または脊椎麻酔を使用する手術を施行した患者
- 手術開始日時の24時間以上前に抗菌薬を投与された患者

● 参考値の定義・計算方法[3]

分子：Number of surgical patients with prophylactic antibiotics initiated within one hour prior to surgical incision（two hours if receiving vancomycin or fluoroquinolone）

分母：All selected surgical patients with no evidence of prior infection

3術式で全件達成。
術式ごとのプロセスを分析し、改善へ

　本指標は、NQF-ENDORSED VOLUNTARY CONSENSUS STANDARDS FOR HOSPITAL CAREのSurgical Care Improvement Project（SCIP）[3]のSCIP-Inf-1に準拠した指標です。

　手術前に感染症のあることがわかっている患者は除外し、術式も冠動脈バイパス手術、そのほかの心臓手術、股関節人工骨頭置換術、膝関節置換術、血管手術、大腸手術、子宮全摘除術の7つの術式における手術開始1時間以内の予防的抗菌薬の投与率を示しています。注射薬だけでなく内服薬も抗菌薬の対象としています。

　2014年は2013年に比べて全体で0.5ポイントの改善でした。術式別にみると、全件達成が3術式、1名のみ未達成が2術式と5術式については満足できる値となっています。一方、他の2術式は、前年から値が下がりました。

　手術のタイムアウト実施に執刀1時間以内の予防的抗菌薬投与の項目を含めるといった確認プロセスの徹底と、術式ごとにプロセスを分析し、改善する必要があります。

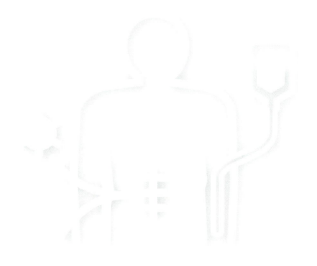

<参考文献>
1) Kirkland KB, Briggs JP, Trivette SL, Wilkinson WE, Sexton DJ: The impact of surgical-site infections in the 1990s: attributable mortality, excess length of hospitalization, and extra costs. Infect Control Hosp Epidemiol 1999; 20: 725-730.
2) CDC: Guideline for the Prevention of Surgical Site Infection, 1999. Infect Cont Hosp Epidemiol 1999; 20: 247-278.
3) The Joint Commission; Specifications Manual for National Hospital Inpatient Quality Measures, Version 4.3a SCIP-Inf-1 Prophylactic Antibiotic Received Within One Hour Prior to Surgical Incision. http://www.jointcommission.org/assets/1/6/NHQM_v4_3a_PDF_10_2_2013.zip（2015.06.04 available）
4) America's Hospitals: Improving Quality and Safety; The Joint Commission's Annual Report 2014. http://www.jointcommission.org/assets/1/18/TJC_Annual_Report_2014_FINAL.pdf（2015.06.04 available）

St. Luke's トピック ❶

聖路加国際病院が「国際病院連盟賞最高位賞」を受賞

　2015年10月、聖路加国際病院は、「医療の質を表す指標の測定・公開と改善活動」が高く評価され、国際病院連盟賞最高位賞を受賞しました。

　同賞は、国際病院連盟が主催し、世界中の病院の活動・取り組みで、顕著な功績が認められた病院を表彰するもので、今年が第1回目となります。

　聖路加国際病院では2005年より院長・福井次矢主導の下、「医療の質を表す指標の測定・公開と改善活動」を行い、実績を積み重ねてきました。また、この活動を国レベルで推進することを提唱した結果、厚生労働省の補助事業として国内の多くの医療機関が同様の活動を行うようになり、現在では日本病院会のプロジェクトだけでも300以上の医療機関がこの活動に参加しています。OECDより2015年8月に出版された「OECD医療の質レビュー日本（OECD Reviews of Health Care Quality: Japan）」の中で「日本の病院は、治療の成果に関するデータを統計的に収集しておらず、病院の医療の質を監視及び評価するシステムが欠落している」と述べられる中、「聖路加国際病院で実施している質指標プロジェクトは特に印象的であり、国全体で展開するロールモデルとなりうる」との評価を受けています。

　授賞式は、2015年10月6日に米国シカゴで開催されました国際病院連盟主催の世界病院会議において執り行われました。

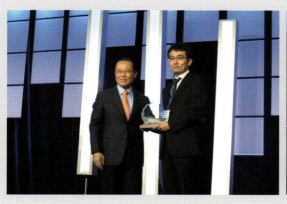 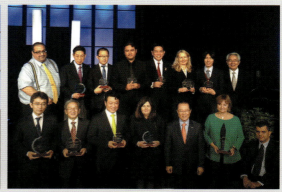

国際病院連盟とは

　国際病院連盟（IHF…International Hospital Federation）は1929年に設立された国際病院協会（International Hospital Association）を前身とする団体で、病院を始めとする医療関連組織の国際的な団体です。「人々が適切に管理された病院や医療サービスを利用でき、すべての個人が健康を最大限に謳歌できる、健康なコミュニティからなる世界を目指す」ことをビジョンに掲げています。

　日本の代表的な病院団体である日本病院会が国際病院連盟の正会員となっており、聖路加国際病院は日本病院会の正会員病院となっています。

30 手術患者における静脈血栓塞栓症の予防行為実施率

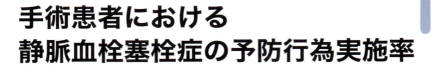

　2006年のわが国における肺血栓塞栓症の発症数は7,864人で、ここ10年間で2.25倍増加しました[1]。急性肺血栓塞栓症の死亡率は14％、心原性ショックを呈した症例では30％、心原性ショックを呈さなかった症例では6％です[2]。周術期肺血栓塞栓症の発生率は、2002年から2005年にかけて、手術1万件あたりそれぞれ4.41、4.76、3.62、2.79であり、日本での予防ガイドライン[3]や予防管理料の診療報酬加算が認められた2004年を境に、減少に転じています[4]。
　周術期の静脈血栓塞栓症の予防行為の実施は、急性肺血栓塞栓症の発生率を下げることにつながります。

手術患者における静脈血栓塞栓症の予防行為実施率
Deep vein thrombosis - preventive measure

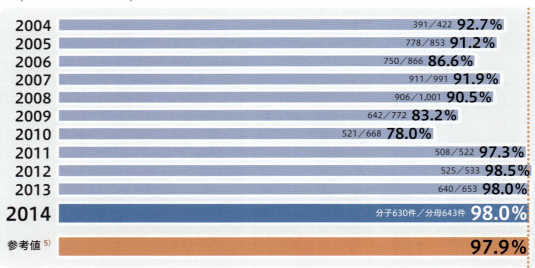

年	分子/分母	実施率
2004	391/422	92.7%
2005	778/853	91.2%
2006	750/866	86.6%
2007	911/991	91.9%
2008	906/1,001	90.5%
2009	642/772	83.2%
2010	521/668	78.0%
2011	508/522	97.3%
2012	525/533	98.5%
2013	640/653	98.0%
2014	分子630件/分母643件	98.0%
参考値[5]		97.9%

指標改善パターン

ルール・ガイドライン

● 当院値の定義・計算方法
分子：麻酔開始24時間前から麻酔終了24時間後までの間に推奨される静脈血栓塞栓症予防を施行した手術数
分母：手術件数（脳神経外科手術、一般外科手術、婦人科手術、泌尿器科手術、人工股関節置換術、人工膝関節置換術、股関節骨折手術）

分母除外：
・在院日数が122日以上の患者
・入院時18歳以下の患者
・火傷患者
・治験患者
・麻酔時間が60分未満の手術患者
・術中死亡患者
・2泊未満の患者
・静脈血栓塞栓症予防を施行しなかった患者

● 参考値の定義・計算方法[6]
分子：Number of surgery patients, 18 years of age and older, who received appropriate venous thromboembolism (VTE) prophylaxis within 24 hours prior to Anesthesia Start Time to 24 hours after Anesthesia End Time
分母：All selected surgery patients, 18 years of age and older

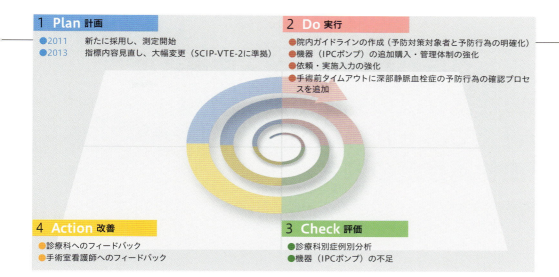

手術時のタイムアウトで予防行為の実施を確認。数値は大きく改善へ

本指標はNQF-ENDORSED VOLUNTARY CONSENSUS STANDARDS FOR HOSPITAL CAREのSurgical Care Improvement Project(SCIP)[5]のSCIP-VTE-2に準拠した指標です。

参考値は全手術を対象としておらず、5種類の術式を対象としているため、この値そのものが病院全体のプロセスを反映しているものではありません。

当院の指標値は、2010年まで低下していましたが、2011年より改善し、参考値より優れた結果となりました。

2004年に前述のガイドラインに準拠した院内用のマニュアルを初めて作成し、2008年には理学療法や薬物療法の使用マニュアルの改訂を行い、予防行為の啓発に努めてきました。2011年以降は、手術時のタイムアウトの際に、静脈血栓塞栓症の予防行為を実施したかを含めることにより、数値が大きく改善しました。

＜参考文献＞

1) Sakuma M, Nakamura M, Yamada N, et al.: Venous thromboembolism-Deep vein thrombosis with pulmonary embolism, deep vein thrombosis alone, pulmonary embolism alone. Circ J 2009; 73: 305-309.
2) Nakamura M, Fujioka H, Yamada N, et al.: Clinical characteristics of acute pulmonary thromboembolism in Japan: results of a multicenter registry in the Japanese Society of Pulmonary Embolism Research. Clin Cardiol 2001; 24: 132-138.
3) 肺血栓塞栓症／深部静脈血栓症（静脈血栓塞栓症）予防ガイドライン作成委員会：肺血栓塞栓症／深部静脈血栓症（静脈血栓塞栓症）予防ガイドライン. Medical Front International Limited, 東京, 2004.
4) 古家仁, 瀬尾憲正, 北口勝康, 他：社団法人日本麻酔科学会周術期肺塞栓症調査2005年結果（短報）. Therapeutic research 2008; 29: 659-661.
5) America's Hospitals: Improving Quality and Safety; The Joint Commission's Annual Report 2014. http://www.jointcommission.org/assets/1/18/TJC_Annual_Report_2014_FINAL.pdf (2015.06.04 available)
6) The Joint Commission; Specifications Manual for National Hospital Inpatient Quality Measures, Version 4.3a SCIP-VTE-2 Surgery Patients Who Received Appropriate Venous Thromboembolism Prophylaxis Within 24 Hours Prior to Surgery to 24 Hours After Surgery. http://www.jointcommission.org/assets/1/6/NHQM_v4_3a_PDF_10_2_2013.zip (2015.06.04 available)

31

予防行為が行われなかった入院患者の静脈血栓塞栓症の発生率、予防可能であった可能性のある静脈血栓塞栓症の割合

わが国における肺血栓塞栓症の発症数は7,864人で、ここ10年間で2.25倍に増加しています[1]。急性肺血栓塞栓症の死亡率は14％、心原性ショックを呈した症例では30％、心原性ショックを呈さなかった症例では6％です[2]。

深部静脈血栓症の危険因子には、加齢、悪性腫瘍、肥満や妊娠、長期臥床など、周術期以外の場面でも発症するリスクがあります[3]。ガイドライン通りに予防措置を行ったとしても、肺血栓塞栓症／深部静脈血栓症を完全に予防できるわけではありませんが、予防する行為を行っていなければ、その発症率は高まります。

予防行為が行われなかった入院患者の静脈血栓塞栓症の発生率
Incidence of venous thromboembolism in patients receiving no preventive measure

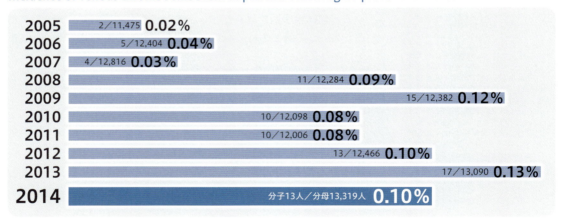

年	分子/分母	発生率
2005	2/11,475	0.02%
2006	5/12,404	0.04%
2007	4/12,816	0.03%
2008	11/12,284	0.09%
2009	15/12,382	0.12%
2010	10/12,098	0.08%
2011	10/12,006	0.08%
2012	13/12,466	0.10%
2013	17/13,090	0.13%
2014	分子13人/分母13,319人	0.10%

● 当院値の定義・計算方法
分子：入院期間中に静脈血栓塞栓症を新規発症した患者数
分母：入院期間中に肺血栓塞栓予防管理料を算定していない退院患者数（宿泊ドック患者を含む）

分子補足：
・表在血管エコー、静脈造影検査、肺血流シンチグラフィ、胸部造影CTのいずれかの画像検査を行っており、かつ退院時処方にワルファリンが含まれている患者
・サマリー病名に静脈血栓塞栓症が登録されている患者
・上記の患者をチャートレビューして判断

分母除外：静脈血栓塞栓症の診断で入院した患者

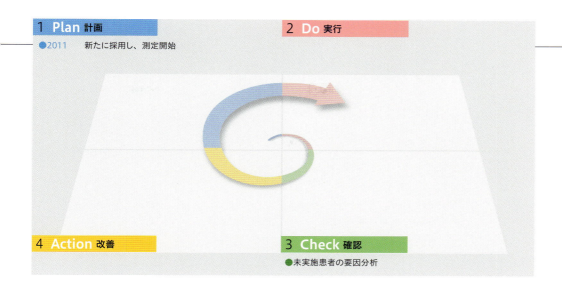

予防可能であった可能性のある静脈血栓塞栓症の割合
Incidence of potentially - preventable venous thromboembolism

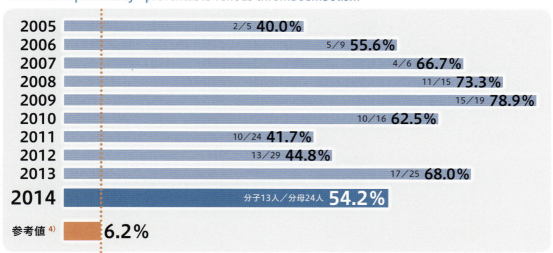

- ●当院値の定義・計算方法
  - 分子：分母のうち入院期間中に肺血栓塞栓予防管理料を算定していない退院患者数
  - 分母：入院期間中に静脈血栓塞栓症を新規発症した退院患者数（宿泊ドック患者を含む）

- 分母補足：
  - ・表在血管エコー、静脈造影検査、肺血流シンチグラフィ、胸部造影CTのいずれかの画像検査を行っており、かつ退院時処方にワルファリンが含まれている患者
  - ・サマリー病名に静脈血栓塞栓症が登録されている患者
  - ・上記の患者をチャートレビューして判断

- ●参考値の定義・計算方法[5]
  - 分子：Patients who received no VTE prophylaxis prior to the VTE diagnostic test order date
  - 分母：Patients who developed confirmed VTE during hospitalization

手術を受けない入院患者の予防を行い、さらなる数値の改善へ

2005年からの3年間に比べて2008年以降は、「予防行為が行われなかった入院患者の静脈血栓塞栓症の発生率」が高くなり、「予防可能であった可能性のある静脈血栓塞栓症の割合」の分母が増加しています。この背景には、診療情報管理士による退院時病名のコーディングの強化が挙げられます。

実際の発生率が増加したかどうかの評価は困難で、今後の指標値の変化を追う必要があります。また、「予防可能であった可能性のある静脈血栓塞栓症の割合」は、分母数が少ないため、経時的な評価は現時点では困難と考えられます。

高齢化社会となり、加齢、悪性腫瘍、長期臥床など深部静脈血栓症の危険因子は増大する傾向にあります。手術を受ける患者の深部静脈血栓症の予防のみならず、それ以外の入院患者の予防をいかに行っていくかが、指標値改善につながります。

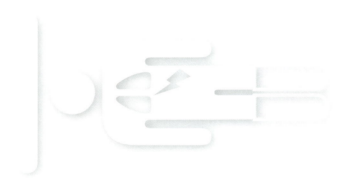

＜参考文献＞
1) Sakuma M, Nakamura M, Yamada N, et al.: Venous thromboembolism-Deep vein thrombosis with pulmonary embolism, deep vein thrombosis alone, pulmonary embolism alone. Circ J 2009; 73: 305-309.
2) Nakamura M, Fujioka H, Yamada N, et al.: Clinical characteristics of acute pulmonary thromboembolism in Japan: results of a multicenter registry in the Japanese Society of Pulmonary Embolism Research. Clin Cardiol 2001; 24: 132-138.
3) 肺血栓塞栓症／深部静脈血栓症（静脈血栓塞栓症）予防ガイドライン作成委員会：肺血栓塞栓症／深部静脈血栓症（静脈血栓塞栓症）予防ガイドライン．Medical Front International Limited, 東京, 2004.
4) America's Hospitals: Improving Quality and Safety; The Joint Commission's Annual Report 2014. http://www.jointcommission.org/assets/1/18/TJC_Annual_Report_2014_FINAL.pdf (2015.06.04 available)
5) The Joint Commission; Specifications Manual for National Hospital Inpatient Quality Measures, Version 4.3b VTE-6 Incidence of Potentially-Preventable Venous Thromboembolism. http://www.jointcommission.org/assets/1/6/HIQR_Jan2014_v4_3b.zip (2015.06.04 available)

St. Luke's トピック 2

国際病院連盟賞について

　2015年、国際病院連盟は国際病院連盟賞（IHF International Awards）を創設しました。同賞は2つに分類され、最高位賞（Dr. Kwang Tae Kim Grand Award）と、優秀賞（IHF Excellence Awards）があります。また、優秀賞については下記のように3つの賞が設けられています。

　国際病院連盟は世界中の病院から優れた活動・取り組みを募集しました。そして、応募した病院の中から、専門の審査団によって各賞の受賞者が選ばれ、2015年10月6日に米国シカゴで開催された国際病院連盟主催の世界病院会議（World Hospital Congress）において表彰されました。

国際病院連盟賞（IHF International Awards）の分類

- **最高位賞**（Dr. Kwang Tae Kim Grand Award）
  最高位の賞で、多角的な面での輝かしい取り組みを評価したもの。

- **優秀賞**（IHF Excellence Awards）
  - Excellence Award for Leadership and Management in healthcare
    医療におけるリーダーシップとマネジメントを評価したもの。
  - Excellence Award for Quality & Safety and Patient-centered Care
    医療の質と安全、患者中心医療の取り組みを評価したもの。
  - Excellence Award for Corporate Social Responsibility
    CSR（社会的貢献）の取り組みを評価したもの。

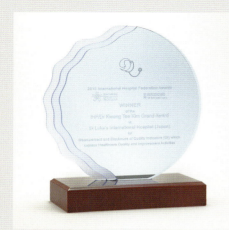
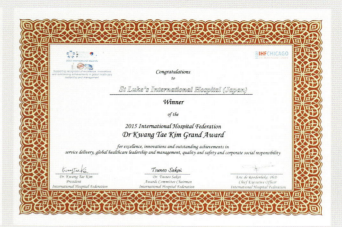

第10章　手術・処置

32

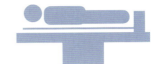

医療の質を評価する側面

術中体温管理がされている手術患者の割合

　術中体温低下により、手術部位感染[3]、心合併症[4]、術後出血量[5]が増えることが知られています。また、手術直後の患者にとってたいへん辛い震え（shivering）も起きやすくなります。

　体温維持は、合併症予防をはじめ、患者満足にとってたいへん重要な全身管理ということができ、JCI（Joint Commission International）でも重要な項目として挙げています。

術中体温管理がされている手術患者の割合
Surgical patients whose perioperative temperature was managed adequately

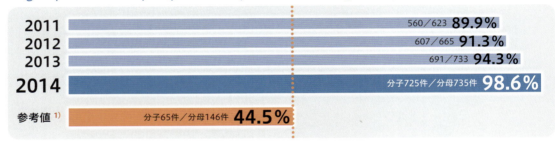

- 2011　560/623　**89.9%**
- 2012　607/665　**91.3%**
- 2013　691/733　**94.3%**
- 2014　分子725件／分母735件　**98.6%**
- 参考値[1]　分子65件／分母146件　**44.5%**

●当院値の定義・計算方法
分子：テンプレート「手術看護記録」の保温器具に何らかの記載があるか、麻酔終了日時の30分前から15分後の間に36度以上の体温の記録がある手術件数
分母：麻酔時間が60分以上の全身麻酔または伝達麻酔下にて行われた手術＊件数
　＊冠動脈バイパス手術、そのほかの心臓手術、股関節人工骨頭置換術、膝関節置換術、血管手術、大腸手術、子宮全摘除術、そのほかの主要手術
分母除外：在院日数が120日以上の患者
　　　　　低体温下で行われた手術

●参考値の定義・計算方法[2]
分子：Surgical patients for whom either active warming was used intraoperatively for the purpose of maintaining normothermia or who had at least one body temperature equal to or greater than 96.8° Fahrenheit/36° Celsius recorded within the 30 minutes immediately prior to or the fifteen minutes immediately after anesthesia end time
分母：All patients, regardless of age, undergoing surgical procedures under general or neuraxial anesthesia of greater than or equal to 60 minutes duration

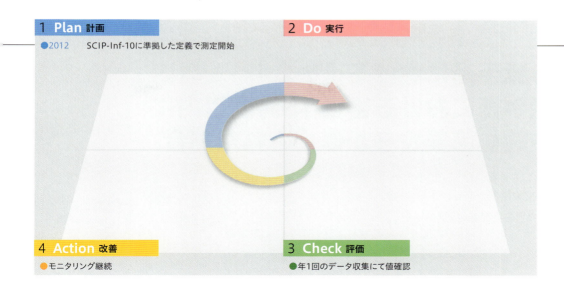

1 Plan 計画	2 Do 実行
●2012　SCIP-Inf-10に準拠した定義で測定開始	

4 Action 改善	3 Check 評価
●モニタリング継続	●年1回のデータ収集にて値確認

温風加湿器を手術室全室に確保。
積極的に使用タイミングを早める努力が必要

　術中体温低下を防止する有効な手段として、温風加温器があります。約10%の患者で36度以下の体温低下がみられる理由として、加温器の使用タイミングの遅れなどが考えられました。

　温風加湿器が手術室全室に確保されたため、積極的に使用タイミングを早める努力が必要と考えられます。

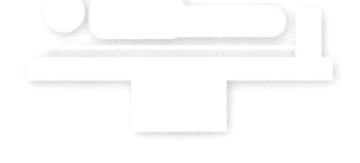

＜参考文献＞
1) Moslem-Kebria M, El-Nashar SA, Aletti GD et al.: Intraoperative Hypothermia during Cytoreductive Surgery for Ovarian Cancer and Perioperative Morbidity. Obstet Gynecol 2012; 119: 590-596.
2) The Joint Commission; Specifications Manual for National Hospital Inpatient Quality Measures, Version 4.3a SCIP-Inf-10 Surgery Patients with Perioperative Temperature Management. http://www.jointcommission.org/assets/1/6/NHQM_v4_3a_PDF_10_2_2013.zip（2015.06.04 available）
3) Kurz A, Sessler DI, Lenhardt R: Perioperative Normothermia to Reduce the Incidence of Surgical-wound Infection and Shorten Hospitalization. Study of Wound Infection and Temperature Group. N Engl J Med 1996; 334: 1209-1215.
4) Frank SM, Fleisher LA, Breslow MJ et al.: Perioperative Maintenance of Normothermia Reduces the Incidence of Morbid Cardiac Events. A Randomized Clinical Trial. JAMA 1997; 277: 1127-1134.
5) Schmied H, Kurz A, Sessler DI et al.: Mild Hypothermia Increases Blood Loss and Transfusion Requirements during Total Hip. Lancet 1996; 347: 289-292.

33

非心臓手術における術後24時間以内・心臓手術における術後48時間以内に予防的抗菌薬投与が停止された割合

手術後に手術部位感染（Surgical Site Infection；SSI）が発生すると、入院期間が延長し、入院医療費が有意に増大します[1]。

SSIを予防する対策の1つとして、手術前後の抗菌薬投与があり[2]、手術開始から終了後2～3時間まで、血中および組織中の抗菌薬濃度を適切に保つことで、SSIを予防できる可能性が高くなります。しかし、不必要に長期間投与することで、抗菌薬による副作用の出現や耐性菌の発生、医療費の増大につながります。

一般的には、非心臓手術では術後24時間以内[3]、心臓手術では術後48時間以内までに抗菌薬を中止すること[4]が推奨されています。

		分子/分母	割合
total	2011	227/258	88.0%
	2012	252/283	89.0%
	2013	291/322	90.4%
	2014	分子287件/分母317件	90.5%
	参考値[6]		97.6%
冠動脈バイパス手術	2011	20/23	87.0%
	2012	39/42	92.9%
	2013	43/45	95.6%
	2014	59/63	93.7%
	参考値		98.4%
そのほかの心臓手術	2011	38/44	86.4%
	2012	49/53	92.5%
	2013	38/42	90.5%
	2014	48/57	84.2%
	参考値		98.2%
股関節人工骨頭置換術	2011	60/60	100.0%
	2012	59/62	95.2%
	2013	50/53	94.3%
	2014	51/53	96.2%
	参考値		97.8%

● 当院値の定義・計算方法

分子：術後24時間以内に予防的抗菌薬投与が停止された手術件数（心臓手術の場合は術後48時間以内）

分母：手術件数（冠動脈バイパス手術、そのほかの心臓手術、股関節人工骨頭置換術、膝関節置換術、血管手術、大腸手術、子宮全摘除術）

分母除外：
・外来手術施行患者
・在院日数が122日以上の患者
・入院時18歳以下の患者
・術前に感染が明記されている患者
・治験患者
・術中死亡患者

指標改善パターン

フィードバック

業務プロセス

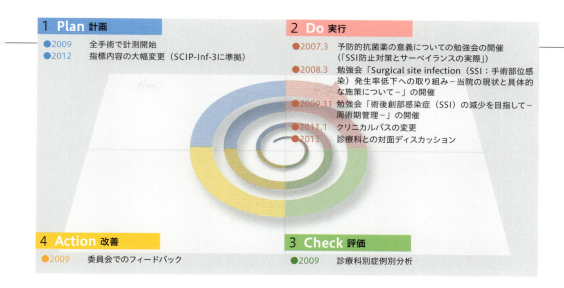

非心臓手術における術後24時間以内に予防的抗菌薬投与が停止された割合、心臓手術における術後48時間以内に予防的抗菌薬投与が停止された割合
Discontinuation of prophylactic antibiotics within 24 hours of operation (non-cardiac surgeries),
Discontinuation of prophylactic antibiotics within 48 hours of operation (cardiac surgeries)

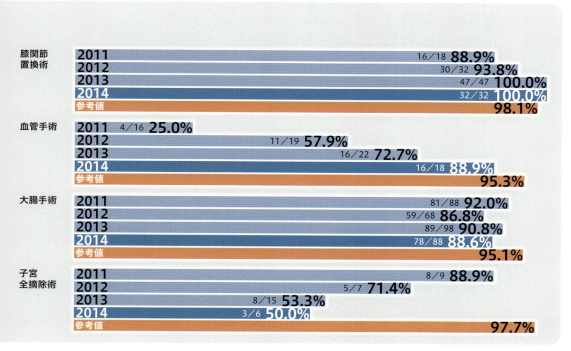

- 手術前後3日間（冠動脈バイパス手術およびその他の手術の場合は4日間）に全身麻酔または脊椎麻酔を使用する手術を施行した患者
- 手術開始日時の24時間以上前に抗菌薬を投与された患者（経口抗菌薬を服用している大腸手術患者は除く）
- 来院24時間前に抗菌薬を服用している患者（経口抗菌薬を服用している大腸手術患者は除く）
- 在院中に抗菌薬を投与されていない患者

● 参考値の定義・計算方法[5]
分子：Number of surgical patients whose prophylactic antibiotics were discontinued within 24 hours after anesthesia end time (48 hours for CABG or Other Cardiac Surgery)
分母：All selected surgical patients with no evidence of prior infection

第10章 手術・処置

プロセスのみでなく、SSIの頻度や、耐性菌の検出率とともに検討

　本指標はNQF-ENDORSED VOLUNTARY CONSENSUS STANDARDS FOR HOSPITAL CAREのSurgical Care Improvement Project（SCIP）[5]のSCIP-Inf-3に準拠しています。注射薬だけでなく内服薬も抗菌薬の対象としています。

　予防的抗菌薬投与の中止については全体として2013年より0.1ポイント改善しましたが、術式別にみると改善の余地がある術式があり、今後の検討が必要です。

　診療科別、術式別の指標値の分析や、現場への直接的なフィードバックと改善案の検討を行い、術式によってはクリニカルパスに組み込むことで、指標の改善が進みました。

　抗菌薬を中止することによる感染症の増加を懸念する部署が多く、今後はプロセスのみでなく、SSIの頻度や耐性菌の検出率などとともに検討することが必要と考えます。

＜参考文献＞

1) Kirkland KB, Briggs JP, Trivette SL, Wilkinson WE, Sexton DJ: The impact of surgical-site infections in the 1990s: attributable mortality, excess length of hospitalization, and extra costs. Infect Control Hosp Epidemiol 1999; 20: 725-730.

2) CDC: Guideline for the Prevention of Surgical Site Infection, 1999. Infect Cont Hosp Epidemiol 1999; 20: 247-278.

3) Bratzler DW, Houck PM: Antimicrobial prophylaxis for surgery: an advisory statement from the National Surgical Infection Prevention Project. Clin Infect Dis 2004; 38 (12): 1706-1715. Epub 2004 May 26. Review. PubMed PMID: 15227616.

4) Edwards FH, Engelman RM, Houck P, Shahian DM, Bridges CR: Society of Thoracic Surgeons. The Society of Thoracic Surgeons Practice Guideline Series: Antibiotic Prophylaxis in Cardiac Surgery, Part I: Duration. Ann Thorac Surg 2006; 81 (1): 397-404. PubMed PMID: 16368422.

5) The Joint Commission; Specifications Manual for National Hospital Inpatient Quality Measures, Version 4.3a SCIP-Inf-3 Prophylactic Antibiotic Discontinued Within 24 Hours After Surgery End Time (48 hours for CABG or Other Cardiac Surgery) http://www.jointcommission.org/assets/1/6/NHQM_v4_3a_PDF_10_2_2013.zip (2015.06.04 available)

6) America's Hospitals: Improving Quality and Safety; The Joint Commission's Annual Report 2014. http://www.jointcommission.org/assets/1/18/TJC_Annual_Report_2014_FINAL.pdf (2015.06.04 available)

34 ガイドラインに準拠して予防的抗菌薬が投与されている患者の割合

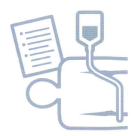

手術後に、手術部位感染（Surgical Site Infection；SSI）が発生すると、入院期間が延長し、入院医療費が有意に増大します[1]。

SSIを予防する対策の1つとして、手術前後の抗菌薬投与があり[2]、手術開始から終了後2〜3時間まで、血中および組織中の抗菌薬濃度を適切に保つことで、SSIを予防できる可能性が高くなります。このため、手術執刀開始1時間以内に適切な抗菌薬を静脈注射することで、SSIを予防し、入院期間の延長や医療費の増大を抑えることができると考えられます。

ガイドラインに準拠して予防的抗菌薬が投与されている患者の割合
Prophylactic antibiotic selection according to guidelines

total	2011	251/258	97.3%
	2012	275/283	97.2%
	2013	308/320	96.3%
	2014	分子305件／分母317件	96.2%
	参考値[1]		99.2%
冠動脈バイパス手術	2011	23/23	100.0%
	2012	41/42	97.6%
	2013	45/45	100.0%
	2014	62/63	98.4%
	参考値		99.9%
そのほかの心臓手術	2011	44/44	100.0%
	2012	53/53	100.0%
	2013	39/41	95.1%
	2014	54/57	94.7%
	参考値		99.9%
股関節人工骨頭置換術	2011	60/60	100.0%
	2012	58/62	93.5%
	2013	52/53	98.1%
	2014	51/53	96.2%
	参考値		99.7%

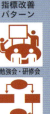

指標改善パターン
勉強会・研修会
業務プロセス

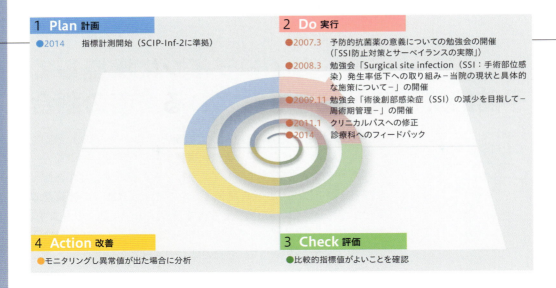

●当院値の定義・計算方法

分子：適切な抗菌薬を投与した手術件数

分母：手術件数（冠動脈バイパス手術、そのほかの心臓手術、股関節人工骨頭置換術、膝関節置換術、血管手術、大腸手術、子宮全摘除術）

分母除外：
- 外来手術施行患者
- 在院日数が122日以上の患者
- 入院時18歳以下の患者
- 術前に感染が明記されている患者
- 治験患者
- 術中死亡患者
- 手術前後3日間（冠動脈バイパス手術・そのほかの心臓手術は4日間）に全身麻酔または脊椎麻酔を使用する手術を施行した患者
- 術前24時間以上前に抗菌薬を投与された患者（経口抗菌薬を服用している大腸手術患者は除く）
- 術前および術中または術後24時間以内に抗菌薬を投与しなかった患者
- 在院中に抗菌薬を投与されていない患者

●参考値の定義・計算方法[2]

分子：Number of surgical patients who received prophylactic antibiotics recommended for their specific surgical procedure

分母：All selected surgical patients with no evidence of prior infection

第10章　手術・処置

院内勉強会の開催やクリニカルパスへの組み込みなどを実施

本指標はNQF-ENDORSED VOLUNTARY CONSENSUS STANDARDS FOR HOSPITAL CAREのSurgical Care Improvement Project(SCIP)[2]のSCIP-Inf-2に準拠した指標です。

おおむね適切な抗菌薬が選択されていると考えられます。2014年も12例が準拠できていませんでした。

院内勉強会の開催やクリニカルパスに適切な抗菌薬を組み込むなどの対策がすでに行われており、ガイドラインに準拠した抗菌薬の選択が行われていると考えられます。

<参考文献>
1) America's Hospitals: Improving Quality and Safety; The Joint Commission's Annual Report 2014.
http://www.jointcommission.org/assets/1/18/TJC_Annual_Report_2014_FINAL.pdf
(2015.06.04 available)
2) The Joint Commission; Specifications Manual for National Hospital Inpatient Quality Measures, Version 4.3a SCIP-Inf-2 Prophylactic Antibiotic Received Within One Hour Prior to Surgical Incision.
http://www.jointcommission.org/assets/1/6/NHQM_v4_3a_PDF_10_2_2013.zip(2015.06.04 available)

35 心臓手術患者における術後血糖値のコントロール

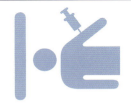

高血糖は、入院中の死亡率や合併症率と関連があることが知られており、冠動脈バイパス術を実施した患者において術後の血糖値が高いと、創部感染のリスクが高まることが報告されています[3)4)]。

一方、厳格なインスリン治療を行い、術後の血糖値を低く抑えることで、在院死亡だけでなく血流感染、急性腎不全、輸血、人工呼吸器管理、集中治療管理も少なくなることも報告されています[5)]。

The Society of Thoracic Surgeons Workforce guidelinesでは、糖尿病の有無にかかわらず、心臓手術患者では周術期の血糖コントロールを180mg/dl未満で管理することが推奨されています[6)]。

心臓手術患者における術後血糖値のコントロール
Cardiac Surgery Patients With Controlled Postoperative Blood Glucose

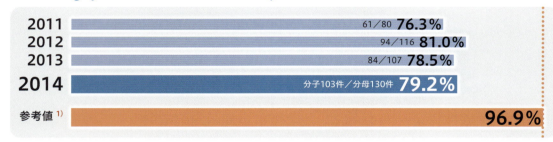

- 2011　61/80　76.3%
- 2012　94/116　81.0%
- 2013　84/107　78.5%
- 2014　分子103件／分母130件　79.2%
- 参考値[1)]　96.9%

●当院値の定義・計算方法
分子：術後血糖値が180mg/dl以下にコントロールされている心臓手術数
分母：感染の既往のない心臓手術数
分母除外：
・在院日数が122日以上の患者
・入院時18歳以下の患者
・術前に感染が明記されている患者
・火傷患者
・治験患者

●参考値の定義・計算方法[2)]
分子：Cardiac surgery patients with controlled postoperative blood glucose (less than or equal to 180 mg/dl) in the timeframe of 18 to 24 hours after Anesthesia End Time
分母：Cardiac surgery patients with no evidence of prior infection

指標改善パターン

フィードバック

コミュニケーション

心臓血管外科独自の血糖コントロールスケールを使用。内分泌・代謝科が関与しているケースとの比較を調査

本指標は、NQF-ENDORSED VOLUNTARY CONSENSUS STANDARDS FOR HOSPITAL CAREのSurgical Care Improvement Project（SCIP）[5)]のSCIP-Inf-4に準拠した指標です。参考値と比較して、当院の値はまだまだ改善の余地があります。

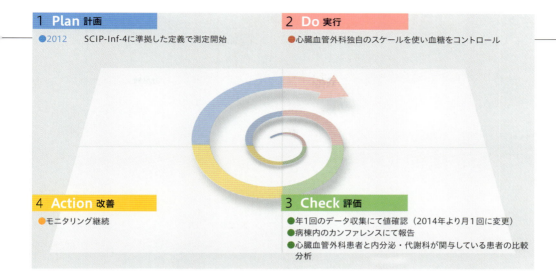

　しかし、術後の血糖コントロールに関して、心臓血管外科の患者でインスリンを使用している重症糖尿病患者も多く、開心術術後は特に異常に高血糖をきたしやすいため、コントロールが難しくなります。これに対して、当科では独自の血糖コントロールスケールを使用していますが、血糖コントロールに内分泌・代謝科の医師が関与した場合には、低血糖を恐れるためか、血糖値がなかなか低下しない患者が多く認められる印象です。このため、当科だけで血糖コントロールを行った患者と、内分泌・代謝科の介入があった患者との比較をすべく、現在調査中です。

＜参考文献＞

1) America's Hospitals: Improving Quality and Safety; The Joint Commission's Annual Report 2014. http://www.jointcommission.org/assets/1/18/TJC_Annual_Report_2014_FINAL.pdf (2015.06.04 available)

2) The Joint Commission; Specifications Manual for National Hospital Inpatient Quality Measures, Version 4.3a SCIP-Inf-4 Cardiac Surgery Patients With Controlled Postoperative Blood Glucose. http://www.jointcommission.org/assets/1/6/NHQM_v4_3a_PDF_10_2_2013.zip (2015.06.04 available)

3) Zerr KJ, Furnary AP, Grunkemeier GL, Bookin S, Kanhere V, Starr A: Glucose control lowers the risk of wound infection in diabetics after open heart operations. Ann Thorac Surg. 1997 Feb; 63 (2): 356-361.

4) Latham R, Lancaster AD, Covington JF, Pirolo JS, Thomas CS Jr: The association of diabetes and glucose control with surgical-site infections among cardiothoracic surgery patients. Infect Control Hosp Epidemiol. 2001 Oct; 22 (10): 607-612.

5) van den Berghe G, Wouters P, Weekers F, Verwaest C, Bruyninckx F, Schetz M, Vlasselaers D, Ferdinande P, Lauwers P, Bouillon R: Intensive insulin therapy in critically ill patients. N Engl J Med. 2001 Nov 8; 345 (19): 1359-1367.

6) Lazar HL, McDonnell M, Chipkin SR, Furnary AP, Engelman RM, Sadhu AR, Bridges CR, Haan CK, Svedjeholm R, Taegtmeyer H, Shemin RJ: Society of Thoracic Surgeons Blood Glucose Guideline Task Force. The Society of Thoracic Surgeons practice guideline series: Blood glucose management during adult cardiac surgery. Ann Thorac Surg. 2009 Feb; 87 (2): 663-669. doi: 10.1016/j.athoracsur.2008.11.011. Review.

第11章

生活習慣

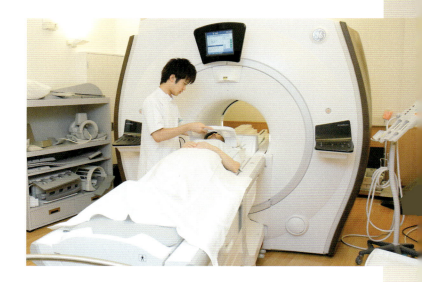

- 36 糖尿病患者の血糖コントロール（HbA1c）
- 37 高血圧患者の血圧測定率
- 38 降圧薬服用患者の血圧コントロール
- 39 LDLコレステロールのコントロール

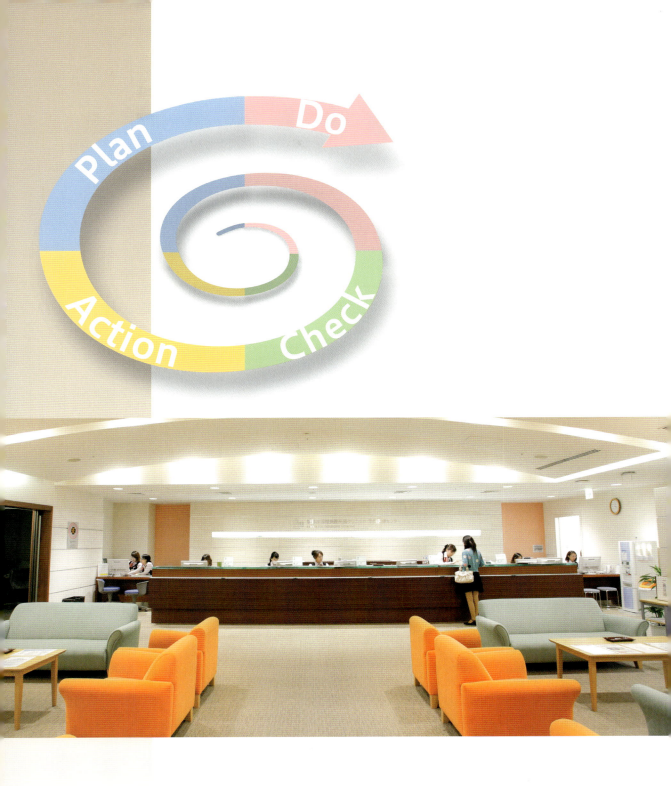

36 糖尿病患者の血糖コントロール（HbA1c）

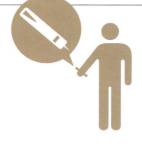

　HbA1cは、過去2～3か月間の血糖値のコントロール状態を示す指標です。

　各種大規模スタディの結果から、糖尿病合併症、特に細血管合併症の頻度はHbA1cに比例しており、合併症を予防するには、HbA1cを7.0%以下に維持することが推奨されています。したがって、HbA1cが7.0%以下にコントロールされている患者の割合を調べることは、糖尿病診療の質を判断する指標の1つであると考えられます。

　ただし、インスリンが必要でもインスリンを打てない高齢者、認知症があり食事したことを記憶できない患者、低血糖を感知できない糖尿病自律神経症を合併している患者、狭心症があり血糖を高めにコントロールした方が安全である患者など、各患者の条件に応じて目標値を変えることが、真の糖尿病治療の"質"であると考えます。

　したがって、すべての患者において、厳格なコントロールを求めることが正しいとは限らないことも忘れてはなりません。

● 当院値の定義・計算方法
分子：HbA1cが国際標準値（NGSP）で7.0%以下の当院外来患者数（内分泌・代謝科を含めたすべての診療科受診患者）
分母：糖尿病の薬物治療を施行されている患者数（過去1年間に該当治療薬が外来で合計90日以上処方されている患者）

● 参考値の定義・計算方法[1]
分子：The member is numerator compliant if the most recent HbA1c level is less than 7.0%
分母：Members 18 to 64 years of age as of December 31 of the measurement year with diabetes (type 1 and type 2)

糖尿病患者の血糖コントロール（HbA1c＜7.0%）
Blood glucose (HbA1c) control among diabetics

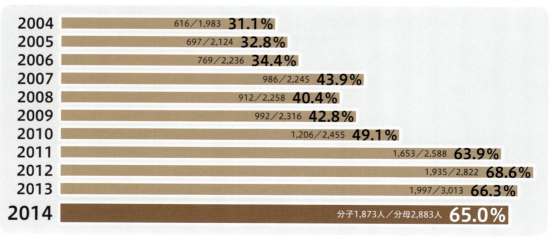

1 Plan 計画	2 Do 実行
●2005　National Healthcare Quality Reportを参考に計測開始 ●2012.4　HbA1c値が、JDS値からNGSP値へ変更、計測も変更	●2006.8　勉強会「血糖コントロールの仕方」の開催 ●2008.2　勉強会「糖尿病薬の選択のコツ」の開催 ●2009.2　勉強会「インスリン療法について－治療、感染・周術期管理－」の開催 ●2009.6　勉強会「合併症を予防するための血糖コントロール法」の開催 ●2010.12　勉強会「新糖尿病薬－これからの血糖コントロールについて－」の開催

4 Action 改善	3 Check 確認
●2010.12　院長より、医師一人ひとりに数値をフィードバック（年1回） ●新薬発売に伴う、正しい糖尿病薬使用方法の啓蒙活動	●2006.7　コントロール状況、処方薬剤を医師別に分析 ●2006.7　HbA1c<7.0%の患者割合とHbA1c年間最終値における外来処方医別分析 ●2007.4　HbA1c<6.5%、7.0%の患者の割合における外来処方医別分析 ●2008.2　血糖コントロールにおける逆紹介の分析

勉強会の開催でコントロール率が劇的に改善。
専門医と連絡を密にし、患者に応じた質の高い治療を

　当院の数値は、内分泌・代謝科の患者のみではなく、聖路加関連病院全体のさまざまな診療科において糖尿病治療を受けている患者全体の値です。

　担当している医師別に分析した結果、医師によってコントロール率にかなりのばらつきがあり、糖尿病専門医のコントロール率は80％前後でしたが、非糖尿病専門医のなかには低いコントロール率の医師もかなりいるために、平均が低いことがわかりました。その原因として、非専門医の処方している抗糖尿病薬と専門医の処方している抗糖尿病薬にかなり違いがあることも判明しました。

　そのため、院内の非糖尿病専門医を対象に、抗糖尿病薬の選択と使用法について、勉強会を何度も開催しました。その中で、メトホルミンの高用量の使用と低血糖を起こしづらいインクレチン関連薬の使用を推進し、正しい使い方の啓蒙に努めました。その結果、勉強会の後で、非専門医の処方内容に明らかな変化がみられ、コントロール率が劇的に改善しました。ただし、HbA1cを下げるようにとの外部からの圧力が強すぎて、低血糖をおこす患者を増やしてしまっては本末転倒ですので、低血糖の予防に全力を投入し、その発生についてもモニターしています。

　それぞれの患者に合った薬を正しく選択し、量を調整し、インスリン導入の時期を逸しないよう、専門医との連携を密にとることなどにより、厳密なコントロールが可能な患者は、すべからく良好にコントロールし、合併症を予防するよう努めています。一方、認知機能の低下した高齢者、腎機能低下や冠動脈疾患のある患者などでは、厳格なコントロールは避けるなど、それぞれの患者の条件に応じて、臨機応変に目標値や治療法を変更して、きめ細かい、真に質の高い治療を普及することに努めています。

＜参考文献＞
1) National Committee for Quality Assurance (NCQA). HEDIS 2015. http://www.ncqa.org/HEDISQualityMeasurement/HEDISMeasures/HEDIS2015.aspx (2015.06.09 available)

37 高血圧患者の血圧測定率

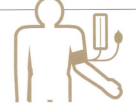

　高血圧が心血管病に与える悪影響は、古くからよく知られた事実です。近年、血圧測定値だけでなく、臓器障害への影響を考慮した高血圧治療が行われていますが、漫然とした内服薬の処方が行われやすいのも現実です。血圧値の記録を行わず、処方を継続するだけでは、患者の最終的な予後を改善することはできないでしょう。血圧測定行動そのものも、高血圧治療の最初の到達目標だと考えています。

　血圧測定は高血圧治療の根拠であり、治療根拠および治療経過が他の医療従事者からも明確に確認できることは重要です。このように、血圧測定率は他の医療従事者への情報共有の意味もあり、病院全体の医療の質として、非常に重要であると考えています。

高血圧患者の血圧測定率　Blood pressure measurement among hypertensive patients

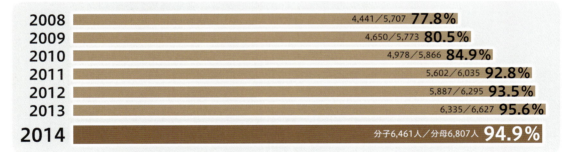

年	分子/分母	%
2008	4,441/5,707	77.8%
2009	4,650/5,773	80.5%
2010	4,978/5,866	84.9%
2011	5,602/6,035	92.8%
2012	5,887/6,295	93.5%
2013	6,335/6,627	95.6%
2014	分子6,461人/分母6,807人	94.9%

●当院値の定義・計算方法
分子：最終処方日の前9か月以内に血圧測定を行った患者数
分母：降圧薬を処方されている18歳以上の患者数（過去1年間に降圧薬が外来で合計90日以上処方されている患者）

●参考値の定義・計算方法[3]
分子：All patient visits for patients with a documented diagnosis of HTN and aged 18 years and older at the beginning of the measurement period
分母：Patient visits with a blood pressure measurement recorded during the measurement period

指標改善パターン

フィードバック

施設・設備・機器

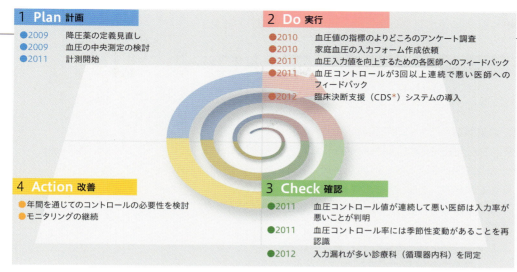

*CDS (Clinical Decision Support)

<参考文献>
1) Criteria, P. S.: HYPERTENSION (HTN) Algorithm for Measures Calculation - EHRS (Analytic Narrative and Data Elements) PATIENT SELECTION CRITERIA Include if ALL the following criteria are met: At least two face-to-face office visits with the physician, physicians' assistant, or nurse practitioner during the measurement time period Is aged 18 years and older at the beginning of the measurement time period Patient has a documented diagnosis of Hypertension HYPERTENSION (HTN) Algorithm for Measures Calculation - EHRS (Analytic Narrative and Data Elements) At least two face-to-face office visits with physician, physicians' assistant, or nurse. Blood Pressure 2006: 1-12.
2) Chobanian AV, Bakris GL, Black HR, Cushman WC, Green LA, Izzo JL, et al.: Seventh report of the Joint National Committee on Prevention, Detection, Evaluation, and Treatment of High Blood Pressure. Hypertension 2003; 42 (6): 1206-1252. doi: 10.1161/01.HYP.0000107251.49515.c2.
3) American Medical Association. HYPERTENSION (HTN) Algorithm for Measures calculation-EHRS (Analytic Narrative and Data Elements). http://www.ama-assn.org/ama1/pub/upload/mm/pcpi/htnanalyticnarr307_7.pdf (2014.06.24 avaliable)
4) NICE Menu of Indicators. The percentage of patients under 80 years old with hypertension in whom the last recorded blood pressure (measured in the preceding 9 months) is 140/90 or less. http://www.nice.org.uk/aboutnice/qof/indicators.jsp (2014.06.24 available)

全病院的なCDSシステムの導入とコントロール率の向上を図り測定率の改善へ

　海外の比較データはありませんが、やはり100％に近くあるべきだと考えます。当院の血圧測定率が低値であった背景には、日常外来診療患者数の多さ・煩雑さから記録が残らないことや、入力データが電子カルテ上での血圧入力欄以外に記録されており抽出できていないことなどが挙げられます。毎年、血圧測定値入力の協力を全医師に促しており、少しずつでも測定率を改善していく必要があります。

　特に、一番血圧入力率の悪かった循環器内科にてCDSシステムを導入し、毎年継続的な数値向上が認められており、2013年にはようやく95％を超えることができました。しかし、2014年に0.7ポイントの低下を認め、他診療科へのアプローチが必要なタイミングになってきていると考えられます。循環器内科だけに限らず、全病院的なCDSシステムの導入とコントロール率の向上を図りたいと考えています。

38 降圧薬服用患者の血圧コントロール

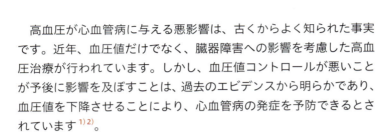

　高血圧が心血管病に与える悪影響は、古くからよく知られた事実です。近年、血圧値だけでなく、臓器障害への影響を考慮した高血圧治療が行われています。しかし、血圧値コントロールが悪いことが予後に影響を及ぼすことは、過去のエビデンスから明らかであり、血圧値を下降させることにより、心血管病の発症を予防できるとされています[1) 2)]。

　また、この効果は降圧薬の種類によらず、降圧度の大きさに比例することが、大規模臨床試験のメタ解析から示されています[3) 4)]。欧米においても、血圧コントロール率は医療の質の項目にも挙げられており、日本のようにかかりつけ医が必須でないような環境においては、特に降圧薬を処方している患者の血圧コントロールが重要な医療の質を表す指標となると考えています。

降圧薬服用患者の血圧コントロール（60歳以上）
Control of HTN - outpatient on an antihypertensive, BP less than 150/90mmHg

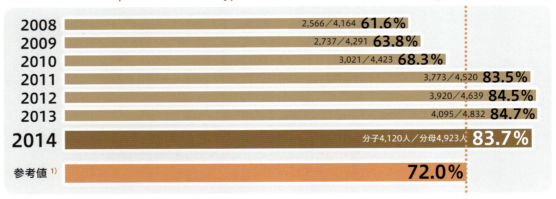

年	分子/分母	%
2008	2,566/4,164	61.6%
2009	2,737/4,291	63.8%
2010	3,021/4,423	68.3%
2011	3,773/4,520	83.5%
2012	3,920/4,639	84.5%
2013	4,095/4,832	84.7%
2014	分子4,120人/分母4,923人	83.7%
参考値[1)]		72.0%

●当院値の定義・計算方法
【60歳以上】
分子：調査対象年の最終血圧値150/90mmHg未満の患者数
分母：降圧薬を処方されている60歳以上の患者数（過去1年間に降圧薬が外来で合計90日以上処方されている患者）

●参考値の定義・計算方法[7)]
【60歳以上】
分子：Patients with hypertension in whom the last blood pressure(measured in the previous 9 months) is 150/90 or less
分母：Patients with established hypertension

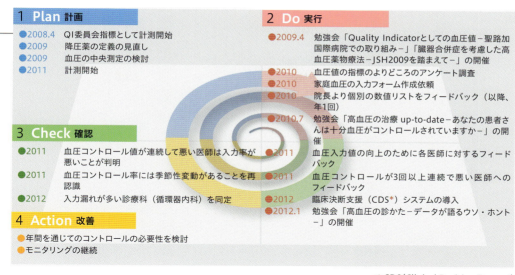

1 Plan 計画		**2 Do** 実行
●2008.4	QI委員会指標として計測開始	●2009.4 勉強会「Quality Indicatorとしての血圧値－聖路加国際病院での取り組み－」「臓器合併症を考慮した高血圧薬物療法－JSH2009を踏まえて－」の開催
●2009	降圧薬の定義の見直し	●2010 血圧値の指標のよりどころのアンケート調査
●2009	血圧の中央測定の検討	●2010 家庭血圧の入力フォーム作成依頼
●2011	計測開始	●2010 院長より個別の数値リストをフィードバック（以降、年1回）
		●2010.7 勉強会「高血圧の治療 up-to-date－あなたの患者さんは十分血圧がコントロールされていますか－」の開催
3 Check 確認		●2011 血圧入力値の向上のために各医師に対するフィードバック
●2011	血圧コントロール値が連続して悪い医師は入力率が悪いことが判明	●2011 血圧コントロールが3回以上連続で悪い医師へのフィードバック
●2011	血圧コントロール率には季節性変動があることを再認識	●2012 臨床決断支援（CDS*）システムの導入
●2012	入力漏れが多い診療科（循環器内科）を同定	●2012.1 勉強会「高血圧の診かた－データが語るウソ・ホント－」の開催
4 Action 改善		
●年間を通じてのコントロールの必要性を検討		
●モニタリングの継続		

＊CDS（Clinical Decision Support）

降圧薬服用患者の血圧コントロール（18歳以上60歳未満）
Control of HTN - outpatient on an antihypertensive, BP less than 140/90mmHg

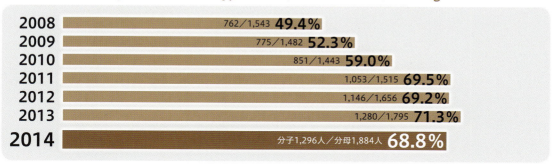

年	分子/分母	%
2008	762/1,543	49.4%
2009	775/1,482	52.3%
2010	851/1,443	59.0%
2011	1,053/1,515	69.5%
2012	1,146/1,656	69.2%
2013	1,280/1,795	71.3%
2014	分子1,296人／分母1,884人	68.8%

●当院値の定義・計算方法
【18歳以上60歳未満】
分子：調査対象年の最終血圧値 140/90mmHg未満の患者数
分母：降圧薬を処方されている18歳以上60歳未満の患者数（過去1年間に降圧薬が外来で合計90日以上処方されている患者）

診察室外血圧にも注目し、より客観的な血圧コントロールを実施

　2012年の結論としては、当院の血圧コントロールが、ようやく世界的水準に近づいたと実感していました。これは、血圧入力率向上も寄与していると考えています。

　しかし、2014年には血圧入力値、血圧コントロール率ともに低下しているということは、やはり継続的に血圧コントロールを良好に保つためには、絶え間ない介入が必要であると再認識させられます。循環器内科での新規入職医師や他診療科へのアプローチが不足していると考えています。

　今後は診察室外血圧にも注目し、当院でより客観的な血圧コントロールを行っていくことも1つの選択肢として挙げられます。

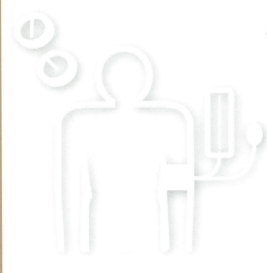

＜参考文献＞

1) Thom T, Haase N, Rosamond W, Howard VJ, Rumsfeld J, Manolio T, Zheng ZJ, Flegal K, O'Donnell C, Kittner S, Lloyd-Jones D, Goff DC Jr, Hong Y, Adams R, Friday G, Furie K, Gorelick P, Kissela B, Marler J, Meigs J, Roger V, Sidney S, Sorlie P, Steinberger J, Wasserthiel-Smoller S, Wilson M, Wolf P: American Heart Association Statistics Committee and Stroke Statistics Subcommittee. Heart disease and stroke statistics - 2006 update: a report from the American Heart Association Statistics Committee and Stroke Statistics Subcommittee. Circulation 2006; 113 (6): e85-151. Epub 2006 Jan 11. Erratum in: Circulation 2006 Dec 5; 114 (23): e630. Circulation 2006 Apr 11; 113 (14): e696. PubMed PMID: 16407573.

2) Psaty BM, Manolio T, Smith NL, Heckbert SR, Gottdiener JS, Burke GL, et al.: Time trends in high blood pressure control and the use of antihypertensive medications in older adults: the Cardiovascular Health Study. Archives of internal medicine 2002; 162 (20): 2325-2332. Retrieved from http://www.ncbi.nlm.nih.gov/pubmed/12418946.

3) Turnbull F: Effects of different blood-pressure-lowering regimens on major cardiovascular events: results of prospectively-designed overviews of randomised trials. Lancet 2003; 362 (9395): 1527-1535. Retrieved from http://www.ncbi.nlm.nih.gov/pubmed/14615107.

4) Turnbull F, Neal B, Pfeffer M, Kostis J, Algert C, Woodward M, et al.: Blood pressure-dependent and independent effects of agents that inhibit the renin-angiotensin system. Journal of hypertension 2007; 25 (5): 951-958. doi: 10.1097/HJH.0b013e3280bad9b4.

5) 2014 evidence-based guideline for the management of high blood pressure in adults: Report from the panel members appointed to the Eighth Joint National Committee (JNC 8). JAMA. 2014;311 (5):507-520. doi:10.1001/jama.2013.284427.

6) 高血圧治療ガイドライン JSH2014.

7) Julius S, Kjeldsen S. E, Weber M, Brunner H. R, Ekman S, Hansson L, et al.: Outcomes in hypertensive patients at high cardiovascular risk treated with regimens based on valsartan or amlodipine: the VALUE randomised trial. Lancet 2004; 363 (9426): 2022-2031. doi: 10.1016/S0140-6736 (04) 16451-16459.

8) NHS Employers Quality and Outcomes Framework guidance for GMS contract 2011/12 Delivering investment in general practice April 2011. http://www.nhsemployers.org/Aboutus/Publications/Documents/QOF_guidance_GMS_contract_2011_12.pdf (2014.06.24 available)

St. Luke's コラム――1

医療者にとって最大の使命である「最適な医療」とは

　眼前の一人ひとりの患者に最適な医療を提供することが医療者にとって最大の使命であることは、誰が考えても当然の原則（tenet）です。しかしながら、臨床現場の過去数十年間の変化を考えると、その内容には注釈が必要となってきました。

　第1の注釈は、患者に最適な医療を決めるのは誰か、について。かつては医学に精通した者が判断することであり、その判断を患者や家族に（しばしば一方的に）伝えればよい―いわゆるパターナリズム（paternalism、父権主義）―、と考えられていました。現在は、最適な医療を最終的に決めるのは患者であり―患者中心の医療―、その手順・記録がインフォームドコンセント（IC：informed consent）という膨大な作業につながっています。

　第2の注釈は、最適な医療をどのように決めるのか、について。過去に行われた質の高い―最も結論が誤っている可能性が低い―臨床研究（人を対象とした研究）の結果を知ることが必須と考えられるようになりました。その結果が、IT（information technology、情報通信技術）を駆使して、テーマごとに、世界中で蓄積されている膨大な研究論文の中から最も質の高い研究論文を探し出し、その結論を参考にして決断するという手順―根拠に基づいた医療（EBM：Evidence-based Medicine）―として、日常的に用いられるようになっています。

　第3の注釈は、「個」の視点と「集団」の視点の違い、について。眼前の患者にとって最適と考えられる医療が、社会あるいは人類という集団の視点からは必ずしも最適とは考えられない場面が多くなってきました。たとえば、副作用の発現を恐れて、個人の判断で多くの人々が予防接種を受けなければ、やがては集団内に当該感染症が蔓延し、より多くの人々の命が奪われます。"地球より重い"個々人の命を救うために高額な医療が際限なく提供されれば、いつかは保険制度が破たんし、必要な医療さえ受けられない人々が増えてくるかもしれません。身体面の免疫力にしても医療の購買力にしても、多くの人々の連帯によって有効に機能するのであり、「局所最適化必ずしも全体最適化にあらず」といえます。

　上記3つの注釈はどれもが、解剖学や生理学、病理学、薬理学、分子生物学、遺伝学など、「個」を限りなく細分化し深く追究するタイプの学問（医科学）で対応できるテーマではなく、疫学や統計学、行動科学、医療政策・管理学、環境医学、倫理学、社会学、政治経済学など、いわゆる公衆衛生学的な視点の必要性を示しています。

39 LDLコレステロールのコントロール

　これまで多くの疫学調査から、脂質異常症が心血管疾患の危険因子であることが証明され、そこから得られたエビデンスに基づいてガイドラインが設定されています。ガイドラインで設定された治療目標値がどの程度治療に反映され、どの程度達成されているかを検証することも重要です。

　米国のNCEP（National Cholesterol Education Program）の治療目標値達成率を検討したL-TAP（Lipid Treatment Assessment Project）[1]や、わが国では日本動脈硬化学会のガイドライン「動脈硬化性疾患診療ガイドライン2002年版（JAS2002ガイドライン）」に基づいて治療目標値の達成率を検討したJ-LAP（Japan Lipid Assessment Program）[2]があります。

　脂質異常症に対し、特に悪玉コレステロールといわれるLDL（low density lipoprotein）コレステロールは、スタチンなどの薬剤により低下します。実際の実地臨床の場では、スタチンを中心にした治療が行われています。ALWAYS[3]中間解析報告があり、約１万例近い症例のうちアトルバスタチンの1日平均投与量が10mgの症例が84.4％を占めていました。このように、LDLコレステロールに対しストロングスタチンが使用されることが多くなり、治療目標値の達成率向上に貢献しています。そして、その達成率は、その医療の質をよく反映する指標といえます。

　欧米では1990年代に絶対リスク評価が確立し、ガイドラインに採用されています。日本でもこれまでの相対リスク評価から、「動脈硬化性疾患予防ガイドライン 2012年版」[4]では、絶対リスクによる患者の層別化がなされ、到達努力目標値が設定されています。

　また、2013年11月に米国心臓病学会（ACC）／米国心臓病協会（AHA）は「成人のアテローム性動脈硬化疾患予防のための脂質管理ガイドライン」[5]を改訂し、発表しました。スタチンの有用性を強調し、治療が有益と判断される患者群には、「LDLコレステロール≧190mg/dl」を目標値に加え、糖尿病患者についてはLDLコレステロール値に関わらず、スタチンの投与により効果を得られるとしています。また、管理目標値の決定するエビデンスは、現状において十分でないとしています。

フィードバック

勉強会・研修会

●当院値の定義・計算方法[4]
分子：
　Ⅰ　低リスク群
　　　（絶対リスク0.5％未満）：
　　　最終検査結果値が160mg/dl未満の患者数
　Ⅱ　中リスク群
　　　（絶対リスク0.5％以上2.0％未満）：
　　　最終検査結果値が140mg/dl未満の患者数
　Ⅲ　高リスク群
　　　（絶対リスク2.0％以上）：
　　　最終検査結果値が120mg/dl未満の患者数
　冠動脈疾患の既往：
　　　最終検査結果値が100mg/dl未満の患者数
分母：脂質降下薬が処方されているカテゴリー毎の75歳未満の患者数（過去1年間に該当治療薬が外来で合計90日以上処方されている患者）

これは、米国のコホート研究の統合したデータに基づくもので、日本人にそのまま適応する訳にはいきません。日本の実臨床医は管理目標があった方が治療しやすく、多くの実地医家がガイドラインを遵守し、その目安としています。日本で絶対リスクによる患者の層別化がなされ、脂質管理の到達目標値が設定された「動脈硬化性疾患予防ガイドライン2012年版」は、NIPPON DATA80を元にしており、日本人の管理目標値として妥当と考えられます。

I 低リスク群（絶対リスク0.5％未満）LDLコレステロール＜160mg/dl
Control of LDL-cholesterol in low risk patients

年	分子/分母	%
2004	218/301	72.4%
2005	227/313	72.5%
2006	238/311	76.5%
2007	224/286	78.3%
2008	211/264	79.9%
2009	215/272	79.0%
2010	218/271	80.4%
2011	193/244	79.1%
2012	264/328	80.5%
2013	174/218	79.8%
2014	分子402人/分母494人	81.4%

II 中リスク群（絶対リスク0.5％以上2.0％未満）LDLコレステロール＜140mg/dl
Control of LDL-cholesterol in moderate risk patients

年	分子/分母	%
2004	357/595	60.0%
2005	372/600	62.0%
2006	379/589	64.3%
2007	290/466	62.2%
2008	361/496	72.8%
2009	409/540	75.7%
2010	428/598	71.6%
2011	380/506	75.1%
2012	432/573	75.4%
2013	354/491	72.1%
2014	分子616人/分母798人	77.2%

III 高リスク群（絶対リスク2.0%以上） LDLコレステロール＜120mg/dl
Control of LDL-cholesterol in high risk patients

年	分子/分母	%
2004	245／529	46.3%
2005	295／552	53.4%
2006	338／639	52.9%
2007	399／719	55.5%
2008	435／764	56.9%
2009	490／789	62.1%
2010	525／861	61.0%
2011	600／900	66.7%
2012	579／854	67.8%
2013	792／1,294	61.2%
2014	分子502人／分母851人	59.0%

冠動脈疾患の既往 LDLコレステロール＜100mg/dl
Control of LDL-cholesterol in patients with coronary artery disease

年	分子/分母	%
2004	247／846	29.2%
2005	327／915	35.7%
2006	372／999	37.2%
2007	444／1,106	40.1%
2008	584／1,172	49.8%
2009	643／1,222	52.6%
2010	680／1,249	54.4%
2011	783／1,303	60.1%
2012	775／1,302	59.5%
2013	839／1,400	59.9%
2014	分子871人／分母1,403人	62.1%

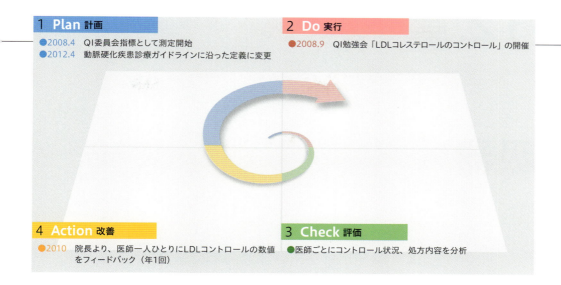

病院の全医師が治療目標値を再確認、適切な投薬のための講義・講演を実施

　脂質異常症のために脂質降下薬が投薬されている患者のうち、LDLコレステロール値が140mg/dl以下の患者が全体の77.2%という結果は良好といえますが、治療目標値は患者が持つ動脈硬化促進のリスク要因の数によって異なります。

　糖尿病（耐糖能異常は含まれない）がある場合の治療目標値は120mg/dl以下、冠動脈疾患がある場合は100mg/dl以下となります。「動脈硬化性疾患予防ガイドライン2012年版」に基づき、リスクで層別化した目標値達成率についても検証しました。

　また、LDH受容体関連遺伝子変異が主因の家族性高コレステロール血症（FH）が、高頻度で確実に動脈硬化を起こす病態であるにもかかわらず、ALWAYS[3] 中間解析報告のFH診断率は0.5%と低く、今回、「動脈硬化性疾患予防ガイドライン 2012年版」ではFHを別項目として取り扱っています。

　病院の全医師にリスク層別化治療目標値を再確認してもらい、脂質降下薬を適切に投薬してもらうよう、院内での講義や外部講師による講演を行いたいと考えます。

　また、FHに対してもしっかり診断し、早期治療介入をはかる必要があると考えます。

＜参考文献＞
1) Person TA, et al.: The Lipid Treatment Assessment Project (L-TAP): A Multicenter Survey to Evaluate the Percentages of Dyslipidemic Patients Receiving Lipid-Lowering Therapy and Achieving Low-Density Lipoprotein Cholesterol Goals. Arch Intern Med 2000; 160: 459-467.
2) Teramoto T, et al.: For the J-LAP Investigators: Status of Lipid-lowering therapy prescribed based on recommendations in the 2002 report of the Japan Atherosclerosis Society Guideline for diagnosis and treatment of hyperlipidemia in Japanese adults: a study of the Japan Lipid Assessment Program (J-LAP). Current Therapeutic Res 2005; 66: 80-95.
3) 寺本民生, ALWAYS study group: アトルバスタチン特定使用成績調査（ALWAYS）中間解析報告, Therapeutic Research vol. 32, no.12, 2011.
4) 一般社団法人 日本動脈硬化学会：動脈硬化性疾患予防ガイドライン 2012年版.
5) Neil J. Stone, et al.: 2013 ACC/AHA Guideline on the Treatment of Blood Cholesterol to Reduce Atherosclerotic Cardiovascular Risk in Adults: A Report of the American College of Cardiology/American Heart Association Task Force on Practice Guidelines: Circulation. published online. 2013.

第12章

呼吸器

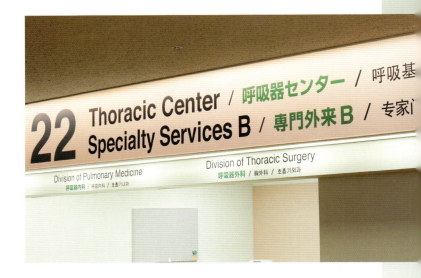

40 肺炎患者におけるERでの抗菌薬投与前の血液培養実施率

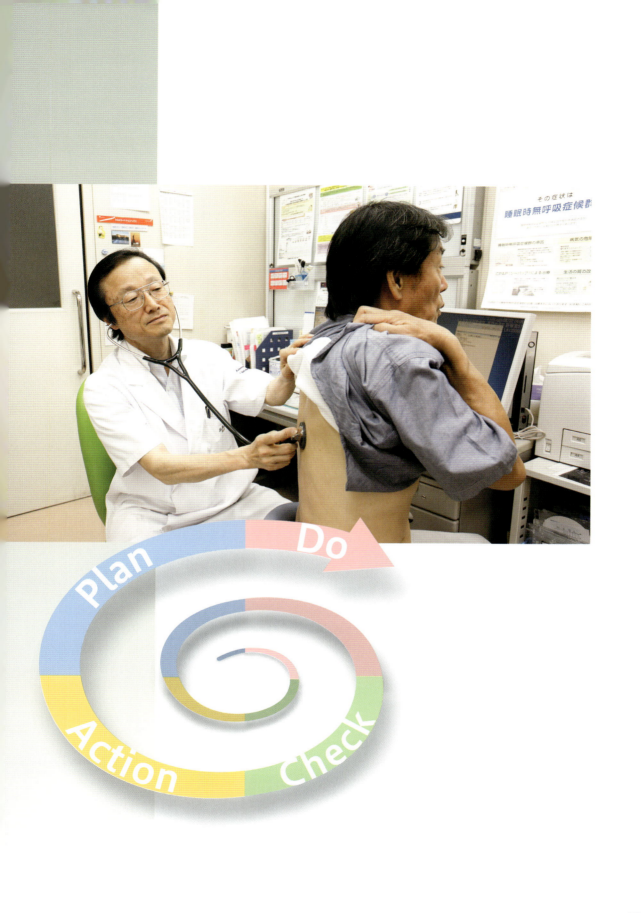

40 肺炎患者におけるERでの抗菌薬投与前の血液培養実施率

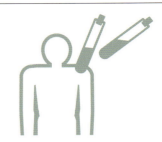

感染症治療における血液培養の実施は、病原体の特定という観点からは非常に重要な意味を持ちます。

しかし、血液培養採取の認識の欠如や手技的な煩雑さ、コンタミネーションの問題もあり、臨床現場では採取されない場合もあります。

当院では、当初から感染症治療の原則である病原菌の特定に力をいれ、肺炎における血液培養採取が重要と考え、医療の質を測定する指標として用いています。

肺炎患者におけるERでの抗菌薬投与前の血液培養実施率
Blood cultures performed in the emergency department prior to initial antibiotic received in hospital

年	分子/分母	実施率
2004	65/66	98.5%
2005	90/90	100.0%
2006	97/98	99.0%
2007	87/87	100.0%
2008	97/97	100.0%
2009	86/86	100.0%
2010	126/126	100.0%
2011	119/121	98.3%
2012	68/68	100.0%
2013	125/125	100.0%
2014	分子88人/分母88人	100.0%
参考値[1]		98.0%

● 当院値の定義・計算方法

分子：過去1年間の抗菌薬投与前の血液培養実施患者数（入院日当日検査も含む）

分母：過去1年間に肺炎で入院した患者で抗菌薬を投与した患者数

分母除外：
・在院日数が120日以上の患者
・入院当日または入院中に胸部X線またはコンピュータ断層撮影（CT）を実施していない患者
・救急部を受診しないで入院した患者
・病院到着から入院日時までに救急部で血液培養オーダーが出されていない患者
・病院到着の後24時間以内に抗生物質を受けていない患者

● 参考値の定義・計算方法[2]

分子：Number of pneumonia patients whose initial emergency room blood culture was performed prior to the administration of the first hospital dose of antibiotics

分母：Pneumonia patients 18 years of age and older who have an initial blood culture collected as an emergency department patient

勉強会・研修会

指標改善パターン

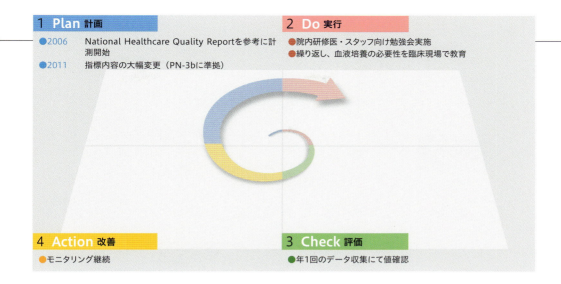

1 Plan 計画	2 Do 実行
●2006　National Healthcare Quality Reportを参考に計測開始 ●2011　指標内容の大幅変更（PN-3bに準拠）	●院内研修医・スタッフ向け勉強会実施 ●繰り返し、血液培養の必要性を臨床現場で教育
4 Action 改善	3 Check 評価
●モニタリング継続	●年1回のデータ収集にて値確認

臨床現場で、肺炎における血液培養実施の必要性と重要性を教育

　2004年から多くの年で培養実施率100％近くの値で推移しています。

　今後は、引き続き肺炎における血液培養実施の必要性・重要性について、臨床現場で教育していく予定です。

＜参考文献＞
1) America's Hospitals: Improving Quality and Safety; The Joint Commission's Annual Report 2014 http://www.jointcommission.org/assets/1/18/TJC_Annual_Report_2014_FINAL.pdf. (2015.06.04 available)
2) The Joint Commission; Specifications Manual for National Hospital Inpatient Quality Measures, Version 4.3b PN-3b Blood Cultures Performed in the Emergency Department Prior to Initial Antibiotic Received in Hospital. http://www.jointcommission.org/assets/1/6/HIQR_Jan2014_v4_3b.zip. (2015.06.04 available)
3) Ann Emerg Med 2005; 46（5）: 393-400.

第13章

脳・神経

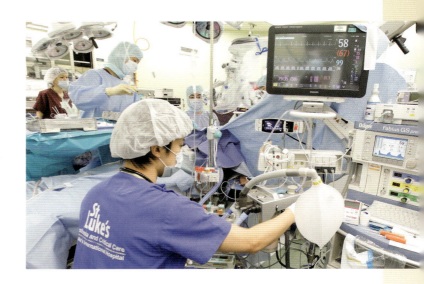

41　入院となった脳血管障害患者における
　　頭部CT検査施行までに要した時間

42　虚血性脳卒中患者における抗血栓薬退院時処方率

43　心房細動・心房粗動を伴う
　　虚血性脳卒中患者における抗凝固薬退院時処方率

44　脳卒中患者におけるリハビリテーション実施率

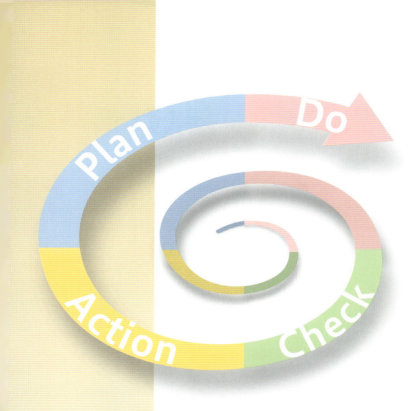
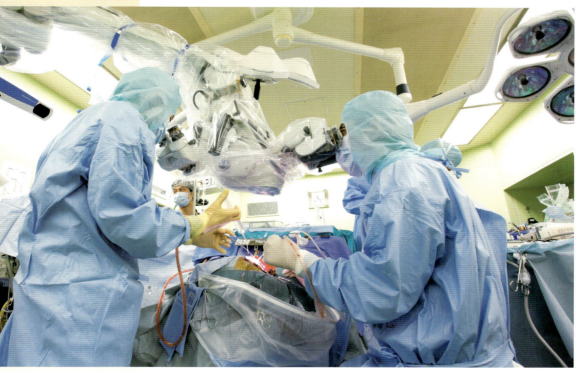

41 入院となった脳血管障害患者における頭部CT検査施行までに要した時間

Structure / **Process** / Outcome　医療の質を評価する側面

　脳血管障害の患者が来院後、診断に必要な画像検査をどれだけ迅速に提供できたかは、診断とそれに続く治療開始の迅速性を示す大切な指標となります。

入院となった脳血管障害患者における頭部CT検査施行までに要した時間
Emergency medicine - minutes from arrival to brain CT

年	分子/分母	平均値	範囲
2004	3,425.1／147	23.3分	範囲 1.7〜156.3分
2005	3,847.8／159	24.2分	範囲 3.1〜98.0分
2006	4,986.4／184	27.1分	範囲 5.0〜92.9分
2007	4,107.6／163	25.2分	範囲 5.2〜175.5分
2008	6,416.7／219	29.3分	範囲 5.1〜125.1分
2009	5,076.0／188	27.0分	範囲 4.2〜314.3分
2010	4,713.8／182	25.9分	範囲 3.2〜128.9分
2011	13,041.0／394	33.1分	範囲 6.0〜128.0分
2012	10,883.0／370	33.7分	範囲 8.0〜178.0分
2013	12,336.1／355	35.0分	範囲 6.0〜220.4分
2014	分子13,204.9分／分母391人	33.8分	範囲 6.0〜235.2分

●当院値の定義・計算方法
分子：脳神経外科・神経内科・救急部・神経血管内治療科への入院患者のうち脳血管障害の診断名のある患者が、受付時刻から頭部CTを受けるまでの延べ時間

分母：脳神経外科・神経内科・救急部・神経血管内治療科への入院患者のうち脳血管障害の診断名のある患者数

除外：時刻不明の患者

待ち時間を削減、来院患者に潜在する脳血管障害を効率よくピックアップ

　本来この指標は、必要な検査の迅速性を示す指標です。しかし、CT検査は、患者が来院後、検査の要否の判断はもちろんのこと、バイタルサインの安定を図った後の検査であるべきです。必ずしも、CT検査までの時間が短ければよいというものではありません。この指標には、次の時間的要素が内包されています。

（1）患者の受付から診察開始までの待ち時間
（2）病歴聴取・診察・検査要否の判断の時間
（3）全身状態を安定させる（検査へ移動可能な状態とする）時間
（4）CT検査の依頼から実施までの待ち時間

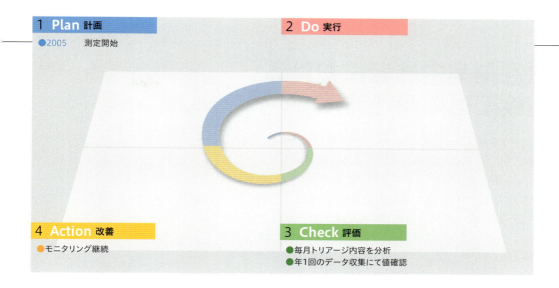

　重症の患者ほど、(3) に重きをおくことになり、結果として時間がかかってしまう場合があります。一方、歩いて来院した軽症の患者であれば、受付後にCT撮影まで時間を要するケースがあることも事実で、(1) の要素が大きくかかわってきます。

　実診療にあたる (2)・(3)・(4) は、適切な診療を行うにあたり、ある程度必要な時間であると思っていますが、(1)・(4) に要した時間に関しては、最大限の短縮が望まれます。

　当院では、放射線検査へのアクセスが非常によく、緊急CT検査依頼後の待ち時間がほとんどない恵まれた環境にあります。また、近年、歩いて受診された患者に対する緊急度・重症度評価（トリアージ）のシステムが整備されてきており、より早期に診療・検査を要する患者をいち早く適切にピックアップすることができるようになっています。

　一方、救急車を要請されたケースにおいては、現場で急性期脳卒中が疑われた場合、東京消防庁の急性期脳卒中病院選定プロトコルが適用されます。当院としても、そのような場合、病院到着前から各種検査をスタンバイし、救急車を迎え入れる、急性期脳卒中患者対応体制が整備されています。

　救急車で来院する脳血管障害の疑いがある患者に対し、常に迅速な検査を準備し、提供するシステムが稼働していることから、こういったケースにおける実診療以外の"待ち時間"はかなり削減できてきていると考えます。

　今後は、独歩来院患者等、軽症患者の中に潜在する脳血管障害患者を効率よく、かつ確実にピックアップし、迅速な医療を提供することが課題だと考えています。

42 虚血性脳卒中患者における抗血栓薬退院時処方率

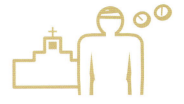

医療の質を評価する側面：Process

　非心原性脳梗塞（アテローム血栓性脳梗塞、ラクナ梗塞など）や非心原性TIA（一過性脳虚血発作）では、再発予防のために抗血小板薬の投与が推奨されています。わが国の『脳卒中治療ガイドライン2015』では、「現段階で非心原性脳梗塞の再発予防上、最も有効な抗血小板療法（本邦で使用可能なもの）はシロスタゾール200mg/日、クロピドグレル75mg/日、アスピリン75-150mg/日（以上、グレードA）、チクロピジン200mg/日（グレードB）である」と書かれています。

　したがって、適応のある患者には、抗血小板薬の投与が開始されていることが望まれます。

虚血性脳卒中患者における抗血栓薬退院時処方率
Percentage of ischemic stroke patients who received prescription of antithrombotic drugs at discharge

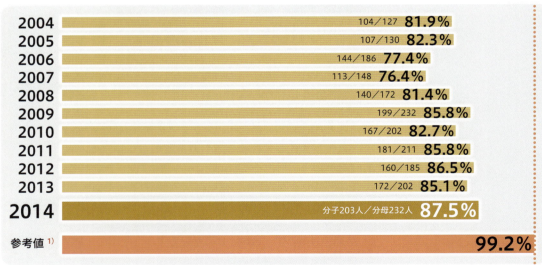

年	分子/分母	%
2004	104/127	81.9%
2005	107/130	82.3%
2006	144/186	77.4%
2007	113/148	76.4%
2008	140/172	81.4%
2009	199/232	85.8%
2010	167/202	82.7%
2011	181/211	85.8%
2012	160/185	86.5%
2013	172/202	85.1%
2014	分子203人/分母232人	87.5%
参考値[1]		99.2%

● 当院値の定義・計算方法
分子：退院時に抗血栓薬が処方されている患者数
分母：18歳以上の虚血性脳卒中患者数
分母除外：死亡退院患者、在院日数が120日以上の患者（一過性脳虚血発作患者；TIA）

● 参考値の定義・計算方法[2]
分子：Ischemic stroke patients prescribed antithrombotic therapy at hospital discharge
分母：Ischemic stroke patients

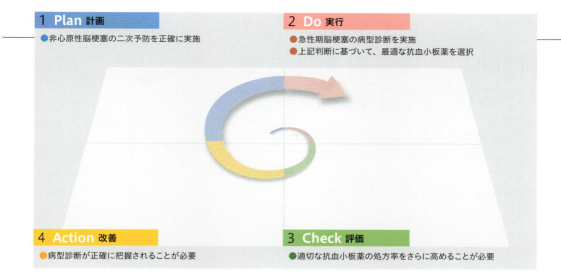

脳梗塞の治療戦略は複雑。病型分類を適切に行い、遅滞なく再発予防を開始する教育を継続

　当院では、2004年の時点ですでに、非心原性脳梗塞と診断された患者の4分の3に対して、退院時再発予防のために抗血小板薬治療が行われており、その後も70％以上の割合で投与されています。ただし、この統計には、退院時点で抗血小板薬内服の適応がある患者かどうかの考慮、すなわち除外基準は設けられていません。アテローム血栓性脳梗塞やラクナ梗塞で抗血栓薬が点滴されたまま急性期転院となったケース、出血リスクの高いケースなどを除くと、2014年では、適応のある患者ほぼすべてが抗血栓薬の投与を受けていました。

　脳梗塞という単一病名ではありますが、病態や時間軸を含めた治療戦略はとても複雑です。病型分類を適切に行う意義、遅滞なく再発予防を開始する教育を継続することが大切であると考えています。

＜参考文献＞
1) America's Hospitals: Improving Quality and Safety; The Joint Commission's Annual Report 2014.
http://www.jointcommission.org/assets/1/18/TJC_Annual_Report_2014_FINAL.pdf
(2015.06.04 available)
2) The Joint Commission; Specifications Manual for National Hospital Inpatient Quality Measures, Version 4.3a STK-2 Discharged on Antithrombotic Therapy.
http://www.jointcommission.org/assets/1/6/NHQM_v4_3a_PDF_10_2_2013.zip
(2015.06.04 available)

43

心房細動・心房粗動を伴う虚血性脳卒中患者における抗凝固薬退院時処方率

心原性脳梗塞での再発予防には、抗凝固薬の投与が推奨されています。わが国の『脳卒中治療ガイドライン2015』では、「心原性脳塞栓症の再発予防は通常、抗血小板薬ではなく抗凝固薬が第一選択薬である（グレードA）」と書かれています。一方で、「出血性合併症はINR2.6を超えると急増する（グレードB）」と書かれています。

したがって、適応のある患者には、抗凝固薬の投与が開始されていることが望まれます。

心房細動・心房粗動を伴う虚血性脳卒中患者における抗凝固薬退院時処方率
Anticoagulation therapy for atrial fibrillation/flutter

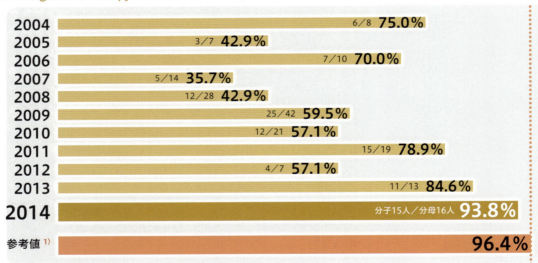

- ●当院値の定義・計算方法
  - 分子：退院時に抗凝固薬が処方されている患者数
  - 分母：18歳以上の心房細動・心房粗動を伴う虚血性脳卒中患者数
  - 分母除外：死亡退院患者、在院日数が120日以上の患者（一過性脳虚血発作患者；TIA）

- ●参考値の定義・計算方法[2]
  - 分子：Ischemic stroke patients prescribed anticoagulation therapy at hospital discharge
  - 分母：Ischemic stroke patients with documented atrial fibrillation/flutter

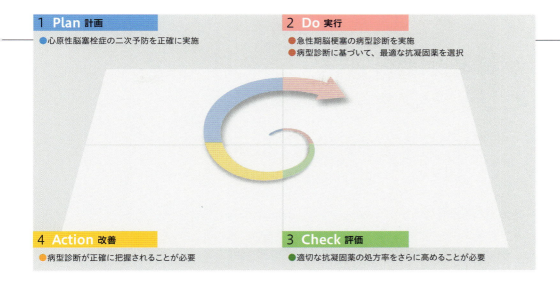

脳梗塞の治療戦略は複雑。病型分類を適切に行う意義、遅滞なく再発予防を開始する教育を継続

　処方率の値に変動はありますが、この統計には退院時点で抗血栓薬内服の適応がある患者かどうかの考慮、すなわち除外基準は設けられていません。急性期転院となったケース、出血リスクの高いケースなどを除くと、適応のある患者ほぼすべてが抗血栓薬の投与を受けていました。

　わが国の『脳卒中治療ガイドライン2015』でも、「ワルファリン、非ビタミンK阻害経口抗凝固薬（Non-vitamin K antagonist oral anticoagulant; NOAC）の治療開始時期に関しては、脳梗塞発症後2週間以内が1つの目安となる。しかし大梗塞例や血圧コントロール不良例、出血傾向例など、投与開始を遅らさざるを得ない場合もある（グレードC1）」、「ワルファリンやNOACの禁忌の症例のみ、アスピリンなどの抗血小板薬を投与するよう勧められる（グレードB）」のように、とくに抗凝固薬（ワルファリンなど）の開始時期や適応の判断は難しいことがあります。

　脳梗塞という単一病名ではありますが、病態や時間軸を含めた治療戦略はとても複雑です。病型分類を適切に行う意義、遅滞なく再発予防を開始する教育を継続することが大切であると考えています。

＜参考文献＞
1) America's Hospitals: Improving Quality and Safety; The Joint Commission's Annual Report 2014. http://www.jointcommission.org/assets/1/18/TJC_Annual_Report_2014_FINAL.pdf (2015.06.04 available)
2) The Joint Commission; Specifications Manual for National Hospital Inpatient Quality Measures, Version 4.3a STK-3 Anticoagulation therapy for atrial fibrillation/flutter. http://www.jointcommission.org/assets/1/6/NHQM_v4_3a_PDF_10_2_2013.zip (2015.06.04 available)

44 脳卒中患者における リハビリテーション実施率

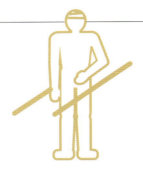

　脳卒中患者では、早期にリハビリテーションを開始することで、機能予後を改善し、再発リスクの増加もみられず、ADLの退院時到達レベルを犠牲にすることなく、入院期間が短縮されることがわかっています。

　わが国の『脳卒中治療ガイドライン2015』では、「不動・廃用症候群を予防し、早期の日常生活動作（ADL）向上と社会復帰を図るために、十分なリスク管理のもとにできるだけ発症後早期から積極的なリハビリテーションを行うことが強く勧められている（グレードA）」と書かれています。したがって、適応のある患者には、早期からリハビリテーションが開始されていることが望まれます。

脳卒中患者におけるリハビリテーション実施率
Percentage of stroke patients who had rehabilitation

年	分子/分母	実施率
2004	96/127	75.6%
2005	105/130	80.8%
2006	150/186	80.6%
2007	125/148	84.5%
2008	147/172	85.5%
2009	185/232	79.7%
2010	162/202	80.2%
2011	189/211	89.6%
2012	164/185	88.6%
2013	171/202	84.7%
2014	分子194人／分母232人	83.6%
参考値[1]		98.6%

●当院値の定義・計算方法
分子：入院中にリハビリテーションを実施した患者数
分母：18歳以上の虚血性脳卒中患者数
分母除外：死亡患者、在院日数が120日を超える患者、一過性脳虚血発作患者

●参考値の定義・計算方法[2]
分子：Ischemic or hemorrhagic stroke patients assessed for or who received rehabilitation services
分母：Ischemic or hemorrhagic stroke patients

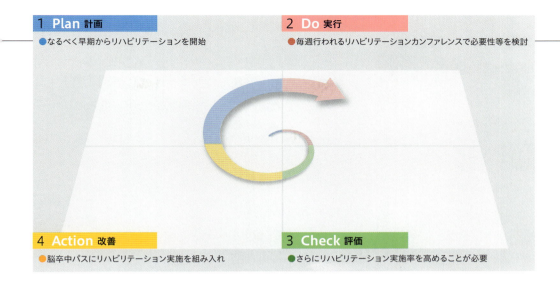

1 **Plan** 計画	2 **Do** 実行
●なるべく早期からリハビリテーションを開始	●毎週行われるリハビリテーションカンファレンスで必要性等を検討
4 **Action** 改善	3 **Check** 評価
●脳卒中パスにリハビリテーション実施を組み入れ	●さらにリハビリテーション実施率を高めることが必要

病型分類を適切に行い、遅滞なくリハビリテーションを開始

　2014年も80％を超える数字です。しかし、実際には一過性脳虚血発作（TIA）やリハビリテーションの必要ない軽症脳卒中患者も分母に含まれており、個別に確認したところ、リハビリテーションが必要な患者ほぼ全員に行われています。

　脳梗塞という単一病名ではありますが、病態や時間軸を含めた治療戦略はとても複雑です。病型分類を適切に行う意義、遅滞なくリハビリテーションを開始する教育を継続することが大切であると考えています。

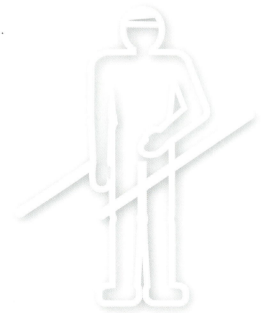

<参考文献>
1) America's Hospitals: Improving Quality and Safety; The Joint Commission's Annual Report 2014.
http://www.jointcommission.org/assets/1/18/TJC_Annual_Report_2014_FINAL.pdf
（2015.06.04 available）
2) The Joint Commission; Specifications Manual for National Hospital Inpatient Quality Measures, Version 4.3a STK-10 Assessed for Rehabilitation.
http://www.jointcommission.org/assets/1/6/NHQM_v4_3a_PDF_10_2_2013.zip
（2015.06.04 available）

第14章

心血管

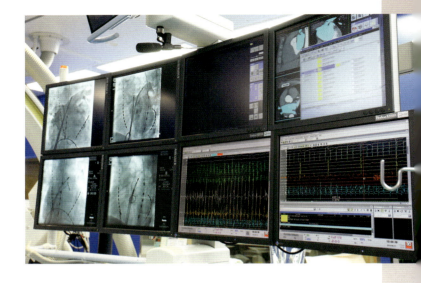

- 45　PCI後24時間以内の院内死亡率
- 46　急性心筋梗塞の患者で病院到着から
　　　PCIまでの所要時間が90分以内の患者の割合
- 47　急性心筋梗塞患者における退院時処方率
　　　（アスピリン、β-遮断薬、ACEI/ARB、スタチン）
- 48　急性心筋梗塞患者における
　　　病院到着前後24時間以内のアスピリン処方率、
　　　急性心筋梗塞患者における
　　　病院到着後24時間以内のβ-遮断薬処方率
- 49　左室機能が悪い急性心筋梗塞患者への
　　　ACEI/ARB退院時処方率
- 50　PCI後24時間以内のCABG実施率
- 51　左室機能が悪い心不全入院患者へのβ-遮断薬処方率、
　　　左室機能が悪い心不全入院患者へのACEI/ARB処方率
- 52　心不全入院患者における左室機能評価
- 53　心不全入院患者における退院後予約割合
- 54　心不全患者における退院後の治療計画記載率
- 55　開心術を受けた患者の平均術後在院日数、
　　　人工心肺手術を受けた患者の平均術後在院日数
- 56　心大血管リハビリテーション外来継続率

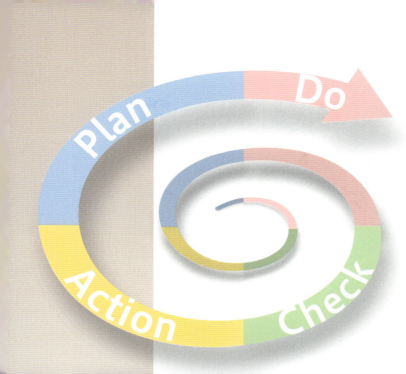
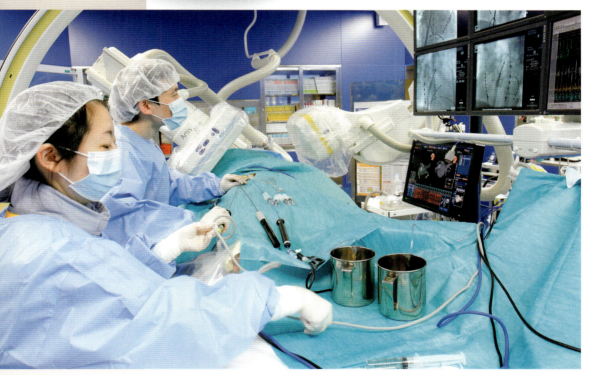

45 PCI後24時間以内の院内死亡率

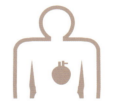

　狭心症の治療には、薬物などの内科的治療、カテーテルによるPCI*、冠動脈バイパス手術があります。また、急性心筋梗塞や不安定狭心症などの急性冠症候群（ACS**）に対してもPCIが行われます。その成功率は、その施設の循環器チーム医療の質を表しており、医師の経験や技量、合併症発生時の対応などが反映されます。

＊ PCI（percutaneous coronary intervention；経皮的冠動脈形成術）
＊＊ ACS（acute coronary syndrome）

PCI後24時間以内の院内死亡率
Mortality rate within 24 hours after PCI

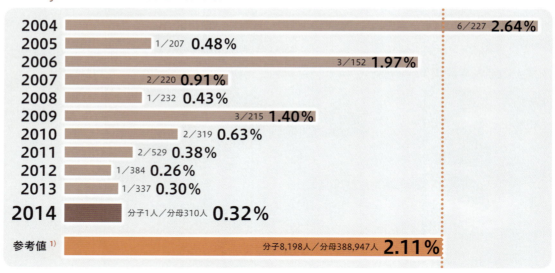

年	分子/分母	割合
2004	6/227	2.64%
2005	1/207	0.48%
2006	3/152	1.97%
2007	2/220	0.91%
2008	1/232	0.43%
2009	3/215	1.40%
2010	2/319	0.63%
2011	2/529	0.38%
2012	1/384	0.26%
2013	1/337	0.30%
2014	分子1人/分母310人	0.32%
参考値[1]	分子8,198人/分母388,947人	2.11%

● 当院値の定義・計算方法
分子：「分母」のうちの24時間以内の院内死亡患者数
分母：40歳以上のPCI（緊急を含む）実施入院患者数

● 参考値の定義・計算方法[2]
分子：Number of deaths (DISP=20) among cases meeting the inclusion and exclusion rules for the denominator
分母：Discharges, age 40 years and older, with ICD-9-CM PTCA code procedure

指標改善パターン
コミュニケーション

1 Plan 計画

- 2011　KICS registryに参加、他施設と比較し、手技の内容を検討開始
- 2011　PCPSなど緊急の生命維持に必要な装置の経皮的導入を心臓血管外科を含めず循環器内科内で行うことを開始
- 2012　CADILLACリスクスコアとZowwleリスクスコアの院内での妥当性検証を実施

2 Do 実行

- 2011　クリニカルパスの再度見直し
- 2013　ST上昇型心筋梗塞を含む急性冠症候群での最初のカテーテル治療のアプローチ部位を橈骨動脈とする
- 2014.1　低リスク群でのST上昇型急性心筋梗塞へ3日間クリニカルパスを導入

4 Action 改善

- クリニカルパスの作成
- 急性心筋梗塞のクリニカルパスは1種類に一度まとめる

3 Check 評価

- 2011　急性心筋梗塞のクリニカルパスでの2種類のパスの妥当性を検討
- 2012　橈骨動脈アプローチの施行率の推移と死亡率の比較を実施
- 2012　橈骨動脈アプローチは増加傾向だが、欧米と同様、血腫・死亡率も大腿動脈アプローチでは橈骨動脈アプローチより高い

救急部・循環器スタッフの合同カンファレンスを継続、チームで適切な対応ができるよう、勉強会を開催

　急性心筋梗塞を含め、24時間以内の院内死亡率は、数値としては決して高くありません。しかし、限りなく0に近い状態で、適応・手技・術後管理を改善していく必要があると考えます。

　おそらく、24時間以内の死亡はカテーテル手技中の問題による死亡などがあてはまると考えられますが、2011年以降は、循環器内科が単独で経皮的心肺補助（PCPS）を導入することが可能となり、心臓血管外科との連携も非常によくなったことが、死亡率低下に大きく寄与していると考えられます。

　当院は三次救急施設であり、ACSや心肺停止蘇生後、心不全合併の多くの患者では、初療を行う救急部スタッフと循環器専門治療を行うスタッフとのコミュニケーションが重要です。そのため、月に1回救急部と循環器チームの合同カンファレンスを継続していきます。

　また、人工呼吸管理、動脈内バルーンパンピング（IABP）、PCPSなどの循環補助治療は医師、看護師、臨床工学技士のチームで行う必要があります。緊急時に適切な対応ができるように、医師、看護師、臨床工学技士を含めたチームでのシミュレーショントレーニングを含め、勉強会を開催していきます。

<参考文献>
1) Agency for Healthcare Research and Quality; INPATIENT QUALITY INDICATOR v5.0 BENCHMARK DATA TABLES. http://www.qualityindicators.ahrq.gov/Downloads/Modules/IQI/V50/Version_50_Benchmark_Tables_IQI.pdf (2015.06.04 available)
2) Agency for Healthcare Research and Quality. AHRQ Quality indicators Inpatient quality indicators technical specifications IQI #30 PCI Mortality rate. http://www.qualityindicators.ahrq.gov/Downloads/Modules/IQI/V50/TechSpecs/IQI_30_Percutaneous_Coronary_Intervention_(PCI)_Mortality.pdf.(2015.06.04 available)

46

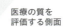

医療の質を評価する側面

急性心筋梗塞の患者で病院到着からPCIまでの所要時間が90分以内の患者の割合

急性心筋梗塞（ST上昇型心筋梗塞；STEMI）の治療には、発症後可能な限り早期に再灌流療法（閉塞した冠動脈の血流を再開させる治療）を行うことが、生命予後の改善に重要です。現在、発症後12時間以内は早期再灌流療法の適応とされ、主にバルーンやステントを使用したPCIが行われます。また、血栓吸引療法を併用する場合もあります。

病院到着（Door）からPCI（Balloon）までの時間は、急性心筋梗塞と診断されてから、緊急心臓カテーテル検査と治療のためのスタッフならびにカテーテル室の準備、さらにPCIの手技までを含む複合的な時間であり、Door-to-Balloon時間と呼ばれます。具体的にはDoor-to-Balloon時間が90分以内であること、あるいは90分以内に再灌流療法が施行された患者の割合が50％以上という指標が用いられます。

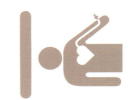

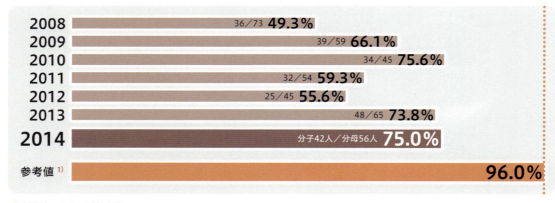

急性心筋梗塞の患者で病院到着からPCIまでの所要時間が90分以内の患者の割合
Primary PCI performed within 90 minutes of hospital arrival

年	値	割合
2008	36/73	49.3%
2009	39/59	66.1%
2010	34/45	75.6%
2011	32/54	59.3%
2012	25/45	55.6%
2013	48/65	73.8%
2014	分子42人/分母56人	75.0%
参考値[1]		96.0%

指標改善パターン

コミュニケーション

業務プロセス

フィードバック

●当院値の定義・計算方法
分子：分母のうち、来院からPCIまでの所要時間（分）が90分以内の患者数
分母：救急部を受診し、24時間以内に緊急PCIを実施した急性心筋梗塞（ST上昇型）患者数

●参考値の定義・計算方法[2]
分子：AMI patients whose time from hospital arrival to primary PCI is 90 minutes or less
分母：AMI patients with ST-elevation or LBBB on ECG who received primary PCI

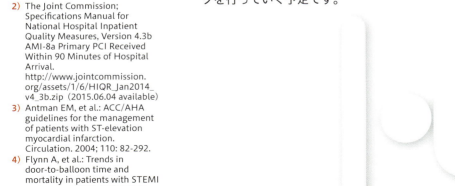

1 Plan 計画	2 Do 実行
●2008.5 心カテテンプレートの運用開始 ●2008.5 各プロセスを、現場の感覚により近いものに決定 ●2010.3 継続的なモニタリングによる数値改善のため年1回のフォローに変更 ●2013.5 数値悪化のため現状を心血管センター運営会議へフィードバック	●2013.6 救急部と循環器内科とのカンファレンスを再度開始 ●2013.6 救急外来での胸部X線撮像中止 ●2013.6 救急外来での尿道カテーテル挿入中止

4 Action 改善	3 Check 評価
●2008.10 検査結果の前に循環器医師を呼ぶ運用を決定 ●2008.10 患者来院時間、循環器医師call時間、循環器医師ER到着時間のチャート記載を依頼 ●モニタリングの継続	●2008.6 各プロセスの所要時間を患者毎に分析 ●2013.7 改善策実施後の効果を確認し、3か月に一度のモニタリングの変更

救急部とのカンファレンスで改善方法を検討、Door-to-Balloon時間のさらなる短縮へ

　救急部（ER）と循環器チームのカンファレンスを開始したものの、当初は数値に関してしっかり観察できていませんでした。しかし、2011年・2012年の数値の低下に危機感を感じ、再度初療に携わる救急部とのカンファレンス（毎月開催）で改善方法がないか検討しました。

　そこで、ERでの診療時に胸部X線写真と尿道カテーテルの挿入を日常的に行うのではなく、必要時のみ施行するように決定しました。この決定により、心電図施行後からのカテーテル室への入室時間は約10分の短縮が可能となりました。2013年以降、90分以内の到達件数がようやく70％台まで増加した次第です。

　2013年6月からは顕著にDoor-to-Balloon時間は短縮されています。現在も医師による時間の差が多少あるため、フィードバックを行っていく予定です。

<参考文献>
1) America's Hospitals: Improving Quality and Safety; The Joint Commission's Annual Report 2014. http://www.jointcommission.org/assets/1/18/TJC_Annual_Report_2014_FINAL.pdf （2015.06.04 available）
2) The Joint Commission; Specifications Manual for National Hospital Inpatient Quality Measures, Version 4.3b AMI-8a Primary PCI Received Within 90 Minutes of Hospital Arrival. http://www.jointcommission.org/assets/1/6/HIQR_Jan2014_v4_3b.zip （2015.06.04 available）
3) Antman EM, et al.: ACC/AHA guidelines for the management of patients with ST-elevation myocardial infarction. Circulation. 2004; 110: 82-292.
4) Flynn A, et al.: Trends in door-to-balloon time and mortality in patients with STEMI undergoing PPCI. Arch Intern Med. 2010; 170: 1842-1849.

47

急性心筋梗塞患者における退院時処方率
（アスピリン、β-遮断薬、ACEI/ARB、スタチン）

　近年の急性心筋梗塞の死亡率の減少において、カテーテル治療の役割が非常に大きかったことは周知の事実です。わが国において、急性心筋梗塞（特にST上昇型心筋梗塞）に対してカテーテル治療を行うことは、すでに標準化されているといえます。
　しかし、治療はそこで終わりではありません。必要なことは、心

急性心筋梗塞患者における退院時処方率
Aspirin, Beta-blocker, ACEI or ARB, Statin prescribed at discharge

アスピリン

年	分子/分母	割合
2004	90/95	94.7%
2005	74/79	93.7%
2006	107/109	98.2%
2007	98/99	99.0%
2008	95/97	97.9%
2009	103/103	100.0%
2010	70/73	95.9%
2011	85/86	98.8%
2012	93/93	100.0%
2013	95/95	100.0%
2014	分子80人/分母82人	97.6%
参考値[1]		99.3%

β-遮断薬

年	分子/分母	割合
2004	16/95	16.8%
2005	13/79	16.5%
2006	19/109	17.4%
2007	25/99	25.3%
2008	74/97	76.3%
2009	80/103	77.7%
2010	61/73	83.6%
2011	82/86	95.3%
2012	93/93	100.0%
2013	90/95	94.7%
2014	分子80人/分母82人	97.6%
参考値[1]		99.2%

指標改善パターン
勉強会・研修会

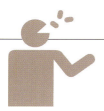

筋梗塞を再発させず、心筋梗塞に関連した心血管病での死亡などを防ぐ二次予防です[1)2)3)]。二次予防に必須とされる薬物治療を退院時に処方導入することはガイドラインでも推奨されており、すでに海外でも医療の質の項目にも取り入れられています。また、処方率そのものも医療の質を表すと考えられています。

ACEI/ARB

年	分子/分母	%
2004	75/95	78.9%
2005	56/79	70.9%
2006	88/109	80.7%
2007	89/99	89.9%
2008	94/97	96.9%
2009	102/103	99.0%
2010	70/73	95.9%
2011	83/86	96.5%
2012	87/93	93.5%
2013	86/95	90.5%
2014	分子73人/分母82人	89.0%

スタチン

年	分子/分母	%
2004	54/95	56.8%
2005	40/79	50.6%
2006	84/109	77.1%
2007	80/99	80.8%
2008	85/97	87.6%
2009	88/103	85.4%
2010	62/73	84.9%
2011	77/86	89.5%
2012	81/93	87.1%
2013	86/95	90.5%
2014	分子76人/分母82人	92.7%
参考値[1)]		98.6%

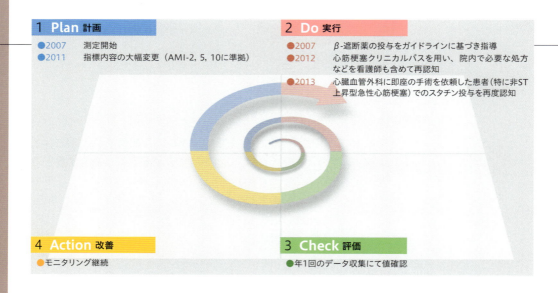

安全で効果的な処方と画一的にエビデンスを活用できるクリニカルパスなどで対応を継続

● アスピリン

　急性心筋梗塞において、病態生理の見地からアスピリンの処方率は100％に近くあるべきだと考えられます。当院でも、常に90％後半での処方率です。当院の一部の患者において、若年者で冠攣縮性狭心症および塞栓性による心筋梗塞と診断され、アスピリンが処方されていないことがあり、ワルファリンやCa拮抗薬にて治療を行っています。この100％とのギャップは、個々に対する治療のオーダーメイドであると考えられます。

　また、2012年、2013年度は偶然にも100％となっていますが、この2年間は冠攣縮と考えられた症例にも動脈硬化病変を認め、抗血小板薬を使用している傾向がありました。動脈硬化を認める冠攣縮性狭心症におけるアスピリン投与に関しては強いエビデンスはなく、個々の患者リスクに基づいて治療される形でよいと考えています。アスピリンの処方率の観点からみても、海外のデータ[1]も常に100％ではなく、ほぼ同程度の数値となっています。動脈硬化性の疾患の発症率（二次予防の効果）と抗血小板薬の副作用の関係も考慮しながら、今後も高いアスピリン処方率を維持し、向上していきたいと考えています。

● β-遮断薬

　2006年、2007年度の極めて低いβ-遮断薬の処方率から、勉強会や医師の啓蒙活動によって処方率が劇的に改善しています。それでも、2010年度以前は90％以下でしたが、これは心不全合併例、高齢者・慢性閉塞性肺疾患患者への処方の敬遠があると考えられ

● 当院値の定義・計算方法
【アスピリン】
分子：退院時にアスピリンが処方されている患者数
分母：急性心筋梗塞の診断で入院し生存退院した患者数

【β-遮断薬】
分子：退院時にβ-遮断薬が処方されている患者数
分母：急性心筋梗塞の診断で入院し生存退院した患者数

【ACEI/ARB】
分子：退院時にACEI/ARBが処方されている患者数
分母：急性心筋梗塞の診断で入院し生存退院した患者数

【スタチン】
分子：退院時にスタチンが処方されている患者数
分母：急性心筋梗塞の診断で入院し生存退院した患者数

● 参考値の定義・計算方法 [5)6)7)]
【アスピリン】
分子：AMI patients who are prescribed aspirin at hospital discharge
分母：AMI patients

【β-遮断薬】
分子：AMI patients who are prescribed a beta-blocker at hospital discharge
分母：AMI patients

【スタチン】
分子：AMI patients who are prescribed a statin medication at hospital discharge
分母：AMI patients

ます。高齢者や慢性閉塞性肺疾患患者においてもβ-遮断薬の処方は有効であるという報告も多々あり、少しずつ処方率も改善していると考えます[4]。今後もクリニカルパスの改変、積極的な処方行動を促す形で、さらに処方率の向上を検討しています。

● ACEI/ARB

2008年度以降、処方率は非常に高く、海外のデータ[1]と比較しても遜色ないと考えられます。今後も、高い処方率を維持していきたいと考えていましたが、2013年、2014年度は処方率が低下傾向であり、再度周知が必要と考えられます。

● スタチン

当院におけるスタチン処方率も継続して上昇しており、欧米のデータとも遜色ありません。しかし、われわれも現状で満足しているわけではなく、2013年度の試みとして、まず2012年度に処方されなかった患者群を抽出してみました。非ST上昇型心筋梗塞などの場合には心臓血管外科に転科し、冠動脈バイパス術を施行してもらうことがあります。そのような場合、β-遮断薬やスタチン、ACEI/ARBが忘れられることが数症例で認められました。この件に関して心臓血管外科の医師と相談し、そうした結果、2013年度は非常に協力的に積極的介入を行ってもらいました。2013年度には、心臓血管外科退院患者でスタチン処方が抜けている患者はいませんでした。このような診療科を超えた患者への治療こそが、チーム医療といえるのではないかと実感した次第です。今後はこの高い処方率を継続しながら、適切な患者選択と適切な治療を継続していきたいと考えています。

昨年の課題であった、スタチン処方に関しては解決していると考えます。一方で、ACEI/ARB処方が低下しており、こちらの再評価および介入が必要だと考えられます。

前にも述べましたが、今後は高い処方率を維持しながら、ただ処方するだけではなく、安全に効果的な処方を継続していきたいと考えています。個々の医師の間で差ができないように、漏れがなく、画一的にエビデンスを活用できるクリニカルパスなどで対応を継続していきたいと考えています。

<参考文献>
1) America's Hospitals: Improving Quality and Safety; The Joint Commission's Annual Report 2014. http://www.jointcommission.org/assets/1/18/TJC_Annual_Report_2014_FINAL.pdf (2015.06.04 available)
2) 循環器病の診断と治療に関するガイドライン（2006）. Guidelines for Secondary Prevention of Myocardial Infarction（JCS 2006）. Prevention, (Jcs), 1-52.
3) 循環器病の診断と治療に関するガイドライン（2008）. Guidelines for the management of patients with ST-elevation myocardial infarction（JCS 2008）. Circulation Journal; 72: 1347-1442.
4) Foresi A, Cavigioli G, Signorelli G, Pozzoni MB, Olivieri D: Is the use of beta-blockers in COPD still an unresolved dilemma？ Respiration; international review of thoracic diseases 2010; 80 (3): 177-187. doi: 10.1159/000318583.
5) The Joint Commission; Specifications Manual for National Hospital Inpatient Quality Measures, Version 4.3b AMI-2 Aspirin Prescribed at Discharge. http://www.jointcommission.org/assets/1/6/HIQR_Jan2014_v4_3b.zip (2015.06.04 available)
6) The Joint Commission; Specifications Manual for National Hospital Inpatient Quality Measures, Version 4.3b AMI-5 Beta-Blocker Prescribed at Discharge. http://www.jointcommission.org/assets/1/6/HIQR_Jan2014_v4_3b.zip (2015.06.04 available)
7) The Joint Commission; Specifications Manual for National Hospital Inpatient Quality Measures, Version 4.3b AMI-10 Statin Prescribed at Discharge. http://www.jointcommission.org/assets/1/6/HIQR_Jan2014_v4_3b.zip (2015.06.04 available)
8) Hector MM, Christopher PC, Xin Z, et al.: Quality of acute myocardial infarction care and outcomes in 33,997 patients aged 80 years or older: Findings from Get With The Guidelines-Coronary Artery Disease (GWTG-CAD).

48

Structure / **Process** / Outcome 医療の質を評価する側面

急性心筋梗塞患者における病院到着前後24時間以内のアスピリン処方率、急性心筋梗塞患者における病院到着後24時間以内のβ-遮断薬処方率

　急性心筋梗塞において、血小板による血管閉塞および心筋との需要供給関係の破綻、心筋のリモデリングが問題であり、過去の報告から抗血小板薬およびβ-遮断薬の投与が必須であることはいうまでもありません。

　過去の欧米のガイドラインにおいても、急性期におけるアスピリンおよびβ-遮断薬の処方は、Class I となっています。これらは心筋梗塞量の減少やイベント抑制にかかわっているため、医療の質を示すのには適した指標と考えられます。

急性心筋梗塞患者における病院到着前後24時間以内のアスピリン処方率
Aspirin at arrival

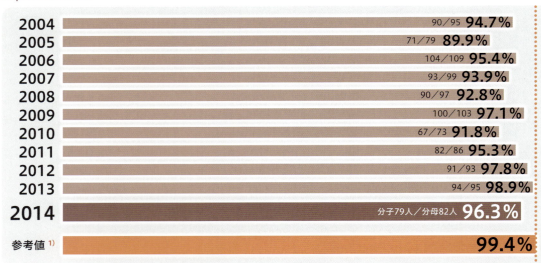

年	分子/分母	割合
2004	90/95	94.7%
2005	71/79	89.9%
2006	104/109	95.4%
2007	93/99	93.9%
2008	90/97	92.8%
2009	100/103	97.1%
2010	67/73	91.8%
2011	82/86	95.3%
2012	91/93	97.8%
2013	94/95	98.9%
2014	分子79人/分母82人	96.3%
参考値[1]		99.4%

●当院値の定義・計算方法
分子：病院到着前後24時間以内にアスピリンが処方されている患者数
分母：急性心筋梗塞の診断で入院し生存退院した患者数
●参考値の定義・計算方法[2]
分子：AMI patients who received aspirin within 24 hours before or after hospital arrival
分母：AMI patients

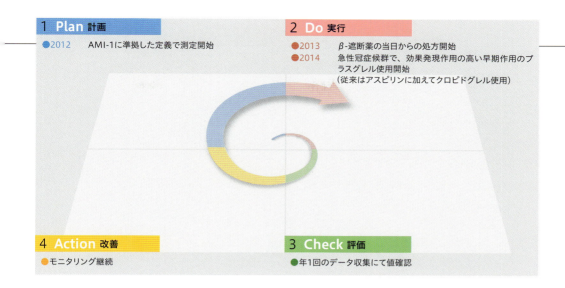

急性心筋梗塞患者における病院到着後24時間以内のβ-遮断薬処方率
Beta-blocker at arrival

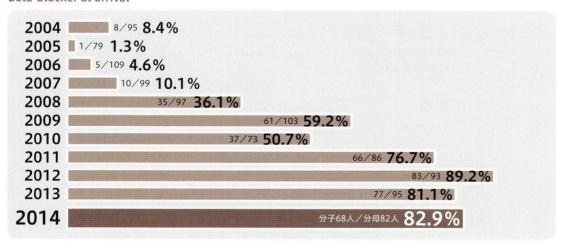

● 当院値の定義・計算方法
分子：病院到着後24時間以内にβ-遮断薬が処方されている患者数
分母：急性心筋梗塞の診断で入院し生存退院した患者数

医師の認識の改善、
救急外来受診時の新たな薬剤の導入を検討

　アスピリンは来院時に処方し、退院時も同様であるため、来院時処方率および退院時処方率はほぼ同率で、かなり高値を維持しています。一方で、β-遮断薬の入院時処方率は2012年までは年々改善していましたが、2013年には低値となっています。これは、当院に新たなスタッフが入ったことなどにより、24時間以内のβ-遮断薬処方の重要性の理解が浸透できていなかったという医師による因子と、患者因子によるものの両方が考えられます。2014年は少し改善傾向ですが、これからも早期介入をしっかり周知しておく必要があると考えています。

　β-遮断薬の処方に禁忌とされる心原性ショックや房室ブロックなど、これら以外の場面でも、高齢者および血圧が120mmHg程度である場合にショックに陥りやすいというような過去の報告も含め、医師の処方行動に制限が入っているからであると考えられます。

　アスピリン処方率は退院時処方と同様で、欧米のデータと比較しても遜色ありません。一方、β-遮断薬処方率に関しては、2012年より低下していることについて再度、医師の認識の改善とさらに救急外来を受診した時点での処方、例えば貼付剤というような新たな薬剤の導入で解決できないかということも検討していく予定です。

<参考文献>
1) America's Hospitals: Improving Quality and Safety; The Joint Commission's Annual Report 2014.
http://www.jointcommission.org/assets/1/18/TJC_Annual_Report_2014_FINAL.pdf (2015.06.04 available)
2) The Joint Commission; Specifications Manual for National Hospital Inpatient Quality Measures, Version 4.3b AMI-1 Aspirin at Arrival.
http://www.jointcommission.org/assets/1/6/HIQR_Jan2014_v4_3b.zip (2015.06.04 available)

St. Luke's コラム――2

「終わりのない旅」は幻想？
患者への害を"ゼロ"へ

　カテーテル関連血流感染症、膀胱留置カテーテル関連感染症、手術創感染症などの院内感染、患者の取り違えといったエラーに起因する患者への害（harm）をゼロにすることは可能でしょうか？

　過去10年近く、院内で発生するインシデント・アクシデントにできる限りの対応をしてきました。しかしながら、毎朝のインシデント・アクシデント報告会で害がゼロにならない状況に接し続け、そもそも害をゼロにすることは不可能だとの思いを抱くようになりました。そして、患者安全は「終わりのない旅」だと、半分あきらめに似た思いで口にする機会も増えてきていたように思います。

　ところが、です。米国のJC（Joint Commission）が関わるHigh Reliabilityプロジェクトで、6年以上にわたって、輸血に伴う事故や中心静脈カテーテル関連感染症、人工呼吸器関連肺炎の発症をゼロにできた病院が出てきているのです。米国テキサス州ヒューストンにある、12の病院群からなるMemorial Hermannヘルスシステムです。手指消毒実行率が、2006年以前の44％から92％に上がっていて、その割合が85％を超えたところで、中心静脈カテーテル関連感染症、人工呼吸器関連肺炎がゼロになったと報告されています(Shabot MM, et al. :high reliability from board to bedside. Jt Comm J Qual Patient Saf. 2013; 39: 253-257.)。

　聖路加国際病院での手指消毒実行率は徐々に高くなってきているとはいえ、70％台です。どうにか、85％を超えて、上記の重大な院内感染症の発生がゼロになるのを見届けたいものです。

49

左室機能が悪い急性心筋梗塞患者への ACEI/ARB 退院時処方率

　ACEI、ARBはレニンアンジオテンシン系の抑制に非常に重要な薬で、単なる血圧コントロールの薬でなく、過去の報告から長期予後の改善を見込める薬であるとされています。

　特に、左室機能が低下している急性心筋梗塞患者においてはリモデリングの抑制効果も認められており、欧米のガイドラインでも指標として用いられています[3]。したがって、医療の質を測るには、適切な指標と考えています。

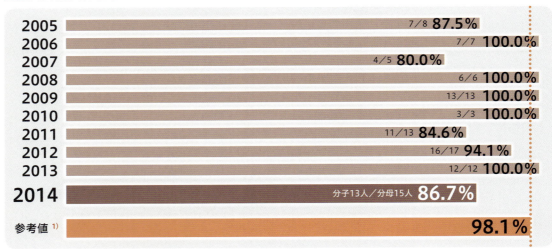

左室機能が悪い急性心筋梗塞患者へのACEI/ARB退院時処方率
ACEI or ARB for LVSD

年	分子/分母	%
2005	7/8	87.5%
2006	7/7	100.0%
2007	4/5	80.0%
2008	6/6	100.0%
2009	13/13	100.0%
2010	3/3	100.0%
2011	11/13	84.6%
2012	16/17	94.1%
2013	12/12	100.0%
2014	分子13人/分母15人	86.7%
参考値[1]		98.1%

●当院値の定義・計算方法
分子：退院時にACEI/ARBが処方されている患者数
分母：左室機能が悪い急性心筋梗塞入院患者数

●参考値の定義・計算方法[2]
分子：AMI patients who are prescribed an ACEI or ARB at hospital discharge
分母：AMI patients with LVSD

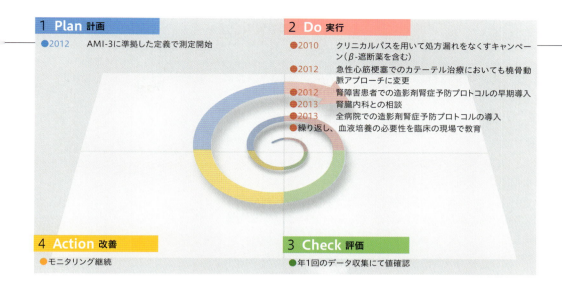

指標値自体の改善よりも母集団の選定を慎重に考慮し、積極的な処方を継続

当院でも積極的に処方を行っており、基本的にほぼ全例処方しています。また、全件カルテレビューを行っていますが、やはり急性腎障害や、その中でも造影剤腎症を併発した患者において、退院時処方が含まれない場合があります。

当院では腎臓内科と連絡を密に行っており、造影剤腎症においても、両科で「ACEI/ARBともに禁忌ではないが慎重に判断する」としています。基本的に退院時に処方していなくとも、腎機能が落ち着いた外来で投与を再開しており、このような意識が長期予後につながる形だと考えています。腎臓内科でのQI指標である、「慢性腎臓病患者でのRAS阻害薬処方率」にも含有されますが、その中でも心筋梗塞後の二次予防ということで、今後も意識を高く持ち、継続していきたいと考えています。

ただし、急性腎障害に関しては、例外的に対応していく形がよいと考えています。

単に指標値自体の改善より、母集団の選定を十分慎重に考慮したいと考えています。現時点でそのような急性腎障害の患者を除外する予定はありません。

<参考文献>
1) America's Hospitals: Improving Quality and Safety; The Joint Commission's Annual Report 2014.
http://www.jointcommission.org/assets/1/18/TJC_Annual_Report_2014_FINAL.pdf (2015.06.04 available)
2) The Joint Commission; Specifications Manual for National Hospital Inpatient Quality Measures, Version 4.3b AMI-3 ACEI or ARB for LVSD. http://www.jointcommission.org/assets/1/6/HIQR_Jan2014_v4_3b.zip (2015.06.04 available)
3) ACC/AHA Clinical Performance Measures for Adults With ST-Elevation and Non ST-Elevation Myocardial Infarction: A Report of the American College of Cardiology/American Heart Association Task Force on Performance Measures (Writing Committee to Develop Performance Measures on ST-Elevation and Non-ST-Elevation Myocardial Infarction). Circulation 2006, 113: 732-761.

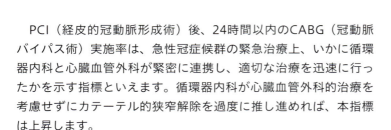

PCI後24時間以内のCABG実施率

　PCI（経皮的冠動脈形成術）後、24時間以内のCABG（冠動脈バイパス術）実施率は、急性冠症候群の緊急治療上、いかに循環器内科と心臓血管外科が緊密に連携し、適切な治療を迅速に行ったかを示す指標といえます。循環器内科が心臓血管外科的治療を考慮せずにカテーテル的狭窄解除を過度に推し進めれば、本指標は上昇します。

　PCI後24時間以内のCABGは、元来PCIの合併症である急性冠閉塞を生じた場合の治療手段としてのCABGでした。ステントが出現する前はPCIの5％前後に急性冠閉塞が生じており、PCIの質を意味する指標でもありました。しかし、ステントが多用されるようになり、急性冠閉塞は減少したため、通常の待機的PCIから24時間以内にCABGを必要とする例も減少しています。

　その一方、急性冠症候群での多枝病変、左主幹部病変例は、再灌流療法としてのPCIと完全血行再建を目的とした準緊急CABGというハイブリッド治療（複数の疾患を同時に治療すること、例えば心臓疾患と大動脈疾患の同時治療）のよい適応と考えられます。PCIの質、ならびに急性期心筋虚血治療における内科・外科の協議の適切性を評価する観点でこの指標を取り上げるのであれば、このハイブリッド治療を除いた発生数に注目するべきであるといえるでしょう。

●当院値の定義・計算方法
分子： 経皮経管冠動脈形成術拡張術施行後、24時間以内の冠動脈バイパス・グラフトを施行した患者数
分母： 経皮経管冠動脈形成術拡張術施行患者数

●参考値の定義・計算方法[1]
分子： Total number of inpatients undergoing CABG within 24 hours of a PTCA (with or without stenting) in the same admission
分母： Total number of inpatients undergoing PTCA (with or without stenting)

指標改善パターン
コミュニケーション

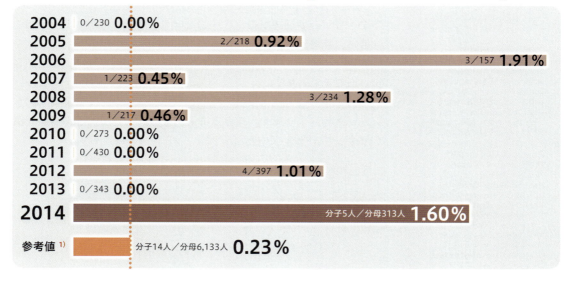

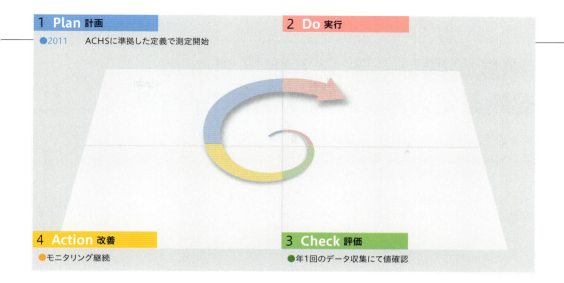

これまで以上に循環器内科と心臓血管外科の連携を密にしたハートチーム医療を

　PCI後24時間以内のCABG実施率は年度により変動していましたが、0～1.9％でした。この数字はAustralian CouncilのQIより高いですが、実際はその中にハイブリッド治療が含まれています。決して高い値ではありませんが、参考値に劣ります。

　しかし、2011年4月に心血管センターがオープンしたことにより、内科と外科が一体となったハートチーム医療が行われるようになったこともまた、PCI治療途中でもリアルタイムに状況を判断して、外科チームと連携がとれるようになり、CABGの選択がよりスムーズになった結果でもあるといえます。

　PCIの過剰適応を戒め、適切な緊急冠血行再建法を選択していることを示すためには、上記のQI指標の数字とともに、緊急ハイブリッド治療を除いた数値も観察する必要があるでしょう。後者の数字を0％に限りなく近づけられるよう、循環器内科と心臓血管外科がこれまで以上に連携を密にしていきます。

＜参考文献＞

1) Australian Council on Healthcare Standards (ACHS). Internal Medicine version 5. Retrospective data in full. Australasian Clinical Indicator Report 2005-2012. http://www.achs.org.au/media/76249/internalmedicine.pdf （2014.05.26 available）

51

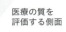

医療の質を評価する側面

左室機能が悪い心不全入院患者への β-遮断薬処方率、ACEI/ARB処方率

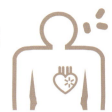

　左室機能が悪い心不全入院患者へのβ-遮断薬、ACEI/ARB処方率は、循環器領域のPerformance measuresの1つであり、世界的な心不全における医療の質の1つの項目です。左室駆出率（Ejection fraction；EF）の低下した患者の治療方針上、ACE阻害薬（ARB）およびβ-遮断薬はガイドラインでも強く推奨されています。

左室機能が悪い心不全入院患者へのβ-遮断薬処方率
Beta-blocker therapy for left ventricular systolic dysfunction

年	分子/分母	%
2008	11/15	73.3%
2009	19/33	57.6%
2010	36/41	87.8%
2011	57/70	81.4%
2012	76/95	80.0%
2013	分子66人/分母75人	88.0%

左室機能が悪い心不全入院患者へのACEI/ARB処方率
ACEI or ARB for LVSD

年	分子/分母	%
2008	15/15	100.0%
2009	32/33	97.0%
2010	40/41	97.6%
2011	65/70	92.9%
2012	83/95	87.4%
2013	62/75	82.7%
2014	分子60人/分母79人	75.9%
参考値[3]		97.4%

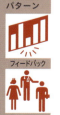

指標改善パターン
フィードバック
コミュニケーション

第14章　心血管

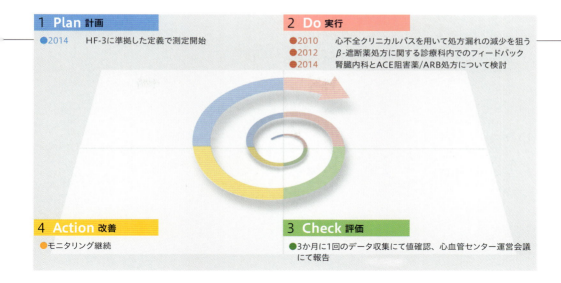

- **当院値の定義・計算方法**
  - 分子：退院後1年以内にβ-遮断薬が処方された患者数
  - 分母：18歳以上の左室機能が悪い（＝LVEFが40％未満）心不全入院患者数
  - 分母除外：死亡退院患者、慢性心不全やその入院で症状がないもの
- **参考値の定義・計算方法[1]**
  - 分子：Patients who were prescribed beta-blocker therapy either within a 12 month period when seen in the outpatient setting or at hospital discharge
  - 分母：All patients aged 18 years and older with a diagnosis of heart failure with a current or prior LVEF < 40%

- **当院値の定義・計算方法**
  - 分子：入院中にACEI/ARBが処方された患者数
  - 分母：18歳以上の左室機能が悪い（＝LVEFが40％未満）心不全入院患者数
  - 分母除外：死亡退院患者、在院日数が120日以上の患者、慢性心不全やその入院で症状がないもの
- **参考値の定義・計算方法[2]**
  - 分子：Heart failure patients who are prescribed an ACEI or ARB at hospital discharge
  - 分母：Heart failure patients with LVSD

高齢の心不全患者における処方が予後を改善するかなどについて検討し、今後の方針を決定

● β-遮断薬

　現在当院におけるβ-遮断薬の処方率に関しては決して満足のいくものではありません。処方していない理由に関して後ろ向きに検討したところ、患者が高齢である、もしくは患者の心機能低下・血圧低下が強く、処方するタイミングを逸しているという、2つのパターンを認めました。

　2012年では、処方できていない8人のうち7人が75歳以上でした。このような心不全患者において、β-遮断薬の処方でACEI/ARBと同様に予後が改善するかどうか、再度当院で方針決定を行いながら使用する必要があると考えます。

　β-遮断薬は、禁忌のない患者には投与すべきです。根本的に重要なことは、EF低下の心不全患者において、β-遮断薬導入前にACE阻害薬/ARBを増量しても効果が低いため、より積極的にβ-遮断薬を導入すべきであることも認識して、β-遮断薬の必要性を再認識すべきです。このことは医師だけではなく、心不全チームで共通認識することが必須です。

　さらに、個別患者の検討では、高齢であることが障壁となっていることは先にも触れましたが、どの年齢まで導入すべきか、たとえば95歳の心不全患者において、β-遮断薬の新規導入がよりよいアウトカムをもたらすかどうかということは、考えておく必要があるでしょう。

心機能低下の症例において、β-遮断薬を導入する機会を逸している場合は、むしろ積極的な導入の適応であるため、現状の数値は許容できません。周知徹底し、チームとして処方率を向上させる必要があると考えます。

● ACE阻害薬/ARB

当院での処方率は、低下傾向になっています。処方できていない症例において理由を確認すると、腎機能障害があり導入できなかった、もしくは単純に導入すべきであるが投与できない理由が見当たらないという、2つのパターンに分類されました。

基本的に血管浮腫などの禁忌がないEF低下の心不全では投与すべきですが、ガイドラインでも「慎重に投与する」という指摘があるのは以下の場合です。
(1) 血圧＜80mmHg
(2) クレアチニン（Cr）＞3mg/dl
(3) 血清K値＞5mEq/l[1]

考慮すべきはCr＞3mg/dlの基準ですが、腎機能障害でも、当院で処方されていなかった腎機能障害患者においてはほとんどCr＜3mg/dlであり、当院のスタンスは慎重すぎるといえるかもしれません。ただし、腎臓内科とのディスカッションでは高齢者の心不全において、どこまで処方を継続することが本当に予後に関与するのか？　透析はどう考えるのか？　など、非常に多くの因子が関わっており、診療科を超えてどのように治療していくのがベストかという答えはまだ出せない状況です。今後の方針はいくつかのデータを参考に決定する予定です。

腎機能障害を伴う患者に関しては、全症例を腎臓内科にも相談して治療を行っており、病院としてどのCr値もしくは推算糸球体濾過量値（eGFR値）でACE阻害薬/ARBの慎重投与とするのかということに関して、チームとして検討するのがよいでしょう。投与できていなかった患者の中に処方できたと考えられる患者が一定数いると思われます。腎臓内科との考え方を共有することで、より質の高い医療が実践できると考えています。

当院では、クリニカルパスにチームからの処方確認を再想起するように指示を入れていますが、完全に行われていないと考えます。このあたりに関しても、今後は、心不全チームによる監視を行うのも1つのよい方法であると考えています。

＜参考文献＞

[1] American College of Cardiology Foundation (ACCF)/American Heart Association (AHA)/Physician Consortium for Performance Improvement® (PCPI™), Heart Failure Performance Measurement Set, ACCF/AHA Approved December 2010, PCPI Approved January 2011, Updated May 15, 2012. http://www.ama-assn.org/ama1/pub/upload/mm/pcpi/hfset-12-5.pdf (2014.07.07 available)

[2] The Joint Commission; Specifications Manual for National Hospital Inpatient Quality Measures, Version 4.3b HF-3 ACEI or ARB for LVSD. http://www.jointcommission.org/assets/1/6/HIQR_Jan2014_v4_3b.zip (2015.06.04 available)

[3] America's Hospitals: Improving Quality and Safety; The Joint Commission's Annual Report 2014. http://www.jointcommission.org/assets/1/18/TJC_Annual_Report_2014_FINAL.pdf (2015.06.04 available)

[4] Yancy CW, Jessup M, Bozkurt B, Butler J, Casey DE, Jr., Drazner MH, Fonarow GC, Geraci SA, Horwich T, Januzzi JL, Johnson MR, Kasper EK, Levy WC, Masoudi FA, McBride PE, McMurray JJ, Mitchell JE, Peterson PN, Riegel B, Sam F, Stevenson LW, Tang WH, Tsai EJ, Wilkoff BL: 2013 accf/aha guideline for the management of heart failure: A report of the american college of cardiology foundation/american heart association task force on practice guidelines. Circulation. 2013; 128: e240-327.

医療の質を評価する側面：Process

52 心不全入院患者における左室機能評価

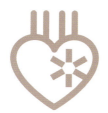

　循環器領域において、医療の質を示す指標としてPerformance measuresが用意されており、心不全も例外ではありません[2]。この指標も、心不全のPerformance measuresにおいて、1つの指標として挙げられています。その理由として、心不全において左室収縮機能を評価するのは、エビデンスに基づく治療を行うために絶対に必要であるからです。

　心不全の治療のうち、エビデンスに基づいていて強く推奨されているものは限られています。その中に、ACE阻害薬/ARBとβ-遮断薬があり、左室の駆出率（Ejection fraction; EF）が低下している患者で有効とされています[3]。そのため、左室収縮機能を確認することは、エビデンスに基づく治療を行うための最低限の必要事項であり、医療の質を示す1つの指標と考えられます。

心不全入院患者における左室機能評価
Evaluation of LVS function

年	分子/分母	%
2004	106/118	89.8%
2005	104/116	89.7%
2006	109/120	90.8%
2007	96/109	88.1%
2008	116/133	87.2%
2009	130/142	91.5%
2010	159/179	88.8%
2011	171/189	90.5%
2012	187/190	98.4%
2013	182/185	98.4%
2014	分子210人/分母223人	94.2%

●当院値の定義・計算方法
分子：入院前3か月から退院までに、心エコー検査を実施した患者数、または、入院前3か月から退院までに、退院後3か月以内の心エコー検査の依頼をオーダーしている患者数
分母：心不全入院患者数
分母除外：死亡退院患者、在院日数が120日以上の患者、慢性心不全やその入院で症状がないもの

●参考値の定義・計算方法[1]
分子：Heart failure patients with documentation in the hospital record that LVS function was evaluated before arrival, during hospitalization, or is planned for after discharge
分母：Heart failure patients

第14章　心血管

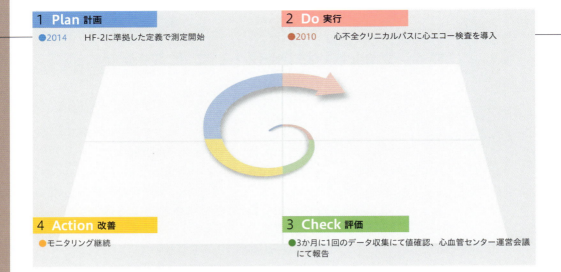

クリニカルパスでの継続的な評価、心エコー検査時の測定結果の記録、入院後早期の評価を周知徹底

　当院でも、実際に心機能評価を正式な形で行っていない患者が散見されました。そのような患者においても、われわれは入院時に必ず医師による心エコー検査を行っていますが、記載漏れがあることや、測定項目が一定していないことが多く、統一されていないことは大きな問題です。

　当院では、2010年10月にクリニカルパスを作成し、医師間での差をなくすことで、できる限りエビデンスに基づく管理・治療を最低限行えるような仕組みを作成しました。心エコー検査もその1つです。その影響により、2012年からは明らかに数値は改善しています。しかし、それでも100％に満たない条件を確認してみたところ、以下のパターンが認められました。
(1) 急性期転院
(2) 急性期死亡
(3) 心不全が軽度であり、短期間すぎたため、後日外来で評価
(4) 3～6か月までの心エコー記録があるため、施行していない

　この評価のみで、入院期間に治療を行っている現実が再認識されました。急性期転院、急性期死亡の症例では、医師による心機能評価の明確な記載および、かなり以前の心機能評価を用いることの問題点は明らかです。可能な限り、100％に近くあるべきです。

　基本的には、クリニカルパスによって忘れずに評価するシステムを解決策として継続的に検討していく必要があるでしょう。

前述と同様に、医師による心エコー検査施行時に一定の様式に則って測定結果を記録し、それが難しい場合は心エコーオーダーを出すことを、再度周知徹底します。
　さらに、過去のデータのみに依存するのではなく、心不全の場合は入院後早期での評価を行っておく必要があると考え、今後こちらも周知徹底を行う予定です。

＜参考文献＞
1) The Joint Commission; Specifications Manual for National Hospital Inpatient Quality Measures, Version 4.3b HF-2 Evaluation of LVS Function. http://www.jointcommission.org/assets/1/6/HIQR_Jan2014_v4_3b.zip（2015.06.04 available）
2) Bonow RO, Ganiats TG, Beam CT, Blake K, Casey DE, Jr., Goodlin SJ, Grady KL, Hundley RF, Jessup M, Lynn TE, Masoudi FA, Nilasena D, Pina IL, Rockswold PD, Sadwin LB, Sikkema JD, Sincak CA, Spertus J, Torcson PJ, Torres E, Williams MV, Wong JB: Accf/aha/ama-pcpi 2011 performance measures for adults with heart failure: A report of the american college of cardiology foundation/american heart association task force on performance measures and the american medical association-physician consortium for performance improvement. Circulation. 2012; 125: 2382-2401.
3) Yancy CW, Jessup M, Bozkurt B, Butler J, Casey DE, Jr., Drazner MH, Fonarow GC, Geraci SA, Horwich T, Januzzi JL, Johnson MR, Kasper EK, Levy WC, Masoudi FA, McBride PE, McMurray JJ, Mitchell JE, Peterson PN, Riegel B, Sam F, Stevenson LW, Tang WH, Tsai EJ, Wilkoff BL: 2013 accf/aha guideline for the management of heart failure: A report of the american college of cardiology foundation/american heart association task force on practice guidelines. Circulation. 2013; 128: e240-327.

53 心不全入院患者における退院後予約割合

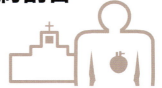

心不全における再入院は世界的に大きな問題で、再入院の予防においては欧米のガイドラインでも「包括的退院企画と退院後サポート」が重要であるといわれています[2]。循環器領域のPerformance measuresでも1項目として取り上げられており、その中でも、7日以内の早期外来フォローは再入院を減少させるとしています[3]。そのため、適切な退院後管理における退院後予約の割合は、医療の質における1つの指標として妥当であると考えられます。

心不全入院患者における退院後予約割合
Post-discharge appointment for heart failure inpatients

年	分子/分母	割合
2004	52/119	43.7%
2005	45/116	38.8%
2006	42/120	35.0%
2007	38/109	34.9%
2008	44/133	33.1%
2009	62/143	43.4%
2010	102/179	57.0%
2011	93/189	49.2%
2012	109/190	57.4%
2013	109/185	58.9%
2014	分子62人/分母179人	34.6%

7日以内

●当院値の定義・計算方法
分子：退院から7日以内（1か月以内）の再診予約がある患者数
分母：心不全入院患者数
分母除外：死亡退院患者、慢性心不全やその入院で症状がないもの

指標改善パターン

フィードバック

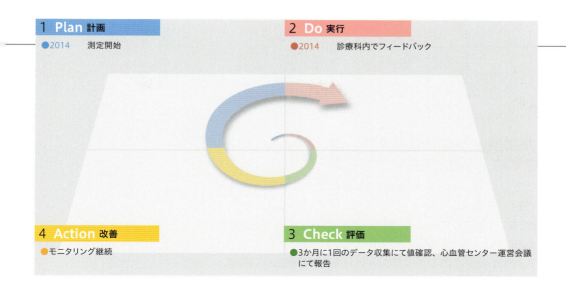

1 Plan 計画		**2 Do** 実行
●2014　測定開始		●2014　診療科内でフィードバック
4 Action 改善		**3 Check** 評価
●モニタリング継続		●3か月に1回のデータ収集にて値確認、心血管センター運営会議にて報告

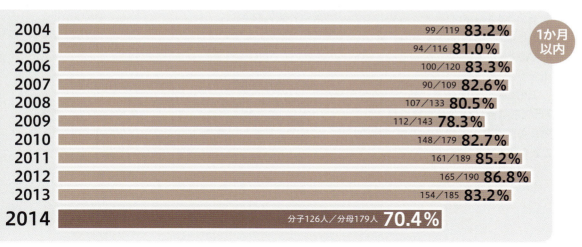

1か月以内

- 2004　99／119　**83.2%**
- 2005　94／116　**81.0%**
- 2006　100／120　**83.3%**
- 2007　90／109　**82.6%**
- 2008　107／133　**80.5%**
- 2009　112／143　**78.3%**
- 2010　148／179　**82.7%**
- 2011　161／189　**85.2%**
- 2012　165／190　**86.8%**
- 2013　154／185　**83.2%**
- **2014**　分子126人／分母179人　**70.4%**

●参考値の定義・計算方法[1]

分子：Patients for whom a follow up appointment was scheduled and documented including location, date and time for either:
- An office visit for management of heart failure with a physician OR advanced practice nurse OR physician assistant OR
- A home health visit for management of heart failure

分母：All patients, regardless of age, discharged from an inpatient facility (ie, hospital inpatient or observation) to ambulatory care (home/self care) or home health care with a principal discharge diagnosis of heart failure

退院後7日以内の再受診の必要性について データを集約、当院からデータをアウトプット

　現在、当院に心不全で入院された患者において、退院後1か月以内に外来予約がある患者が7割ということは非常に重要な事実です。実際に退院後の1か月以内に外来予約をされていない患者を振り返ってみたところ、転院や近医に直接継続加療をお願いしている患者がほとんどでした。このように、転院や近医への移動はこの指標における数値として除外すべきかどうかに関して、Performance measuresでは示されていません。

　また、当院における7日以内の退院予約は、転院・近医への紹介患者を除いても34.6％ほどでした。この数値は欧米の基準から考えればかなり低いと考えられ、われわれの実臨床の振り返りが必要であると考えられます。しかし、この指標を考察する場合に一番注意しなければいけないのは、欧米での再入院率は1か月で30％近くであるのに対して、日本では当院をはじめとして10％に満たない点です。

　この指標に関しては、再入院率が欧米に比べ低い日本において、7日以内の再受診の必要性について、データの集約が必要であると考えられます。当院からこのようなデータをアウトプットしていくことを考えています。

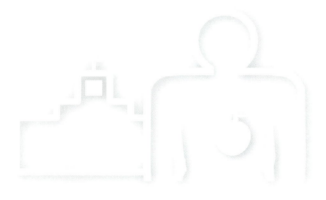

<参考文献>

1) American College of Cardiology Foundation (ACCF)/American Heart Association (AHA)/Physician Consortium for Performance Improvement® (PCPI™), Heart Failure Performance Measurement Set, ACCF/AHA Approved December 2010, PCPI Approved January 2011, Updated May 15, 2012. http://www.ama-assn.org/ama1/pub/upload/mm/pcpi/hfset-12-5.pdf (2014.07.07 available)

2) Yancy CW, Jessup M, Bozkurt B, Butler J, Casey DE, Jr., Drazner MH, Fonarow GC, Geraci SA, Horwich T, Januzzi JL, Johnson MR, Kasper EK, Levy WC, Masoudi FA, McBride PE, McMurray JJ, Mitchell JE, Peterson PN, Riegel B, Sam F, Stevenson LW, Tang WH, Tsai EJ, Wilkoff BL: 2013 accf/aha guideline for the management of heart failure: A report of the american college of cardiology foundation/american heart association task force on practice guidelines. Circulation. 2013; 128: e240-327.

3) Bonow RO, Ganiats TG, Beam CT, Blake K, Casey DE, Jr., Goodlin SJ, Grady KL, Hundley RF, Jessup M, Lynn TE, Masoudi FA, Nilasena D, Pina IL, Rockswold PD, Sadwin LB, Sikkema JD, Sincak CA, Spertus J, Torcson PJ, Torres E, Williams MV, Wong JB: Accf/aha/ama-pcpi 2011 performance measures for adults with heart failure: A report of the american college of cardiology foundation/american heart association task force on performance measures and the american medical association-physician consortium for performance improvement. Circulation. 2012; 125: 2382-2401.

St. Luke's コラム——3

大きく歩を進めつつある最近の米国の医学教育

平成27年3月、米国の4つのメディカルスクールを訪問し、医学教育の最近の状況を伺いました。

ブラウン大学のメディカルスクールでは、最初の2年間の基礎医学（解剖学、組織学、生理学、薬理学など）と臨床医学のプログラムが徹底的に統合されていました。最大の特徴は、約2年前から補助金を獲得して、プライマリ・ケアと公衆衛生学（Population Medicineと命名）を統合した医師養成プログラムを走らせていることです。2015年3月現在、米国には51の独立型の公衆衛生大学院がありますが、ブラウン大学ではメディカルスクールの1年次から、医療の制度や政策に関するコースや主要な診療科の"縦断的"ローテーションを長期間に行うことで、公衆衛生学の概念を導入しています。

ケースウェスターンリザーブ大学は、4年制の課程（入学定員160名）と6年制のClinician-Researcherを養成する課程（クリーブランドクリニックに2002年に設置されたLerner College of Medicine、入学定員32名）の2つの医師養成課程を有します。後者では、1年次の夏（7月～9月）に基礎研究、2年次の夏に臨床研究、そして3年次の1年間は研究が課せられます。全員が卒業までに医学雑誌に掲載されるレベルの研究論文を書き上げます。評価もユニークで、学生は成績にグレード（点数）を付けられることなく、教員による観察記録に基づいた評価（ポートフォリオを用いた形成的評価と総括評価）が行われます。たまたまわれわれが訪問した日の朝7：30から、学生教育の責任者によって、ePortfolio（電子的ポートフォリオ）を用いた評価結果が35名の指導者に説明されていました。

デューク大学では、すでに10年前に伺った折に、最初の1年間で講堂や実習室での勉強（いわゆる基礎医学および臨床医学的知識のすべて）を終え、2年次はクリニカル・クラークシップ、3年次は研究（基礎医学、臨床医学いずれでもよいが、この間に研究論文の執筆を求められる）、4年次にふたたびクリニカル・クラークシップに戻るというカリキュラムの説明を受けていましたが、今回は、数年前から、プライマリ・ケアの専門コースが加わり、チーム基盤型の教育方法（Team-based Learning）が大幅に取り入れられていました。

ウィスコンシン大学では、医学教育はさらにドラスティックに改革されていました。従来の生物医学にプライマリ・ケア、公衆衛生学の統合を強力に進め、その結果、医学部の名前をMedical SchoolからSchool of Medicine and Public Healthと改称していました。

わが国では、イノベーション政策の一環で、Biomedicine（生物学的アプローチ）の発展を視野に入れた医療・教育政策が注目されがちですが、米国では、その次の段階がBiomedicineと公衆衛生学との統合と見据え、大きく歩を進めつつあります。米国の医学教育は、思った以上に早い速度で大きく変わっていて、大学の自由度の大きさ（多様性）は羨ましい限りです。

54 心不全患者における退院後の治療計画記載率

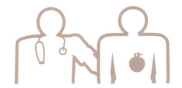

心不全における再入院は世界的に大きな問題で、再入院の予防においては欧米でのガイドラインでも「包括的退院企画と退院後サポート」が重要であるといわれています[2]。循環器領域のPerformance measuresでも1項目として取り上げられており、その中でも包括的な退院企画の中で、身体活動度、食事、退院時処方薬、外来受診予約、体重モニタリング、症状悪化時の対応などについてしっかり教育できているかということは重要です。

実際に、再入院率低下には患者教育が必要で、退院指導が入っていることは医療の質における1つの指標として妥当であると考えられます。

心不全患者における退院後の治療計画記載率
Discharge instructions to heart failure patients

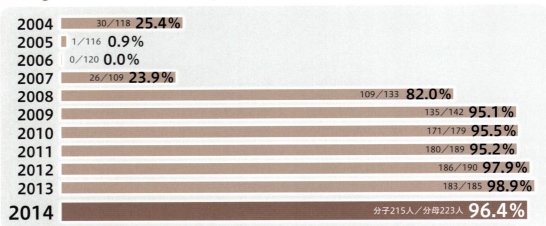

年	分子/分母	%
2004	30/118	25.4%
2005	1/116	0.9%
2006	0/120	0.0%
2007	26/109	23.9%
2008	109/133	82.0%
2009	135/142	95.1%
2010	171/179	95.5%
2011	180/189	95.2%
2012	186/190	97.9%
2013	183/185	98.9%
2014	分子215人/分母223人	96.4%

●当院値の定義・計算方法
分子：入院中に退院計画書を作成した患者数
分母：18歳以上の心不全入院患者数
分母除外：死亡退院患者、在院日数が120日以上の患者、慢性心不全やその入院で症状がないもの

●参考値の定義・計算方法[1]
分子：Heart failure patients with documentation that they or their caregivers were given written discharge instructions or other educational material addressing all of the following:
1. activity level
2. diet
3. discharge medications
4. follow-up appointment
5. weight monitoring
6. what to do if symptoms worsen

分母：Heart failure patients discharged home

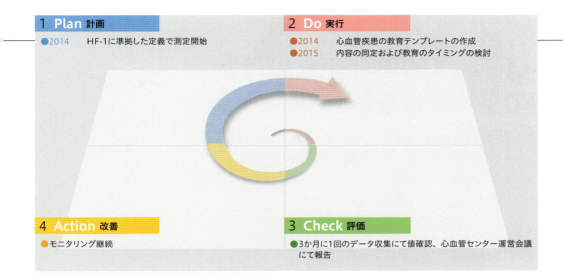

各チーム間を超えて、心血管センターとしての大きな取り組みを実施

　2008年から数値が急上昇しているのは、病院を挙げての退院指導の重要性および記録が確認されるようになったことと関連しており、心不全だけでの退院指導の介入があったためではありません。

　2014年の退院指導率は100％に近いですが、2014年までの検討では、各項目の教育実施率まで細かく確認しているわけではありませんでした。

　2014年半ばからテンプレートを用い、教育内容も欧米のPerformance measuresに合致する形で変更したため、今後は教育内容に関しても、詳細な考察を述べていくことができると考えています。

　心不全の退院指導率のみならず、各項目の指導割合と、教育効果を実際に確認していく必要があると考えています。

　心不全チームおよび退院調整チーム、さらに患者教育チームを含めて、チーム間を超えた心血管センターとしての大きな取り組みを行っていきたいと考えています。

<参考文献>
1) The Joint Commission; Specifications Manual for National Hospital Inpatient Quality Measures, Version 4.3b HF-1 Discharge Instructions. http://www.jointcommission.org/assets/1/6/HIQR_Jan2014_v4_3b.zip (2015.06.04 available)

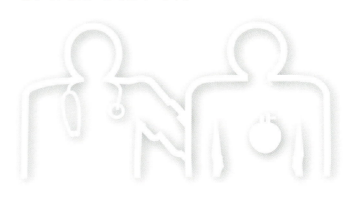

55 開心術・人工心肺手術を受けた患者の平均術後在院日数

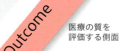
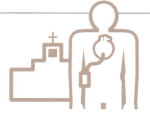

医療の質を評価する側面

患者の手術後の回復が順調であれば、入院日数は短縮します。したがって、入院日数が短いことは、よい手術ならびに術後管理がなされている傾向を表すものと考えられます。

開心術を受けた患者の平均術後在院日数
Average length of postoperative stay - open heart surgery

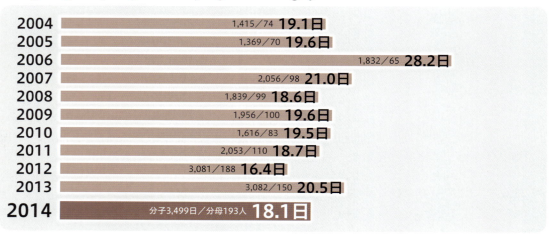

年	分子/分母	日数
2004	1,415/74	19.1日
2005	1,369/70	19.6日
2006	1,832/65	28.2日
2007	2,056/98	21.0日
2008	1,839/99	18.6日
2009	1,956/100	19.6日
2010	1,616/83	19.5日
2011	2,053/110	18.7日
2012	3,081/188	16.4日
2013	3,082/150	20.5日
2014	分子3,499日／分母193人	18.1日

人工心肺手術を受けた患者の平均術後在院日数
Average length of postoperative stay - open heart surgery with artificial heart-lung machine

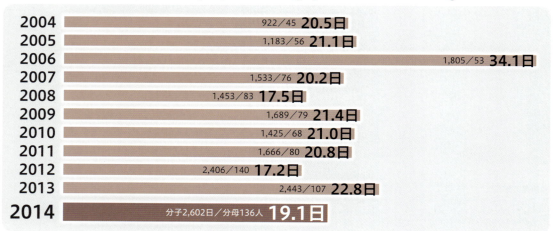

年	分子/分母	日数
2004	922/45	20.5日
2005	1,183/56	21.1日
2006	1,805/53	34.1日
2007	1,533/76	20.2日
2008	1,453/83	17.5日
2009	1,689/79	21.4日
2010	1,425/68	21.0日
2011	1,666/80	20.8日
2012	2,406/140	17.2日
2013	2,443/107	22.8日
2014	分子2,602日／分母136人	19.1日

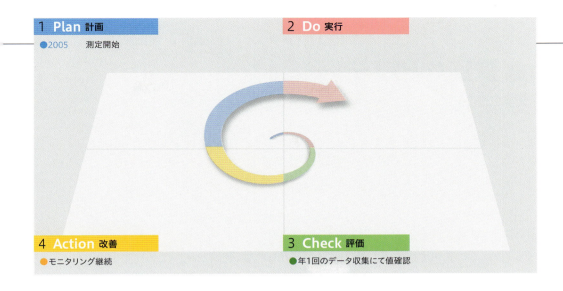

1 Plan 計画	2 Do 実行
●2005　測定開始	
4 Action 改善	3 Check 評価
●モニタリング継続	●年1回のデータ収集にて値確認

●当院値の定義・計算方法
【開心術】
分子：分母の患者の術後在院日数合計
分母：開心術（冠動脈バイパス術、および胸部ステント挿入術を含む）を受けた患者数
分母除外：死亡退院患者

●当院値の定義・計算方法
【人工心肺手術】
分子：分母の患者の術後在院日数合計
分母：人工心肺手術を受けた患者数
分母除外：死亡退院患者

<参考文献>
1) 武藤正樹のwebsite内の講義ファイル.
http://masaki.muto.net/class/2006/20060516.pdf
2) Pennsylvania's Guide to Coronary Artery Bypass Graft (CABG) Surgery 2000-Statewide Highlights.
http://www.phc4.org/reports/cabg/00/statewide.htm

今後も継続的に年次データを集積し、入院日数の短縮を検討

　開心術（冠動脈バイパス手術を含む）ならびに人工心肺手術の術後平均在院日数は、よい値を維持できていると考えます。それは、2011年4月に心血管センターがオープンして、スタッフおよび施設が充実した結果、必要な治療に対して24時間体制でより適切に行えるようになったためと考えられます。

　患者数も開心術は2004年以降一番多く、合併症予防対策など、より標準化した医療が実践されている結果でもあるといえます。加えて、5～7cmの右小開胸で行う僧帽弁形成術や左前胸部小開胸で行う冠動脈バイパス術など、心臓手術全体で低侵襲化が図られていることも寄与していると考えられます。

　点滴が外れ、モニターが不要になり、近隣宿泊施設に移った時点で退院となる米国での平均術後入院日数が、冠動脈バイパス術後で数日～1週間、大血管手術後でも2週間以内という実績は、医療費などの観点から参考になります。

　一方で、単純な冠動脈バイパス術でも、1週間および1か月以内の再入院率がそれぞれ6.5％、14.5％という実績が挙げられているため[2]、術後入院日数は短ければよいというわけではないようです。

　今後も、継続的に年次データを集積して、検討していきたいと考えています。

56 心大血管リハビリテーション外来継続率

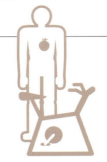

医療の質を評価する側面：Process

『心血管疾患におけるリハビリテーションに関するガイドライン（2012年改訂版）』[2]において、運動療法を中心とした心大血管リハビリテーション（以下心リハ）は「冠動脈疾患の全死亡率低下が期待できる・心筋梗塞の再発率低下が期待できる（クラスⅠ・エビデンスレベルA）」「冠動脈バイパス術後患者の自覚症状と運動耐容能の改善、冠危険因子の是正に有効であるため推奨される（クラスⅠ・エビデンスレベルA）」「弁膜症術後患者の自覚症状および運動耐容能の改善を目的とした運動療法の実施は推奨される（クラスⅠ・エビデンスレベルA）」とされています。このことから、心筋梗塞患者、開心術後患者への外来心臓リハビリテーション導入は必然であり、対象とする患者にどの程度導入されているかをみることが、間接的に医療の質を示す指標として有用であると考えています。

心大血管リハビリテーション外来継続率
Rehabilitation in patients with cardiovascular disease

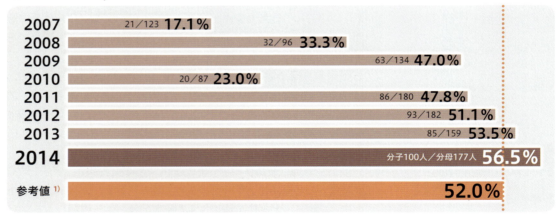

年	分子/分母	継続率
2007	21/123	17.1%
2008	32/96	33.3%
2009	63/134	47.0%
2010	20/87	23.0%
2011	86/180	47.8%
2012	93/182	51.1%
2013	85/159	53.5%
2014	分子100人/分母177人	56.5%
参考値[1]		52.0%

指標改善パターン

勉強会・研修会

業務プロセス

継続して心リハに参加してもらうために、明確な目標設定と達成率の還元が必要

2007年に、心リハを開始した当初から比べると、数値の推移に増減はあるものの、改善傾向にあります。これには以下の影響が考えられます。

(1) 入院期より、心筋梗塞および開心術後のクリニカルパスにリハビリテーション依頼を組み込んでおくことで、入院時および退院時に必ず発生するリハビリテーション依頼に対し、入院中か

216　第14章　心血管

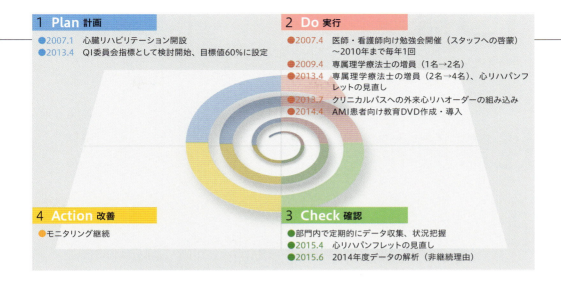

● 当院値の定義・計算方法
分子：退院後1か月以上2か月以内に外来で心大血管リハビリテーションを1回以上実施した患者
分母：入院中に心大血管リハビリテーションを1回以上実施した急性心筋梗塞患者、または、心臓血管外科手術を実施した患者
分母除外：転院した患者、死亡退院患者、退院後1か月以内の再入院患者、心臓血管外科手術（腹部大動脈瘤手術）を実施した患者

● 参考値の定義・計算方法[1]
分子：国立循環器病センター退院後に運動療法を含めた外来通院型心臓リハビリテーションに参加し、1か月以上継続した患者
分母：国立循環器病センターに急性心筋梗塞の診断で入院し心大血管リハビリテーションにエントリーした患者

＜参考文献＞
1) Goto, Y: Cardiac Rehabilitation. Evidence and Perspective. J Cardiol Jpn Ed, 3. 2009. 195-215.
2) 日本循環器学会，他編：心血管疾患におけるリハビリテーションに関するガイドライン2012年改訂版.
3) 柳英利, 進藤直久, 大嶋直志, 他：当院における急性心筋梗塞退院後の外来心臓リハビリテーションの継続率向上に向けた取り組み. 日本心臓リハビリテーション学会誌 心臓リハビリテーション18 (2): 183-192, 2013.

らの早期介入および退院後の外来リハビリテーションフォローが可能になったこと
(2) 担当する理学療法士が1名から4名に増員したこと
(3) 医師や看護師への啓蒙活動により、スタッフの心リハへの意識が高まったこと

　入院時に心リハを開始したにもかかわらず、外来の心リハに参加できなかった患者の中には、自宅が遠方で頻回な通院が困難な方、ADLが低く（歩行困難など）通院が困難な方、仕事や家庭の事情で通院が困難な方が存在します。
　一方で、不参加の原因が不明な方、退院後の初回外来にて心リハに参加したものの、2回目以降は不参加となった方も多く存在します。
　物理的・身体的あるいは社会的な事情で参加が困難な方は除き、原因不明や2回目以降不参加の方々に、継続して心リハに参加してもらうためには、入院中から心リハの必要性を認識してもらうよう教育すること、退院時に外来心リハの明確な目標設定を行うこと、外来にて目標達成度を頻回かつ詳細に患者に還元する患者教育を実現すること[3]が必要であると考えています。
　また、現在のQIで対象としている退院後2か月まで継続した患者でも、心リハの期限として設定している約5か月間（保険診療上開始日から150日間とされている）まで完遂する患者の割合はさらに減少します。
　今後は、入院期から外来までの5か月間の心リハを、最後まで完遂する割合を新たなQIとして設定し、改善に努めたいと考えています。

第15章

慢性腎臓病

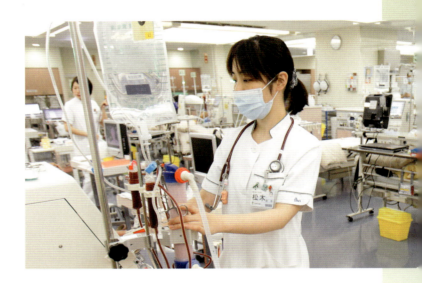

57　慢性腎臓病患者でのRAS阻害薬処方率
58　維持透析患者の貧血コントロール
59　維持血液透析の透析効率、維持腹膜透析の透析効率

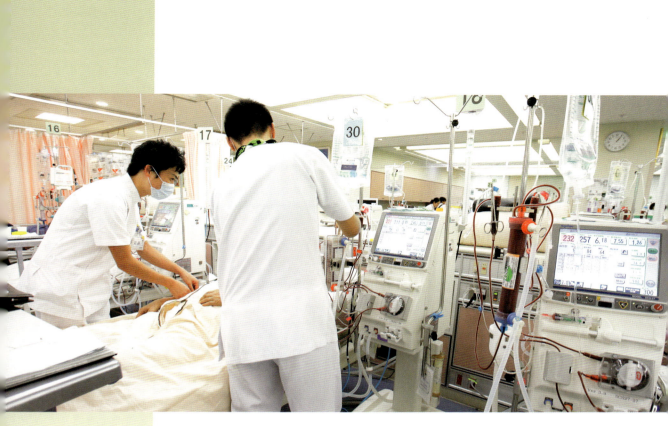

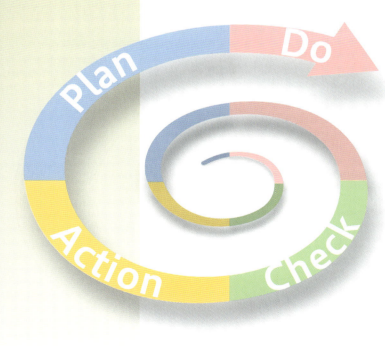

57 慢性腎臓病患者でのRAS阻害薬処方率

慢性腎臓病の患者は、人口の5～20%もいると報告されています。特に日本では、腎機能の低下を示す糸球体濾過率（GFR）が60ml/min/1.73m^{2}以下の患者が、人口の約10%と報告されています。

慢性腎臓病は自覚症状に乏しく、緩やかに進行し、最終的に透析を必要とする末期腎不全に移行したり、あるいはそれ以前に、心血管系の病変により不幸な転帰をとることもあります。慢性腎臓病の進行を抑制するためには、血圧を130/80mmHg以下にコントロールすることが勧められています。特に、糖尿病患者や尿蛋白のある患者では、降圧薬としてアンジオテンシン変換酵素阻害薬（ACEI）やアンジオテンシン受容体拮抗薬（ARB）を第一選択とすることが推奨されています。

慢性腎臓病患者でのRAS阻害薬処方率　Prescription of RAS inhibitors in CKD patients

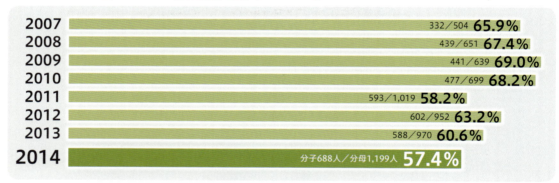

年	分子/分母	割合
2007	332/504	65.9%
2008	439/651	67.4%
2009	441/639	69.0%
2010	477/699	68.2%
2011	593/1,019	58.2%
2012	602/952	63.2%
2013	588/970	60.6%
2014	分子688人/分母1,199人	57.4%

● 当院値の定義・計算方法
分子：過去1年間に外来でRAS阻害薬（ACEIまたはARB）が処方された患者数
分母：過去1年間に外来でe-GFRを検査した20歳以上、平均血圧値が＞130または＞80の患者で、最終e-GFR検査値が60未満の場合、糖尿病薬処方患者、または尿蛋白定性結果が2回以上陽性の患者
最終e-GFR検査値が60以上の場合、糖尿病薬処方患者、かつ尿蛋白定性結果が2回以上陽性の患者

● 参考値の定義・計算方法[1]
分子：Number of patients who received an ACEI
分母：Number of patients with CKD

指標改善パターン
フィードバック

1 Plan 計画	2 Do 実行
● RAS阻害薬の処方率目標値の設定 ● 慢性腎臓病患者に対する降圧薬処方に関する各種ガイドラインの普及計画立案	● RAS阻害薬の処方率を測定 ● 未処方患者のリスト作成と担当医へのフィードバック
4 Action 改善	3 Check 評価
● 目標値の再設定 ● 他院での処方内容が電子カルテに反映される方法を検討	● RAS阻害薬の処方率測定結果をQI委員会、部門ミーティングに報告 ● 未処方患者のリスト作成と担当医へのフィードバック

処方率の低い医師へ未処方患者リストを配布。今後は、他院での処方も考慮した目標値設定が必要

2001年に米国で行われた慢性腎臓病患者1,658名を対象とした研究では、慢性腎臓病患者でACEIを処方されている患者の割合は34％、このうちクレアチニン（Cr）値が4mg/dl以上の患者は15％と報告されています。英国で慢性腎臓病患者診療に関して、Pay for Performance方式を導入後、高血圧がある慢性腎臓病患者のRAS阻害薬処方率が66％から82％に増加したことが報告されています。

本指標は、慢性腎臓病患者におけるACEI/ARB処方率ではなく、慢性腎臓病患者のなかで降圧薬の保険適応がある患者を分母としているため、単純に比較はできません。対象となる患者の約4割がACEI/ARB未処方となっていることから、降圧薬処方に関して改善が必要であることがわかります。

慢性腎臓病の患者のなかでも特に、尿蛋白のある人や糖尿病を患っている患者に対しては、ACEIやARBを中心とした降圧療法によって腎不全（透析が必要な状態）への移行をある程度予防できることがわかっています。処方率の低い医師へ、未処方の患者リストを配布し、処方を促すという対策を講じる予定です。

また、指標測定にあたり、処方の有無は当院電子カルテ上の処方歴から判断しています。医療連携を行っている患者のなかには、他院でRAS阻害薬を処方されていることがあり、こうした患者は当院電子カルテでは処方無しに分類されてしまいます。そのため、他院での処方内容を反映できるようにするか、他院で処方されている患者が一定数いることを考慮したうえでの目標値設定が必要であると考えています。

＜参考文献＞
1) Nissennson AR, Collins AJ, Hurley J et al.: Opportunities for Improving the Care of Patients with Chronic Renal Insufficiency: Current Practice Patterns. J Am Soc Nephrol 2001; 12: 1713-1720.
2) Philipneri MD: Delivery patterns of recommended chronic kidney disease care in clinical practice: administrative claims-based analysis and systematic literature review. CLin Exp Nephrol 2008; 12: 41-52.
3) Karunaratne K, Stevens P, Irving J et al.: The impact of pay for performance on the control of blood pressure in people with chronic kidney disease stage 3-5. Nephrol Dial Transplant 2013; 28: 2107-2116.
4) 平成23年度 厚生労働省：CKDの早期発見・予防・治療標準化・進展阻止に関する研究班．

58 維持透析患者の貧血コントロール

　造血ホルモンであるエリスロポエチンは腎臓で産生されるため、腎臓の機能が低下すると貧血になります。遺伝子組換えヒトエリスロポエチンが臨床で使用されるようになってから、腎不全の患者の貧血は大きく改善しました。

　貧血は心血管系の事故、入院率、死亡率、QOL（quality of life；生活の質）低下の重要な危険因子であることが示されています。透析患者の目標ヘモグロビン（Hb）値の設定に関しては、近年議論があるところです。日本透析医学会のガイドライン（2008年）では、「血液透析患者に対するESA療法の目標Hb値は、週初め（前透析中2日後）の血液透析前の仰臥位採血による値でHb値10～11g/dlを推奨する。但し、Hb値12g/dlを超える場合を減量・休薬基準とする」としています。

維持透析患者の貧血コントロール
ESRD - Anemia management CPM Ia：Hemoglobin control for ESA therapy

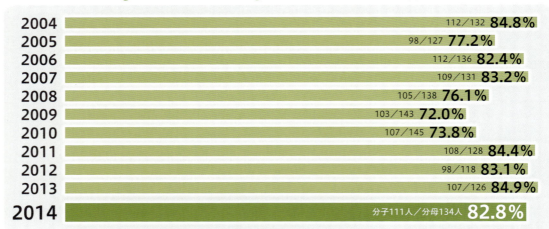

年	分子/分母	割合
2004	112/132	84.8%
2005	98/127	77.2%
2006	112/136	82.4%
2007	109/131	83.2%
2008	105/138	76.1%
2009	103/143	72.0%
2010	107/145	73.8%
2011	108/128	84.4%
2012	98/118	83.1%
2013	107/126	84.9%
2014	分子111人/分母134人	82.8%

●当院値の定義・計算方法
分子：毎月の最終透析前ヘモグロビン検査値の平均が10～12g/dlの患者数
分母：・18歳以上の維持透析を3か月以上実施している患者
・赤血球造血刺激因子製剤（ESA）を1度でも使用している患者
・毎月の最終透析前ヘモグロビン検査を2か月以上実施している患者

●参考値の定義・計算方法[3]
分子：Adult hemodialysis and peritoneal dialysis patients, with ESRD >= 3 months, who have received ESA therapy at any time during a 3 month study period AND have achieved a mean hemoglobin of 10.0-12.0 g/dl for the 3 month study period. The hemoglobin value reported for the end of each study month (end-of-month Hb) is used for the calculation

分母：All adult (>=18 years old) hemodialysis or peritoneal dialysis patients with ESRD >=3 months, and who have been prescribed an ESA at any time during the 3 month study period, and who had Hb values reported for at least 2 of the 3 study months

1 Plan 計画
- 透析患者の貧血治療に関する当院の方針・手順を作成
- 透析患者のHb値の定期測定

2 Do 実行
- 当院の貧血治療の方針手順に沿った医師の処方
- 指標の測定と報告

4 Action 改善
- 定期処方時に医師と看護師の合同カンファレンスの実施

3 Check 評価
- 腎センターの定例ミーティングで指標の全体評価と目標未達成患者のリスト作成
- 目標未達成患者リストを担当医にフィードバック

多職種のチームでHb・鉄動態を定期的に評価、適正な鉄剤補充、製剤の使用へ

2012年12月の米国USRDS（United States Renal Data System）の統計報告によれば、Hb10～12g/dlの達成率は63.1%なので、当院の達成率は米国の水準を超えているといえます。

腎センターの医師・看護師・臨床工学技士など、多職種による貧血診療改善チームが中心になってHbならびに鉄動態を定期的に評価するとともに、適正な鉄剤の補充、赤血球造血刺激因子製剤の使用に努めます。

<参考文献>
1) 2008年版日本透析医学会: 慢性腎臓病患者における腎性貧血治療のガイドライン.
2) KDOQI Clinical practice Guidelines and Clinical Practice Recommendations for Anemia in Chronic Kidney Disease. Am J Kidney Dis 2006; 47 (5 Suppl 3): S11-145.
3) Centers for Medicare and Medicaid services; Quality Measurement and Health Assessment Group (QMHAG): ESRD-Anemia Management CPM Ia: Hemoglobin Control for ESA Therapy. http://www.dialysisreports.org/pdf/esrd/public-measures/Hemoglobin_Control_for_ESA_Therapy.pdf (2014.05.13 available)
4) United States Renal Data System. Clinical Indicatorsand Preventive Care. http://www.usrds.org/2014/view/Default.aspx (2015.07.02 available)

59

医療の質を評価する側面

維持血液透析の透析効率、維持腹膜透析の透析効率

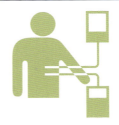

　透析療法の最大の目的は、機能を喪失した腎臓に代わって、体内に蓄積したさまざまな尿毒素を除去し、体内の環境を維持することです。尿毒素物質を適正に除去しているかどうかを示す指標として使われるのが標準化透析量（Kt/V）であり、通常は尿素窒素（BUN）の除去量で評価します。

維持血液透析の透析効率　Plan of care for inadequate hemodialysis

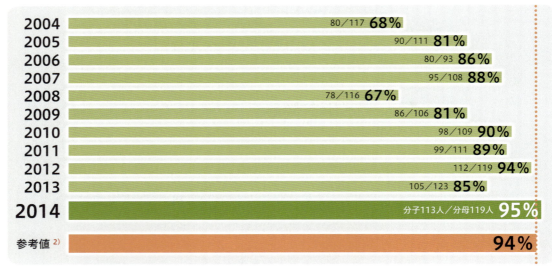

● 当院値の定義・計算方法
分子：最終Kt/Vの値が1.2以上の患者数
分母：維持血液透析患者数
分母除外：18歳未満の患者、血液透析が90日未満の患者、血液透析を週3回実施していない患者

● 参考値の定義・計算方法[3]
分子：Number of patients in denominator whose delivered dose of hemodialysis (calculated from the last measurements of the month using the UKM or Daugirdas II formula) was a spKt/V ≧ 1.2
分母：All adult (≧=18 years old) patients in the sample for analysis who have been on hemodialysis for 6 months or more and dialyzing thrice weekly

指標改善パターン

フィードバック

Kt/Vは「体水分の何倍の体液を浄化しているか」を意味し、数値が大きいほど透析によって浄化される体液量が多いことを示します。

Kt/Vの値と生存率には、一定の関係が認められています。日本透析医学会のガイドラインでは、週3回の血液透析患者では、1回当たりのKt/Vを1.2以上、腹膜透析患者では週当たりのKt/Vを1.7以上に維持するように推奨しています。

維持腹膜透析の透析効率　ESRD - PD adequacy CPM III：delivered dose of peritoneal dialysis

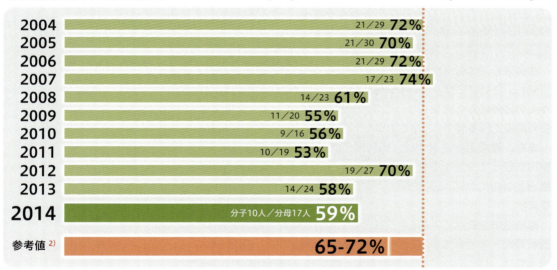

年	分子/分母	%
2004	21/29	72%
2005	21/30	70%
2006	21/29	72%
2007	17/23	74%
2008	14/23	61%
2009	11/20	55%
2010	9/16	56%
2011	10/19	53%
2012	19/27	70%
2013	14/24	58%
2014	分子10人／分母17人	59%
参考値[2]		65-72%

● 当院値の定義・計算方法
分子：最終Kt/Vの値が1.7以上の患者数
分母：維持腹膜透析患者数
分母除外：18歳未満の患者、腹膜透析が90日未満の患者

● 参考値の定義・計算方法 [4]
分子：The delivered peritoneal dialysis dose was a weekly Kt/Vurea of at least 1.7（dialytic＋residual）during the four month study period
分母：All adult（>＝18 years old）peritoneal dialysis patients who have been on peritoneal dialysis for at least 90 days

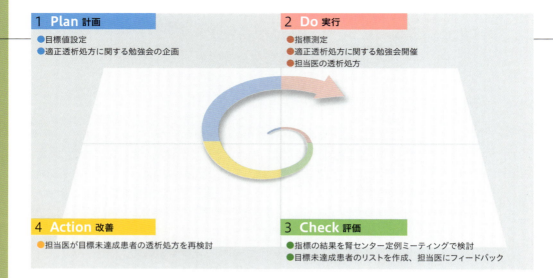

血液透析患者には適切な透析条件を選択。
腹膜透析患者には透析処方を変更して、目標値の達成へ

　血液透析では毎月、腹膜透析では2か月ごとに適正透析の指標を評価し、目標値に達していない場合には、その原因を明らかにしたうえで透析処方を変更しています。血液透析を行っている患者は、参考値を上回る値でした。

　また、腹膜透析患者では、透析量が少ない場合に血液透析併用療法を行って十分な透析を行うようにしています。この場合には、腹膜透析のKt/Vに反映されないため、見かけ上透析量が少なくなります。

　血液透析を受けている患者には、適切な透析条件（血流量および透析時間）を選択すれば、目標値の達成は可能です。腹膜透析の患者には、腹膜透析処方（透析液量、透析液交換回数など）を変更することによって、ある程度の改善が得られるものの、残存腎機能が低下した場合には、腹膜透析だけでは目標達成が困難なこともあります。この場合には、血液透析との併用療法、あるいは血液透析への移行も選択肢として対処していきたいと考えています。

<参考文献>

1) NKF KDOQI Clinical Practice Guidelines and Clinical Practice Recommendations 2006 Updates Hemodialysis Adequacy and Peritoneal Dialysis Adequacy. Am J Kidney Dis 2006: Supple 1.
2) Centers for Medicare & Medicaid Services, Department of Health and Human Services; 2008 ANNUAL REPORT ESRD CLINICAL PERFORMANCE MEASURES PROJECT. OPPORTUNITIES TO IMPROVE CARE FOR IN-CENTER HEMODIALYSIS AND PERITONEAL DIALYSIS PATIENTS. http://www.esrdnetwork.org/assets/pdf/data/2008cpmannualreport.pdf (2014.05.13 available)
3) Centers for Medicare and Medicaid services; Quality Measurement and Health Assessment Group (QMHAG): ESRD-HD Adequacy CPM III: Minimum Delivered Hemodialysis Dose for ESRD hemodialysis patients undergoing dialytic treatment for a period of 6 months or greater. http://www.dialysisreports.org/pdf/esrd/public-measures/Minimum_De_HD_Dose_6_mos.pdf (2014.05.13 available)
4) Centers for Medicare and Medicaid services; Quality Measurement and Health Assessment Group (QMHAG): ESRD-PD Adequacy CPM III: Delivered Dose of Peritoneal Dialysis. http://www.dialysisreports.org/pdf/esrd/public-measures/Delivered_Dose_of_PD.pdf (2014.05.13 available)
5) 日本透析医学会: 維持血液透析ガイドライン 血液透析処方. 透析会誌46: 587-632, 2013.
6) 日本透析医学会: 2009年版 腹膜透析ガイドライン. 透析会誌42: 285-315, 2009.
7) USRDS. http://www.usrds.org/2014/view/Default.aspx

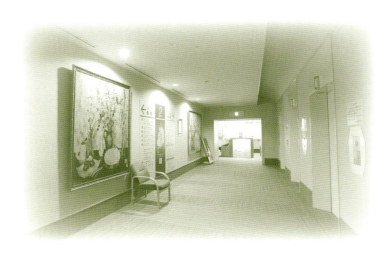

第16章

眼・耳鼻咽喉

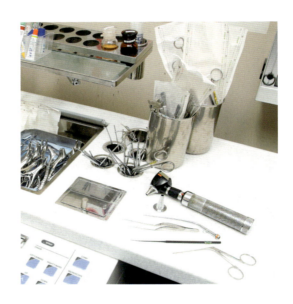

60 網膜剥離術後28日以内の予定外再入院率
61 急性外耳炎患者における全身抗菌薬療法を施行しなかった割合

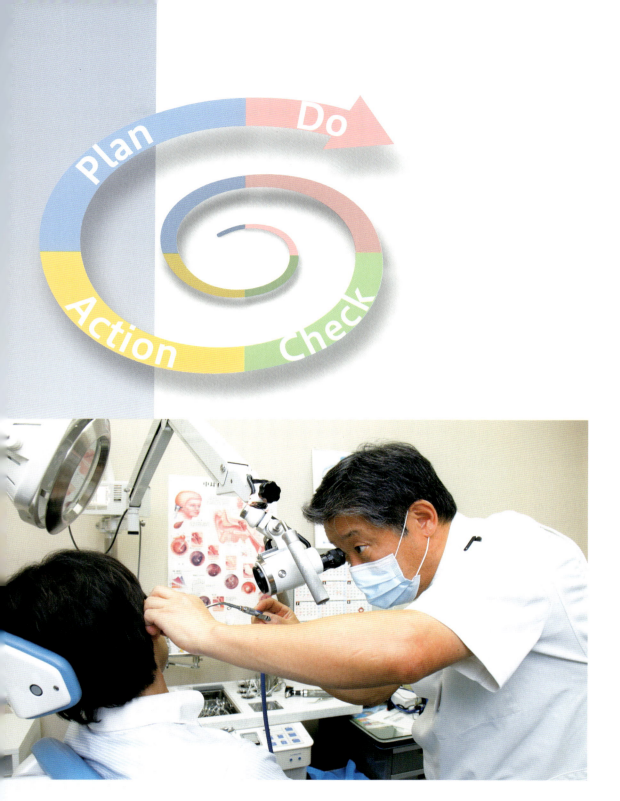

60 網膜剥離術後28日以内の予定外再入院率

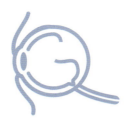

網膜剥離の手術後28日以内に、予定外に再入院するのは、多くは網膜剥離の再発による再手術が目的です。網膜剥離は、初回手術の完成度が高いほど、再発率は低くなります。つまり、網膜剥離の再手術率が低いということは、初回手術の完成度が高いということになります。

一方、網膜剥離は重症度により再発率が異なります。難治性の網膜剥離を他院へ紹介している施設では再発率は低くなり、逆に受け入れている施設では再発率が高くなると推測されます。当院では、難治性の網膜剥離を含め、すべての網膜剥離手術を受け入れているため、ここに示す数値は、当院の手術技術の高さと術後管理のよさを示していると考えられます。

網膜剥離術後28日以内の予定外再入院率
Retinal detachment surgery - unplanned readmission within 28 days

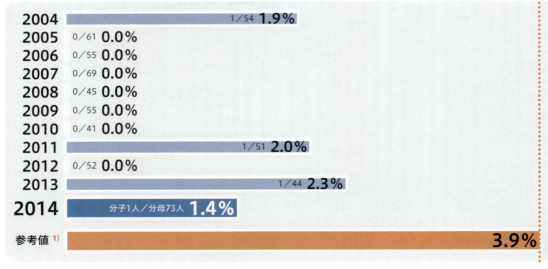

年	分子/分母	割合
2004	1/54	1.9%
2005	0/61	0.0%
2006	0/55	0.0%
2007	0/69	0.0%
2008	0/45	0.0%
2009	0/55	0.0%
2010	0/41	0.0%
2011	1/51	2.0%
2012	0/52	0.0%
2013	1/44	2.3%
2014	分子1人／分母73人	1.4%
参考値[1]		3.9%

●当院値の定義・計算方法
分子：網膜剥離手術後退院し、28日以内の予定外再入院患者数
分母：網膜剥離手術患者数（入院手術）

●参考値の定義・計算方法[1]
分子：Number of unplanned readmissions within 28 days of discharge following retinal detachment surgery
分母：Number of patients having retinal detachment surgery

1 **Plan** 計画	2 **Do** 実行
● 2005　ACHSに準拠した定義で測定開始	● 会議でのアナウンス、関連部署に通達
4 **Action** 改善	3 **Check** 評価
● モニタリング継続 1. 網膜剥離の術式について科内でのディスカッション 2. 25ゲージ硝子体手術の導入 3. 広角観察システムの導入 4. 経験の浅い医師の手術をベテラン医師がサポート 5. 術後体位のモニタリング	● 年1回のデータ収集にて値確認（2014年より3か月に1回に変更） ● 再入院の原因を調査。再発の原因についての分析

確実性の高い術式の選択、症例毎のアプローチ方法の確認、ベテラン医師によるサポートシステムにより、低い再発率を保持

　網膜剥離手術は、最近ではバックリング手術から硝子体手術へ術式が変遷しつつあります。当院では、バックリング手術は限られた症例にのみ施行し、後部硝子体剥離を伴う網膜剥離はほとんどに硝子体手術を施行し、初回手術での高い復位率を保っています。

　また、当院での硝子体手術は、創口の小さい25ゲージシステムを早期に導入しており、さらに広角観察システムも早期に導入することで硝子体を確実に郭清し、かつすべての裂孔を見落とすことなく、確実に閉鎖することが可能となっています。このことが、再入院率が低い最大の理由と考えられます。

　当院では、高い復位率を維持するため、確実性の高い術式を科内でディスカッションして選択し、さらにアプローチの仕方などを症例毎に確認しています。

　また、経験の浅い医師も執刀しますが、その際、必ずベテラン医師によるサポートシステムをとっています。

　このような手術の改善策により、低い再発率を保っているものと考えられます。

<参考文献>
1) The Australian Council on Healthcare Standards (ACHS). AUSTRALASIAN CLINICAL INDICATOR REPORT 15th Edition 2006-2013. http://www.achs.org.au/media/88679/clinical_indicator_report_2006_2013.pdf（2015.06.29 available）

61

急性外耳炎患者における全身抗菌薬療法を施行しなかった割合

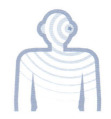

　急性外耳道炎は、外耳道皮膚の掻破などによって細菌感染を起こした局所的な炎症性疾患です。急性外耳道炎の局所治療の有効率は65～80％とされており[1]、多くの症例が局所治療だけで改善します。したがって、外耳道以外への炎症の波及や、糖尿病などの重篤な合併症を引き起こす基礎疾患がなければ、全身的な抗菌薬投与は必ずしも必要ではありません。急性外耳道炎のガイドライン[2]においても、初期治療は点耳薬などの局所治療を行うことを推奨しています。

　本指標は、ガイドラインに準じた治療が行われているかどうかを示しています。

急性外耳炎患者における全身抗菌薬療法を施行しなかった割合
Acute otitis externa: systemic antimicrobial therapy - inappropriate use

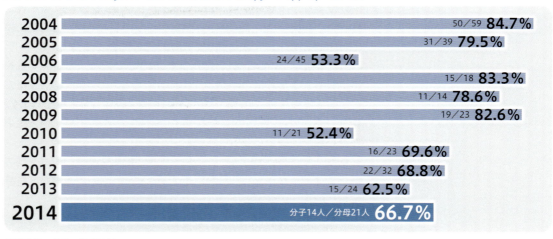

年	分子/分母	割合
2004	50/59	84.7%
2005	31/39	79.5%
2006	24/45	53.3%
2007	15/18	83.3%
2008	11/14	78.6%
2009	19/23	82.6%
2010	11/21	52.4%
2011	16/23	69.6%
2012	22/32	68.8%
2013	15/24	62.5%
2014	分子14人/分母21人	66.7%

● **当院値の定義・計算方法**
分子：2歳以上の急性外耳炎患者のうち、全身抗菌薬療法を施行しなかった患者数
分母：2歳以上の急性外耳炎患者数

● **参考値の定義・計算方法**[3]
分子：Patients who were not prescribed systemic antimicrobial therapy
分母：All patients aged 2 years and older with a diagnosis of AOE（Acute Otitis Externa）

指標改善パターン

フィードバック

勉強会・研修会

1 **Plan** 計画	2 **Do** 実行
● ガイドラインに準じた治療方針を耳鼻咽喉科全スタッフで理解	
4 **Action** 改善	3 **Check** 評価
● 初期治療として局所点耳薬治療の徹底	● カンファレンスでガイドラインに準じた治療が行われているかを確認 ● どのような症例で全身的な抗菌薬投与が行われたかを検証

炎症所見、合併症の有無などを十分に把握し、ガイドラインに準じた治療法の選択を

　当院では、ガイドラインに準じた治療方針を行うよう心掛けていますが、ここ数年は60％台で推移しています。

　当院には近隣クリニックで治療を行うも改善が認められない重症例、耳介軟骨膜炎など炎症が外耳道外に波及した症例、糖尿病や腎不全などの易感染状態の症例なども多いため、初期治療より経口抗菌薬を使用せざるを得ない症例が多数含まれていることが要因と考えられます。

　局所の炎症所見、外耳道外への炎症波及の有無、糖尿病などの合併症の有無を十分に把握しながら、ガイドラインに準じた治療法の選択を行うことが重要です。

<参考文献>
1) Richard M, et al.: Systemic review of topical antimicrobial therapy for acute otitis externa. Otolaryngol Head Neck Surg 2006; 134 (1 Suppl) : S24-48.
2) Rosenfeld RM, et al.: Clinical practice guideline: acute otitis externa. Otolaryngol Head Neck Surg 2014; 150 (1 Suppl): S1-24.
3) AOE/OME Work Group American Academy of Otolaryngology -Head and Neck Surgery (AAO-HNS) Foundation/Physician Consortium for Performance Improvement® (PCPI); Acute Otitis Externa (AOE)/Otitis Media with Effusion (OME) Physician Performance Measurement Set. http://www.ama-assn.org/ama1/pub/upload/mm/pcpi/acute-otitis-externa-otitis-media-worksheets.pdf (2014.04.09 available)

第17章

救急

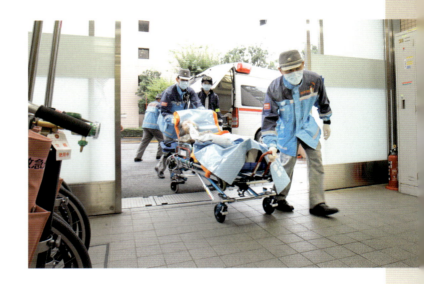

62 小児頭部外傷患者の「頭部外傷テンプレート」記入率、小児頭部外傷患者のCT検査実施率

63 救急車受入台数、救急車・ホットラインの応需率

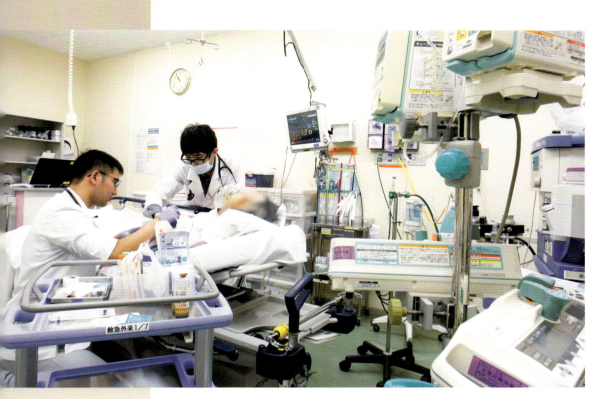

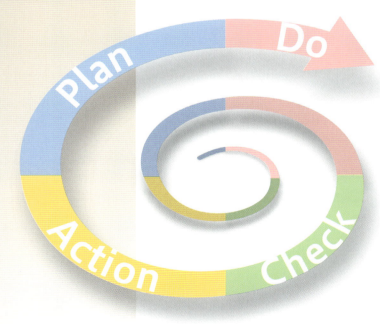

小児頭部外傷患者の「頭部外傷テンプレート」記入率、小児頭部外傷患者のCT検査実施率

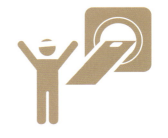

　頭蓋内損傷リスクのほとんどない小児に医療防衛的にCT検査を多く行うことは、放射線被ばくの点からも医療費の無駄使いという点からも、質の低い医療と考えられます。しかしCT検査率が低ければ低いほど医療の質が高いというわけではありません。本来CT検査を行っていれば見つけることのできた頭蓋内損傷を見逃してしまうリスクがあります。つまり、頭部外傷とCT検査の実施においては、ある至適な撮影率の範囲があるはずです。

　欧米の報告によると、小児頭部外傷患者のCT検査実施率は、大学病院などの三次医療機関では約35〜50％ですが、一次救急を含む一般病院での救急外来のCT撮影率に関する情報は明確ではありません。当院では、「頭部外傷テンプレート」を用いることで、頭蓋内損傷リスクが評価できるようになっています。その結果、CTを含めた画像診断を論理的に判断できます。また、テンプレートに記入すること自体、ガイドラインを確認することになり、医師個人の経験ではなくエビデンスに基づいた医療の実践と標準化に寄与します。そのため、小児頭部外傷患者での「頭部外傷テンプレート」記入率をQIの指標としてモニタリングすることにしました。

小児頭部外傷患者の「頭部外傷テンプレート」記入率
Proportion of filling out the template for head injury in children

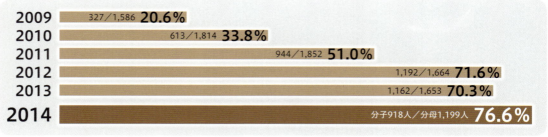

● 当院値の定義・計算方法
分子：「頭部外傷テンプレート」を作成した患者数
分母：頭部外傷で受診した15歳以下の患者数

1 Plan 計画

- 2010.5 「小児頭部外傷CT撮影率」を下げることを最終的なアウトカムに定め、第1ステップとし、「小児頭部外傷テンプレート記入率」をQI委員会指標としてフォロー開始
- 2010.11 必要のない患者が対象となっていることが判明し、対象患者の基準を再検討
- 2011.5 QI委員会指標として「小児頭部外傷テンプレート記入率」を継続、「小児頭部外傷患者のCT検査実施率」を新規フォロー、被ばく量の表示を提案
- 2011.8 受傷後の電話フォロー体制確立に向け、具体的な手順等を検討
- 2012.12 初診時記録テンプレート記載キャンペーンに押され入力率が低下したため、改善策を検討

2 Do 実行

- 2010.9 テンプレート使用のルールをカンファレンス等で説明
- 2011.6 勉強会「頭部外傷セミナー」の開催
- 2011.8 オーダー時に被ばく量（μSv）が表示されるよう修正
- 2012.1 15歳以下の患者である場合、放射線技師が医師へテンプレートがあるかどうかを確認
- 2012.8 勉強会「放射線診断による被ばくを考える：小児の頭部外傷におけるCT検査」の開催

3 Check 評価

- 2010.6 テンプレート入力状況の評価
- 2010.10 入力率の低い診療科を特定しつつ、現時点でのCT撮影率を把握
- 2011.1 科別入力率やCTまたはX線検査を実施した患者への入力率を算出・分析
- 2011.7 東日本大震災後として、CT撮影状況を分析
- 2012.9 帰宅後頭痛を訴え、その後のCT撮影で骨折が判明した患者の調査

4 Action 改善

- 2010.8 テンプレートを入力しやすい作りや項目数に修正
- 2010.10 入力率の低い診療科へフィードバック
  → 科内カンファレンス等でアナウンス
- 2013.4 改善したため、悪化しないようモニタリング継続

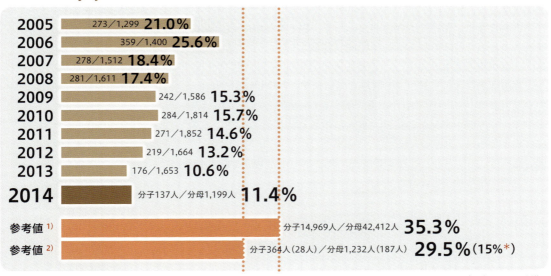

小児頭部外傷患者のCT検査実施率
CT for head injury in children

年	分子/分母	割合
2005	273/1,299	21.0%
2006	359/1,400	25.6%
2007	278/1,512	18.4%
2008	281/1,611	17.4%
2009	242/1,586	15.3%
2010	284/1,814	15.7%
2011	271/1,852	14.6%
2012	219/1,664	13.2%
2013	176/1,653	10.6%
2014	分子137人/分母1,199人	11.4%
参考値 [1]	分子14,969人/分母42,412人	35.3%
参考値 [2]	分子364人(28人)/分母1,232人(187人)	29.5%（15%*）

*NICE（National Institute for Health and Clinical Excellence）ガイドラインを導入

- ● 当院値の定義・計算方法
  - 分子：受診から12時間以内にCT検査を実施した患者数
  - 分母：頭部外傷病名が登録されている受診時年齢が15歳以下の患者数
- ● 参考値の定義・計算方法
  - 分子：分母のうち、CT検査実施者数
  - 分母：救急外来を受診した頭部外傷患者数

CT撮影をしなかった患者の頭蓋内病変を見逃さないため、今後も積極的にフォローアップを実施

　本指標を導入し始めた2009年のテンプレート記入率は、わずか20%程度でしたが、毎年少しずつ上昇し、2014年のテンプレート記入率は年間平均で76%まで上がってきました。

　一方、小児頭部外傷患者のCT検査実施率は年々低下傾向にあり、指標を取り始めた2005年は、頭部外傷病名が登録されている15歳以下の患者の21.0%に対してCT検査が実施されていましたが、2014年は11.4%の患者に対してのみ、CT検査が行われました。仮に、2005年の実施率の水準で2014年の患者に対してCT検査を実施していたと仮定すると、114人の患者に対して不要なCT検査を実施していた計算になります。

　当院においてCT撮影オーダーをする際に影響を与える因子を検討したところ、「親の要求」が最大の要因であったことは興味深いと思われます[10]。冒頭でも言及しましたが、撮影率は低ければ低いほどよいというわけではありません。CT撮影をしなかった患者に頭蓋内病変の見逃しがなかったことを確かめるために、撮影をしなかった患者のフォローアップを実施しています。2014年のフォローアップ実施率は42.5%でした。搬送時にCTを撮影しなかった患者の中で、フォローアップの結果、重大な見落としが認められた患者は今のところ一人もいませんが、今後も、このフォローアップを積極的に行うことにより、診断の質を高めていきたいと考えています。

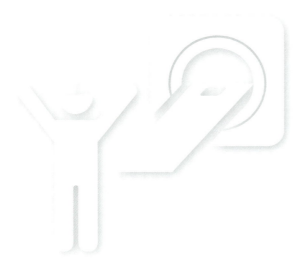

<参考文献>
1) 25米国小児専門病院（Pediatric Emergency Care Applied Network, Lancet 374; 1160, 2009）.
2) 日本の一般病院（藤沢市民病院：2011年小児救急学会発表, ＊NICEガイドラインを導入）.
3) Brenner DJ, Hall EJ: Computed Tomography - An Increasing Source of Radiation Exposure. N Engl J Med 2007; 357: 2277-2284.
4) Stiell IR, et al.: The Canadian CT Head Rule for patients with minor head injury. Lancet 2001; 357: 1391-1396.
5) Smits M, et al.: External Validation of the Canadian CT Head Rule and the New Orleans Criteria for CT Scanning in Patients With Minor Head Injury. JAMA 2005; 294: 1519-1525.
6) Kuppermann N, et al.: Identification of children at very low risk of clinically-important brain injuries after head trauma: a prospective cohort study. Lancet 2009; 374: 1160-1170.
7) Patricia C, et al.: Should a Head-Injured Child Receive a Head CT Scan? A Systematic Review of Clinical Prediction Rules. Pediatrics 2009; 124: e145-e154.
8) Oman JA, et al.: Performance of a Decision Rule to Predict Need for Computed Tomography Among Children With Blunt Head Trauma. Pediatrics 2006; 117; e238-e246.
9) Bulas D, et al.: Image Gently: improving health literacy for parents about CT scans for children. Pediatr Radiol. 2009; 39: 112-116.
10) Ishida Y, Manabe A, Oizumi A, Otani N, Hirata M, Urayama K, Saida Y, Kusakawa I, Fukui T: Association between Parental Preference and Head Computed Tomography in Children with Minor Blunt Head Trauma. JAMA Pediatr 2013; 167: 491-492.

63

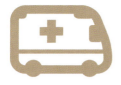

救急車受入台数、救急車・ホットラインの応需率

医療の質を評価する側面

当院では、救急医療の機能を測る指標として「救急車・ホットラインの応需率」を採用しています。この指標は、「救命救急センターで受け入れた救急車来院患者数」÷「当院への救急車受入要請件数」で算出しています。

当院救急部としては、救急車の受け入れ要請に対しては、可能な限り応需すべく取り組んでいます。しかし、残念ながら、要請された救急車をすべて受け入れられるわけではありません。当院が周辺地域に対して果たすべき役割を考えると、応需率を上げる努力を続けていく必要があります。

「救急車・ホットラインの応需率」の向上は、救急部だけの努力で改善できる指標ではありません。救急診療を担当する医療者の人数、診療の効率化、入院を受け入れる病棟看護師や各診療科の協力など、さまざまな要素がかかわります。

救急車受入台数　Number of ambulance

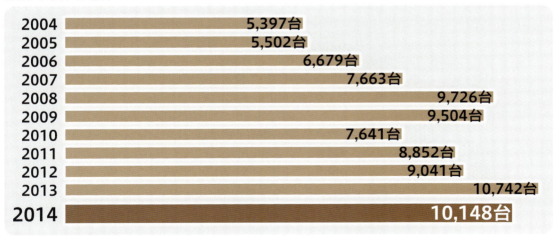

2004	5,397台
2005	5,502台
2006	6,679台
2007	7,663台
2008	9,726台
2009	9,504台
2010	7,641台
2011	8,852台
2012	9,041台
2013	10,742台
2014	10,148台

●当院値の定義・計算方法
救命救急センターで受け入れた患者のうち、救急車で来院した患者数
包含：ホットライン件数

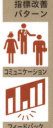

第17章　救急

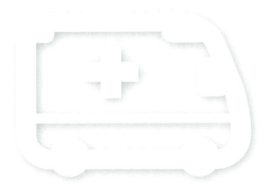

救急車・ホットラインの応需率　Acceptance rate of ambulance call

年	分子／分母	応需率
2004	5,397／8,317	64.9%
2005	5,502／8,359	65.8%
2006	6,679／9,737	68.6%
2007	7,663／11,441	67.0%
2008	9,726／12,849	75.7%
2009	9,504／12,124	78.4%
2010	7,641／9,384	81.4%
2011	8,852／10,732	82.5%
2012	9,041／10,441	86.6%
2013	10,742／12,398	86.6%
2014	分子10,148件／分母11,683件	86.9%

●当院値の定義・計算方法
分子：救命救急センターで受け入れた患者の
　　　うち、救急車で来院した患者数
分母：救急車要請件数
分子包含：ホットライン件数

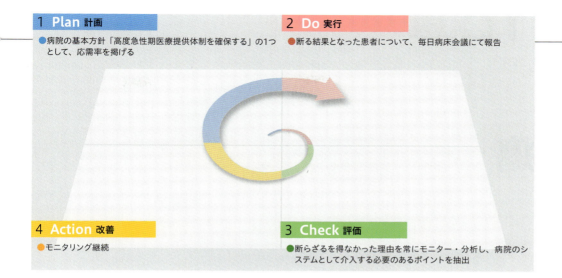

1 **Plan** 計画	2 **Do** 実行
●病院の基本方針「高度急性期医療提供体制を確保する」の1つとして、応需率を掲げる	●断る結果となった患者について、毎日病床会議にて報告
4 **Action** 改善	3 **Check** 評価
●モニタリング継続	●断らざるを得なかった理由を常にモニター・分析し、病院のシステムとして介入する必要のあるポイントを抽出

お断り理由を常にモニター・分析し、介入する必要のあるポイントを抽出

　2014年は受け入れ患者数10,148件、応需率86.9％と昨年の水準を維持することができました。

　過去に救急車の受け入れができなかった理由を分析すると、主な理由の1つに「入院病床がない」が挙げられていました。

　そのようなこともあり、数年前から、病院をあげて病床を有効活用するための病床管理体制をとるようになっています。このシステムが軌道にのり、救急受け入れのための空床の調整や、情報の共有がうまく機能した結果、現在の値が得られていると考えます。また、救急外来での経過観察ベッドの増床に伴い、受け入れのキャパシティーが増えたことも、数値改善の一因であったと考えています。

　今後も、救急車受け入れ要請を断らざるを得なかった理由を常にモニター・分析し、病院のシステムとして介入する必要のあるポイントを抽出し、受入数・応需率の向上（当面は応需率90％）を目指したいと考えています。

第18章

腫瘍

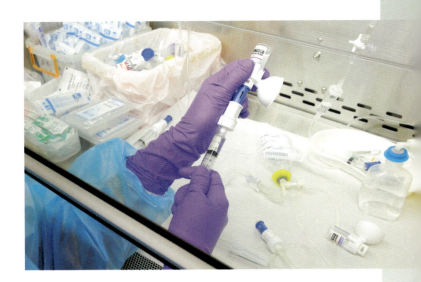

- 64 乳癌手術後にアロマターゼ阻害剤を服用している患者の骨密度チェック率
- 65 初診から放射線治療開始までの所要日数が基準日を超えた患者の割合
- 66 Stage IIIの大腸癌患者における補助化学療法実施率
- 67 Stage II, IIIの胃癌患者における術後S-1療法実施率

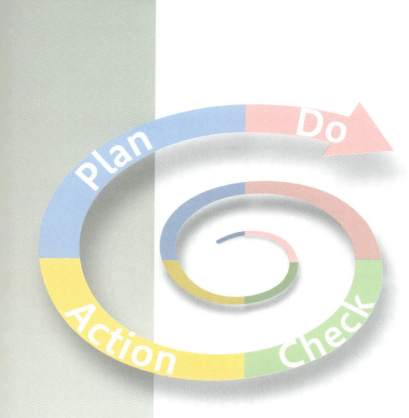
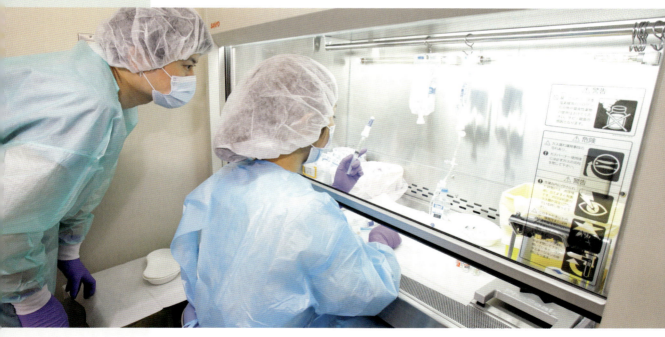

64 乳癌手術後にアロマターゼ阻害剤を服用している患者の骨密度チェック率

　乳癌の術後アジュバント治療に用いる内分泌治療薬、アロマターゼ阻害剤には、骨塩量を減少させる副作用が報告されています。また、服用する患者は閉経後の女性です。

　このため、骨粗鬆症による将来的な圧迫骨折を予防するために、潜在的な骨粗鬆症予備軍にアロマターゼ阻害剤を投与する際には注意が必要となりますが、日常臨床で骨塩量の測定は忘れられがちです。

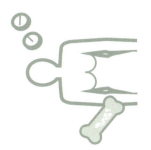

乳癌手術後にアロマターゼ阻害剤を服用している患者の骨密度チェック率
Bone density checkup for patients taking Aromatase Inhibitor after breast cancer surgery

年	分子/分母	割合
2004	0/68	0.0%
2005	14/162	8.6%
2006	31/142	21.8%
2007	58/138	42.0%
2008	96/140	68.6%
2009	131/170	77.1%
2010	83/155	53.5%
2011	101/123	82.1%
2012	147/172	85.5%
2013	分子189人/分母214人	88.3%

● 当院値の定義・計算方法
- 分子：アロマターゼ阻害剤の服用開始日付の前後1年以内に骨密度検査を実施している患者数
- 分母：乳癌手術後にアロマターゼ阻害剤を服用している患者数
- 除外：乳癌手術時40歳以下の患者、乳癌手術からアロマターゼ阻害剤の服用開始まで365日以上経過している患者

指標改善パターン

勉強会・研修会

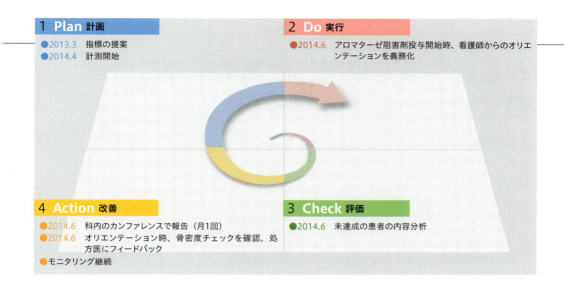

情報を繰り返し提供することにより、投与前後に骨密度をチェックする文化が浸透

　忘れがちであったアロマターゼ阻害剤処方時の骨密度の確認をQI指標として挙げ、情報を繰り返し提供することにより、アロマターゼ阻害剤投与前後に骨密度をチェックする文化が乳腺外科チーム内に浸透し、最終的にチェック率の向上につながったと考えられます。

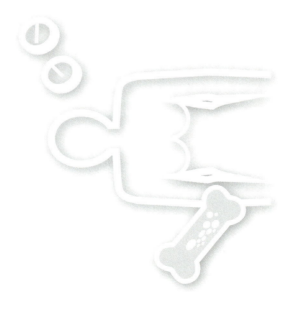

65 初診から放射線治療開始までの所要日数が基準日を超えた患者の割合

　放射線治療の開始時期については、環境が整えば、できるだけ早期に始めることが推奨されます。放射線腫瘍科への依頼から実際に照射が開始されるまでの日数（待機期間；waiting time）が短いほうが、よい医療サービスの指標となります。

　照射の目的別にJCCO（The Joint Collegiate Council for Oncology）により、待機時間の推奨値が、照射方針「根治照射例」：28日以内、「姑息照射例」：14日以内、「術後照射例」：28日以内、と示されています[1]。

　放射線治療に関する、QI（Quality Indicator）について、National Quality Measures Clearinghouseからさまざまな指標が示され、待機時間は一般項目として取り上げられています[2]。待機時間の延長による局所再発増加や生存期間短縮は、頭頸部癌や肉腫で指摘されていますが、それ以外の癌腫では明らかではありません[3)4)5]。しかし、待機時間の許容される閾値は不明ですので、臨床的にも患者サービスの面においても、できるだけ早期に照射を始めることが推奨されます。

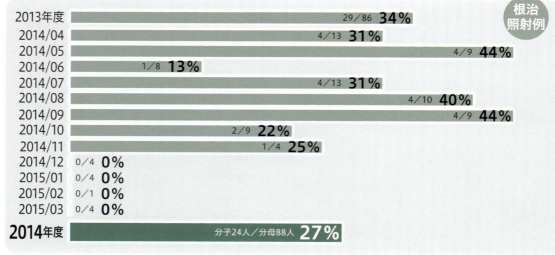

初診から放射線治療開始までの所要日数が基準日を超えた患者の割合
The proportion of patients who had radiation therapy（RT）waiting time more than standard times（JCCO）for RT initiation

また、待機時間を計測することにより、放射線治療可能件数や予約枠の適正化の指標として使用可能と考えられます。2014年度、治療装置の更新に伴い、2台ある治療装置のうち1台のみで照射を継続することになり、治療可能件数の減少を最小限にとどめるため、治療時間帯を延長し、患者更衣室を使用して時間あたりの件数を見直しました。この処置を効果指標の1つとして、待機時間を使用し、モニタリングしました。

●当院値の定義・計算方法
分子：治療初診日（治療方針登録日）から放射線治療開始日までの日数がJCCOの基準＊を超える患者数
＊ 照射方針「根治照射例」：28日以内、「姑息照射例」：14日以内、「術後照射例」：28日以内
分母：放射線治療開始患者数（対象期間に放射線治療を開始した、「照射方針」が根治、姑息、術後のいずれかの患者）

姑息照射例

期間	分子/分母	割合
2013年度	11/37	30%
2014/04	0/2	0%
2014/05	0/1	0%
2014/06	1/3	33%
2014/07	0/0	0%
2014/08	1/3	33%
2014/09	0/5	0%
2014/10	0/6	0%
2014/11	0/4	0%
2014/12	1/3	33%
2015/01	0/4	0%
2015/02	0/4	0%
2015/03	2/7	29%
2014年度	分子5人/分母42人	**12%**

第18章　腫瘍

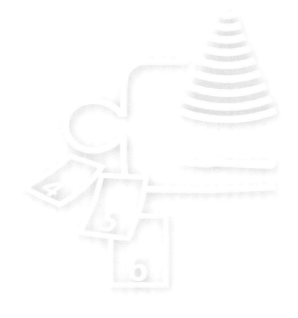

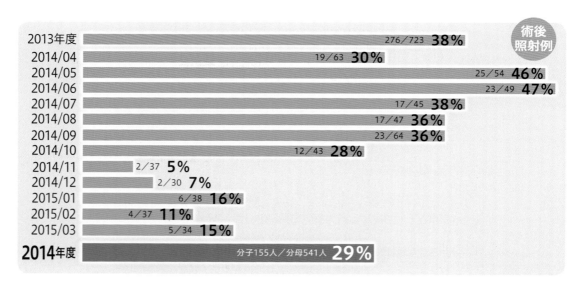

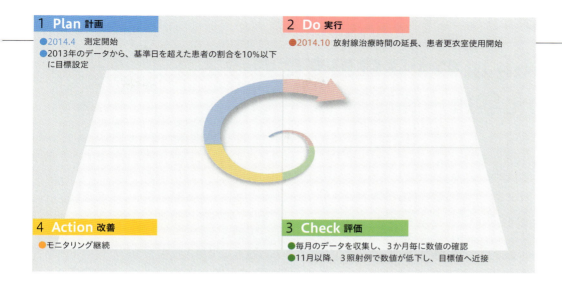

放射線治療時間の延長、患者更衣室使用により、数値改善。引き続き改善策を継続し、モニタリングを実施

　照射目的別にJCCOによって示された待機時間推奨値を超える割合は、2013年度は照射法別で30～38％でしたが、2014年度は、12～29％に改善しました。特に、放射線治療時間の延長、患者更衣室使用を開始した11月以降では、10～13％に改善しました。

　待機時間推奨値を超える割合は、まだ目標値に達していませんが、一連の改善策で指標値の改善がみられており、引き続き改善策を継続し、モニタリングする予定です。

　患者更衣室使用により、時間あたりの照射可能件数が増加し、指標値が改善したと思われ、治療装置2台稼働後も、改善策を継続してモニタリングし、今後の対策に役立てたいと考えています。

<参考文献>
1) D. Ash, Bwrrett, A. Hinks, C. Squire: Re-audit of Radiotherapy Waiting Times 2003, Clinical Oncology. 2004: 16: 387-394.
2) Jeffrey A, Prajnan D: Quality Indicators in Radiation Oncology. Int J Radiation Oncol Biol Phys. 2013; 85: 904-911.
3) Chen W, King W, Pearcey R et al.: The relationship between waiting time for radiotherapy and clinical outcomes: A systematic review of the literature. Radiotherapy and Oncology 2008; 87: 3-16.
4) Harten M, Hoebrs F, Kross K et al.: Determinants of treatment waiting times for head and neck cancer in the Netherlands and their relation to survival. Oral Oncology. 2015; 51: 272-278.
5) Carradini S, Niemoeller O, Niyazi M et al.: Timing of radiotherapy following breast-conserving surgery: outcome of 1393 patients at a single institution. Strahlentherapie und Onkologie. 2014; 4: 352-357.

Stage IIIの大腸癌患者における補助化学療法実施率

　大腸癌治療ガイドラインに記述されているように、R0（癌の遺残がない）切除が行われたstage IIIの結腸癌、直腸癌は補助化学療法の対象と考えられます。可能な限り補助化学療法を行うことにより、生存率の向上を図ることが必要と考えられます[2)-9)]。ただし、ガイドラインにも示されているように、主要臓器機能（骨髄、肝機能、腎機能）が保たれていること、performance status（PS）が良好であること、術後合併症から回復していること、インフォームドコンセントが得られていること、重篤な合併症がないこと、などが適応時の要件です。

　Stage IIIの大腸癌の患者に対して補助化学療法を施行することを原則として考え、投与できないときにはその理由を明確化し記述することは、標準的治療として必要と考えられます。下記の指標において、その分母は、対象となるstageの癌患者の数から何らかの理由で投与できないことが明確になっている数を引き、本来投与されるべき人数となっています。分子に実際に投与された数としてその比率を求めれば、この割合は100％を目標とする値として、医療の質を示すものと考えられます。

　なお、術後補助化学療法は術後4～8週までに開始することが望ましいとされています。今後は、術後8週間以内の補助化学療法実施率も検討する必要があると考えられます。

Stage III の大腸癌患者における補助化学療法実施率
Adjuvant chemotherapy for Stage III colon cancer patients

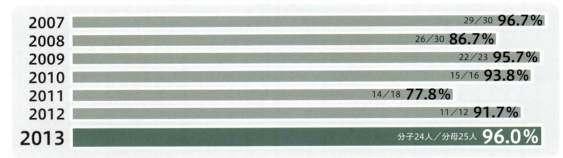

年	分子/分母	割合
2007	29/30	96.7%
2008	26/30	86.7%
2009	22/23	95.7%
2010	15/16	93.8%
2011	14/18	77.8%
2012	11/12	91.7%
2013	分子24人/分母25人	96.0%

● 当院値の定義・計算方法
分子：分母のうち、1年以内に補助化学療法を受けた患者数
分母：18歳以上のStage III の大腸癌患者数
分母除外：
・補助化学療法をリファーしない医学的理由（併存疾患、発症日が5年以上前、癌が転移した、医学的禁忌／アレルギー、一般状態不良等）が記載されている患者
・補助化学療法をリファーしない患者都合（患者拒否等）が記載されている患者
・補助化学療法をリファーしないシステム要因（化学療法を施行できない治験に参加している等）が記載されている患者

● 参考値の定義・計算方法[1)]
分子：Patients who are referred for adjuvant chemotherapy, prescribed adjuvant chemotherapy or have previously received adjuvant chemotherapy* within the 12 month reporting period
分母：All patients aged 18 years and older with Stage III colon cancer
分母除外：
・Documentation of medical reason(s) for not referring for or prescribing adjuvant chemotherapy (e.g., medical comorbidities, diagnosis date more than 5 years prior to the current visit date, patient's cancer has metastasized, medical contraindication/allergy, poor performance status)
・Documentation of patient reason(s) for not referring for or prescribing adjuvant chemotherapy (e.g., patient refusal)
・Documentation of system reason(s) for not referring for or prescribing adjuvant chemotherapy (e.g., patient is currently enrolled in a clinical trial that precludes prescription of chemotherapy)

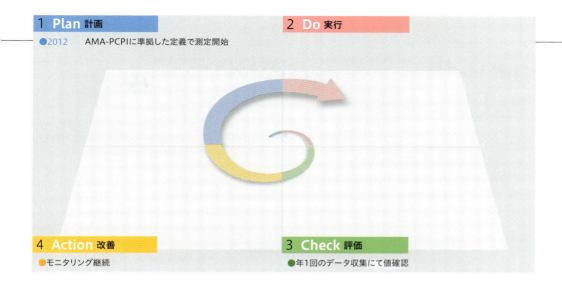

数値改善のために、投与されない理由を明確にし、記録することが必要

　2008年と2011年を除いて100％に近い値であり、理由の明確でない非投与は、年間1名程度となっています。投与されなかった原因を確認する必要がありますが、投与されなかった理由が記録されていない可能性が高いと思われます。

　補助化学療法が必要であることについては、ほぼ共通認識となっていると思われます。数値を改善するためには、施行できない理由を明確にし、それを記録（カルテに）することが必要と思われます。

<参考文献>
1) American Medical Association AMA-PCPI Approved Quality measures. http://www.ama-assn.org/apps/listserv/x-check/qmeasure.cgi?submit=PCPI（2015.06.29 available）
2) 大腸癌治療ガイドライン　医師用 2010年版　大腸癌研究会編.
3) Van Cutsem E, Oliveira J; ESMO Working Group: Colon Cancer: ESMO clinical recommendations for diagnosis, adjuvant treatment and follow-up. Ann Oncol 2008; 19 (Supplement 2): ii29-ii30.
4) Andre T, et al.: PhaseIII study comparing a semimonthly with a monthly regimen of fluorouracil and leucovorin as adjuvant treatment for stageII and III colon cancer patients: final results of GERCOR C96.1. J Clin Oncol 2007; 25: 3732.
5) National Institute of Health Consensus conference. Adjuvant therapy for patients with colon and rectal cancer. J Am Med Assoc 1990; 264: 1444-1450.
6) Lembersky BC, et al.: Oral uracil and tegafur plus leucovorin compared with intravenous fluorouracil and leucovorin in stage II and III carcinoma of the colon: result from National Surgical Adjuvant Breast and Bowel Project protocol C-06. J Clin Oncol 2006; 24: 2059-2064.
7) Andre T, et al.: Oxaliplatin, fluorouracil and leucovorin as adjuvant treatment for colon cancer. N Engl J Med 2004; 350: 2343-2351.
8) NIH Consensus Conference: Adjuvant therapy for patients with colon and rectal cancer. JAMA 1990; 264: 1444-1450.
9) Wolmark N, Rockette H, Fisher B, et al.: The benefit of leucovorin-modulated fluorouracil as postoperative adjuvant therapy for primary colon cancer: Results from National Surgical Adjuvant Breast and Bowel Project Protocol C-03. J Clin Oncol 1993; 11: 1879-1887.

67 Stage II, III の胃癌患者における術後S-1療法実施率

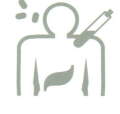

医療の質を評価する側面

　以前の胃癌治療ガイドラインでは、術後補助化学療法は、臨床試験においてのみ実施すべきとされていましたが、2006年のACTS-GC試験の結果を踏まえ、最新の胃癌治療ガイドライン（第4版、2014年5月改訂）では、S-1の有効性が示され、これがわが国の標準治療と記述されるようになりました[2]。

　根治手術後S-1投与群と手術単独群の比較では、投与群の3年生存率が80.1%、手術単独群が70.1%となり、統計学的に有意差を認めました[3]。T1を除く、stage II / III 症例が対象になります。

　患者の全身状態、臓器合併症、本人の希望などの面を考慮して支障がなければ、投与することにより生存率の向上が期待されるため、S-1による補助化学療法を考慮することは必須と考えられます。実際に投与できない理由があるときには、それを明確にすることが必要と考えられます。そこで、実投与人数と、実際に何らかの原因で投与できなかったが、その理由が明確に記載されている人数の合計の、対象者全体に対する割合を示し、この割合を高めることが標準的な治療の実践率を示すことになり、医療の質の指標となると考えられます。

　なお、実際には有害事象等で補助化学療法を継続できない場合もありますが、そのことについては、この指標では考慮していません。さらに胃癌の術後補助化学療法は、術後6週間以内までに開始することが望ましいとされています。今後は、術後6週間以内の補助化学療法実施率も検討する必要があると考えられます。

●当院値の定義・計算方法
分子：S-1療法による補助化学療法の選択肢が提示されたか、または提示しない理由が診療録に記載されている患者数
分母：胃癌に対して根治手術を受け、組織学的に取り扱い規約Stage II、III（pT1を除く）の進行癌と診断され6週以内に退院した患者数

●参考値の定義・計算方法[1]
分子：S-1療法による補助化学療法の選択肢が提示されたか、または提示しない理由が診療録に記載されている患者数
分母：胃癌に対して根治手術を受け、組織学的に取り扱い規約Stage II、III（pT1を除く）の進行癌と診断され6週以内に退院した患者数

Stage II, IIIの胃癌患者における術後S-1療法実施率
S-1 therapy in stage II through III gastric cancer patients

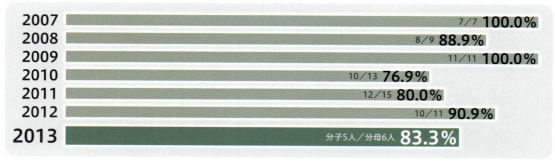

年	分子/分母	%
2007	7/7	100.0%
2008	8/9	88.9%
2009	11/11	100.0%
2010	10/13	76.9%
2011	12/15	80.0%
2012	10/11	90.9%
2013	分子5人/分母6人	83.3%

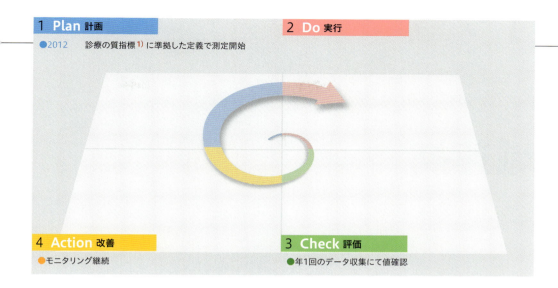

1 Plan 計画	2 Do 実行
●2012　診療の質指標[1]に準拠した定義で測定開始	
4 Action 改善	3 Check 評価
●モニタリング継続	●年1回のデータ収集にて値確認

投与しないときにその理由を記録上に確実に記載することで数値の改善へ

　ほぼ100％に近い値ですが、時に低下がみられます。投与を考慮していないのではなく、何らかの理由で投与を回避した症例があり、おそらくその原因が記録上明瞭になっていないためと思われます。

　投与しないときに、その理由を記録（カルテ）上に確実に記載することで改善が図れると思われます。

＜参考文献＞
1) 診療の質指標 Quality Indicator がん対策における管理評価指標群の策定とその計測システムの確立に関する研究班. http://qi.ncc.go.jp/index.html (2014.02.24 available)
2) 胃癌治療ガイドライン 医師用 2014年5月改訂　日本胃癌学会編.
3) Sakuramoto S, et al.: Adjuvant chemotherapy for gastric cancer with S-1, an oral fluoropyrimidine. N Engl J Med 2007; 357: 1810-1820.

第19章

地域連携

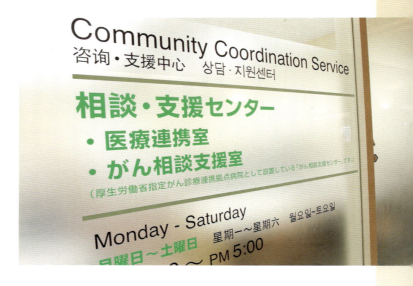

68 紹介率・逆紹介率

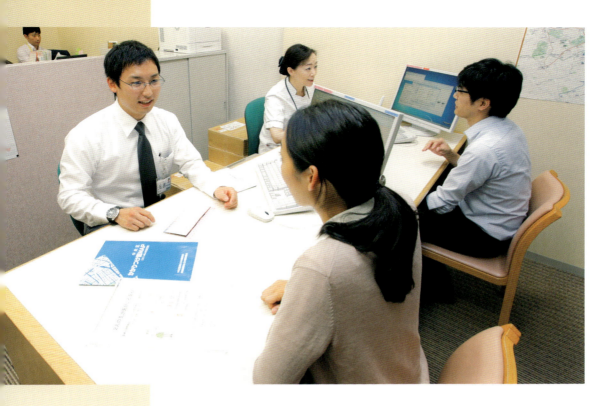
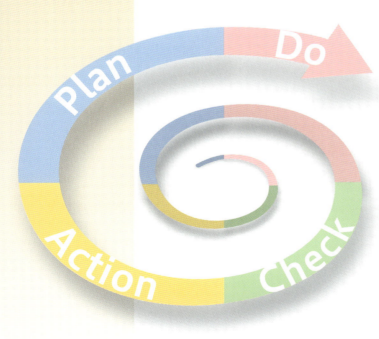

68 紹介率・逆紹介率

医療の質を評価する側面：Process

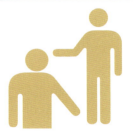

　地域医療支援病院の紹介率・逆紹介率の算定式は、それ以外の病院とは異なります。一般の病院での紹介率は、分子となる"紹介患者数"に"救急車搬送患者数"を加えていますが、地域医療支援病院では、"救急車搬送患者数"のかわりに"救急患者かつ緊急入院となった患者数（初診救急入院患者数－初診救急入院患者のうち紹介患者数）"を加える計算式となっています。両者ともに救急医療の評価ですが、後者は入院に限定した評価であり、より厳しい指標といえます。

紹介率・逆紹介率
Introduction rate, reverse introduction rate

年	分子/分母	紹介率
2005	11,698／51,144	22.9%
2006	11,753／46,180	25.5%
2007	15,416／37,650	40.9%
2008	15,404／34,203	45.0%
2009	13,915／29,544	47.1%
2010	13,663／26,912	50.8%
2011	16,588／28,397	58.4%
2012	17,463／31,181	56.0%
2013	18,081／31,454	57.5%
2014	分子15,033人／分母26,736人	56.2%
参考値[2]		69.5%

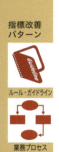

指標改善パターン
- ルール・ガイドライン
- 業務プロセス

さらに、地域医療支援病院の紹介率・逆紹介率は、分母となる"初診患者数"から"休日・夜間に受診した救急外来患者数（休日・夜間の初診救急患者数－休日・夜間の初診救急入院患者数）"を引くことができます。これは、地域開業医の診療時間外に救急医療を提供することを評価する要素といえます。

　このように、地域医療支援病院の紹介率・逆紹介率は、かかりつけ医である開業医の支援、救急医療の確保という要素を踏まえた指標であり、急性期医療機関はより高い数値を目指すことが求められます。また、各算定項目である初診定義や実数を踏まえた経営分析は、医療の質の向上につながるといえます。

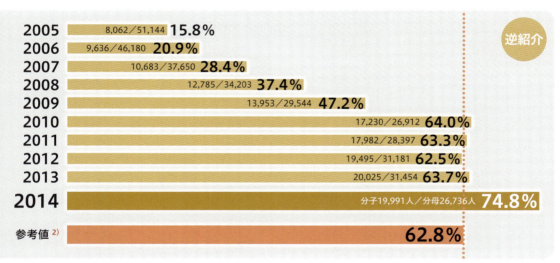

● 当院値の定義・計算方法
分子：紹介＝紹介患者数* ＋（初診救急入院患者数－初診救急入院患者のうち紹介患者数）
　　　逆紹介＝逆紹介患者数
分母：初診患者数 －（休日・夜間の初診救急患者数 － 休日・夜間の初診救急入院患者数）

● 参考値の定義・計算方法[2)]
分子：紹介＝紹介患者数* ＋救急車搬送患者数
　　　逆紹介＝逆紹介患者数
分母：初診患者数

＊診療報酬点数表における初診料算定患者に限る

第19章　地域連携　257

1 Plan 計画
- 地域医療支援病院の（旧）要件の1つ「紹介率40%以上かつ逆紹介率60%以上」を目標に設定
- 2006.11 「紹介事前予約制度」を計画（一部診療科のみ）
- 2007 紹介事前予約制度の対象診療科の拡大
- 地域医療支援病院の実績報告
- 2012.6 地域医療ネットワーク導入の検討
- 2014.2 地域医療支援病院の新承認要件

2 Do 実行
- 2006.11 「紹介事前予約制度」を導入（一部診療科のみ）
- 2009 逆紹介支援業務の拡大ならびに集患対策の実施
- 2014.4 新要件を踏まえた紹介／逆紹介の推進

4 Action 改善
- 2009.10 患者逆紹介の推進①「医療連携室での逆紹介支援業務の開始」
- 2009.11 患者逆紹介の推進②「患者広報の開始（パンフレット"2人の主治医がいる安心"）」
- 2010.4 地域医療機関との高額医療機器（検査機器）の共同利用を強化
- 2010.8 小児準夜間帯における患者逆紹介の開始
- 2011.4 支援業務に関するシステム整備（定型文書・かかりつけ医登録）
- 2011.5 東京都医療連携手帳（がん地域連携クリティカルパス）を用いた逆紹介を開始
- 2011.9 地域医療支援病院の承認
- 2014年度 新要件を達成

3 Check 評価
- 2006 初診患者の分析（紹介有・無）
- 2008 患者逆紹介の分析（診療科別）
- 2010 地域医療機関のニーズ確認／登録医制度の見直し
- 2011.9 医師派遣の分析（連携医療機関との関係構築）

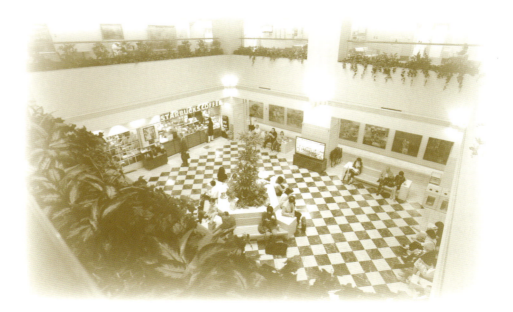

地域医療支援病院の新要件を満たしたものの、実数は減少。今後は集患活動を強化

　当院は地域医療支援病院の（旧）要件の1つである「紹介率40％以上かつ逆紹介率60％以上」を数値目標としていました。2007年度には紹介率の向上を目的に事前予約制を導入し、2009年度には低迷する逆紹介率にむけて改善策を講じました。その結果、2010年度に目標値を達成し、翌2011年に地域医療支援病院として承認を受けました。

　2015年には地域医療支援病院の承認要件が見直され、紹介率かつ逆紹介率の数値基準がさらに引き上げられました。地域医療支援病院の紹介率の平均値は69.5％、逆紹介率は62.8％であり、それらの数値を踏まえた新要件と考えられます（2009年実績）。

　地域医療支援病院の承認後、当院では前述の平均値を目標としてきました。さらなる数値向上を目指した結果、2014年度の新要件を満たすことができました。割合は上がりましたが、実数の減少がみられるため、2015年度は集患活動を強化するとともに、実数の増加を目指す必要があるといえます。

　紹介・逆紹介に関する取り組みはさまざまであり、当院が講じた主な改善策は以下のとおりです。

(1) 登録医制度
(2) 事前予約制度
(3) 高額医療機器の共同利用
(4) 2人の主治医制度・かかりつけ医制度の推進
(5) 医師事務作業補助者の活用
(6) 逆紹介支援・かかりつけ医の案内サービス
(7) 地域医療ネットワーク導入の検討　など

＜参考文献＞
1) 田島 誠一, 高橋 淑郎：病院管理. 建帛社, 2012.
2) 第1回特定機能病院及び地域医療支援病院のあり方に関する検討会資料. http://www.mhlw.go.jp/stf/shingi/2r985200000253pd-att/2r985200000253tc.pdf

第20章

感染管理

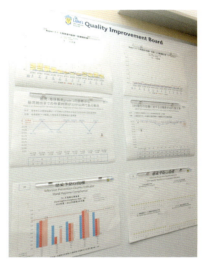 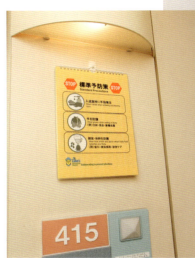

- 69 人工呼吸器関連肺炎(VAP)発生率
- 70 中心ライン関連血流感染発生率
- 71 手術部位感染発生率
- 72 尿道留置カテーテル関連尿路感染発生率
- 73 手指衛生実施率

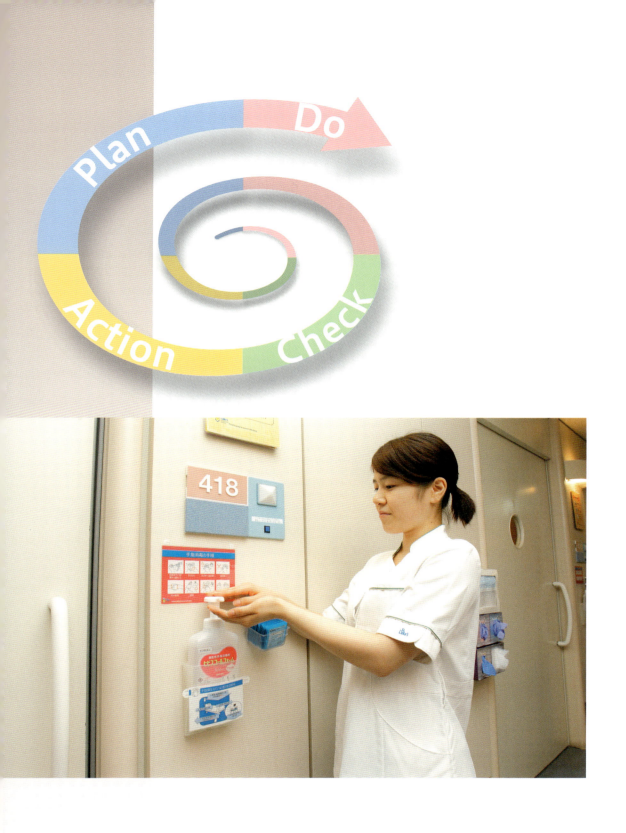

69 人工呼吸器関連肺炎（VAP）発生率

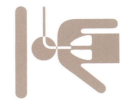

　人工呼吸器関連肺炎（ventilator-associated pneumonia；VAP）とは、人工呼吸器の装着が契機となって起こる肺炎を指します[1]。VAPには、次のようなリスクがあります[2]。
(1) 48時間以上人工呼吸器を装着した患者の約10～20％がVAPを発症する。
(2) VAPを発症した重症患者は、VAPを発症しなかった重症患者に比べて、死亡するリスクが約2倍上昇する。
(3) VAPを発症した患者は、集中治療室（ICU）への入室期間が約6日間延長し、1万ドル以上の追加医療費が発生する。

　以上から、VAP発生率が減少傾向にある病院では、VAPによる重症化や死亡、入院期間の延長を防ぐことにより、医療の質が向上していると考えられます。

人工呼吸器関連肺炎（VAP）発生率　Ventilator-associated pneumonia rate

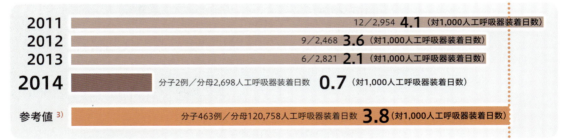

年	分子/分母	値	単位
2011	12/2,954	4.1	（対1,000人工呼吸器装着日数）
2012	9/2,468	3.6	（対1,000人工呼吸器装着日数）
2013	6/2,821	2.1	（対1,000人工呼吸器装着日数）
2014	分子2例／分母2,698人工呼吸器装着日数	0.7	（対1,000人工呼吸器装着日数）
参考値[3]	分子463例／分母120,758人工呼吸器装着日数	3.8	（対1,000人工呼吸器装着日数）

●当院値の定義・計算方法
分子：1年間、集中治療領域において発生時または発生48時間以内に人工呼吸器を装着していた患者に起きた肺炎のうち、日本環境感染学会 JHAIS（Japanese Healthcare Associated Infections Surveillance）委員会医療器具関連感染サーベイランス部門による人工呼吸器関連肺炎疾患定義に合致し、入室後48時間以降、退室後48時間以内に発生した肺炎
分母：1年間、集中治療領域において人工呼吸器を装着している患者数を毎日一定時刻に数えた合計（人工呼吸器装着日数という）

●参考値の定義・計算方法[6]
分子：集中治療領域において分母と同一期間に発生し、発生時または発生48時間以内に気管切開口または気管挿管を通して連続的に呼吸の補助または管理をする機械を装着していた患者における肺炎のうち、JHAIS委員会医療器具関連感染サーベイランス部門による人工呼吸器関連肺炎疾患定義に合致する肺炎症例数
分母：集中治療領域における人工呼吸器装着患者数を、一定期間中毎日、一定時刻に数えた合計（人工呼吸器装着日数という）

指標改善パターン

フィードバック

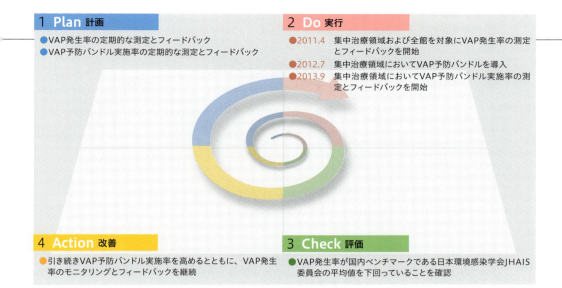

1 Plan 計画	2 Do 実行
●VAP発生率の定期的な測定とフィードバック ●VAP予防バンドル実施率の定期的な測定とフィードバック	●2011.4 集中治療領域および全館を対象にVAP発生率の測定とフィードバックを開始 ●2012.7 集中治療領域においてVAP予防バンドルを導入 ●2013.9 集中治療領域においてVAP予防バンドル実施率の測定とフィードバックを開始
4 Action 改善	3 Check 評価
●引き続きVAP予防バンドル実施率を高めるとともに、VAP発生率のモニタリングとフィードバックを継続	●VAP発生率が国内ベンチマークである日本環境感染学会JHAIS委員会の平均値を下回っていることを確認

<参考文献>

1) Institute for Healthcare Improvement. Implement the IHI Ventilator Bundle. http://www.ihi.org/knowledge/pages/changes/implementtheventilatorbundle.aspx (2014.05.15 available)

2) Safdar N, Dezfulian C, Collard HR, et al.: Clinical and economic consequences of ventilator-associated pneumonia: a systematic review. Crit Care Med. 2005; 33: 2184-2193.

3) 日本環境感染学会JHAIS委員会 医療器具関連感染サーベイランス 2009年4月〜2014年9月データサマリー. http://www.kankyokansen.org/modules/iinkai/index.php?content_id=4 (2015.06.04 available)

4) Resar R, Pronovost P, Haraden C, et al.: Using a bundle approach to improve ventilator care processes and reduce ventilator-associated pneumonia. Joint Commission J. on Quality and Patient Safety 2005; 31: 243-248.

5) 日本集中治療医学会：人工呼吸関連肺炎予防バンドル 2010改訂版. http://www.jsicm.org/pdf/2010VAP.pdf (2015.06.04 available)

6) 日本環境感染学会 JHAIS委員会 医療器具関連感染サーベイランス部門 サーベイランスに使用する用語と判定の定義. http://www.kankyokansen.org/modules/iinkai/index.php?content_id=4 (2015.06.04 available)

高い感染予防効果を発揮するVAP用ケアバンドルを導入。VAP発生率の低減に貢献

　日本環境感染学会JHAISサーベイランスデータ報告書によると、2009年4月から2014年9月までに、全国の44病院の集中治療部門から報告されたVAP発生率をプールした平均値は3.8（対1,000人工呼吸器装着日数）でした[3]。2014年度の当院の発生率は、これを下回っています。

　近年、エビデンスレベルの高い複数の感染予防策を、チェックリストを用いて毎回確実に実施する「Care Bundle（ケアバンドル）」が、高い感染予防効果を発揮すると報告されています[4]。これを受けて、米国医療改善研究所（Institute of Healthcare Improvement；IHI）や日本集中治療医学会はVAP用のケアバンドル（VAPバンドル）を作成し、推奨しています[1,5]。当院でも2013年からVAPバンドルを導入しており、VAP発生率の低減に貢献していると考えられます。

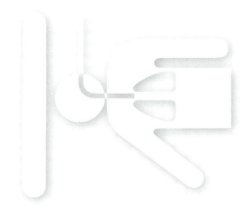

中心ライン関連血流感染発生率

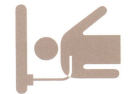

　CLABSI（Central line-associated bloodstream infection；中心ライン関連血流感染）を発症した患者は重症化しやすく、死亡リスクは最大25％に上ります[2]。CLABSIのリスクは医療機関、部署、患者の特性に左右されますが、エビデンスレベルが高い予防策を実施すれば、CLABSIの65〜70％は予防可能と推計されています[3]。

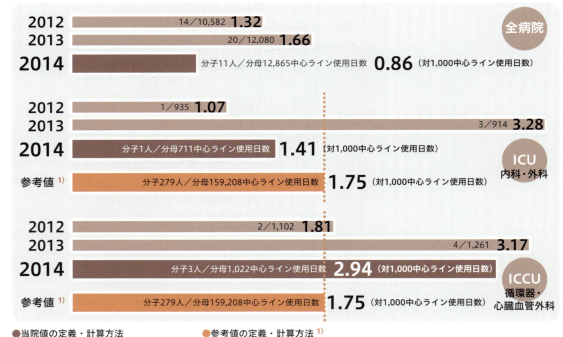

中心ライン関連血流感染発生率　Central line-associated bloodstream infection rate

指標改善パターン
ルール・ガイドライン

●当院値の定義・計算方法
分子：分母と同じ1年間に中心ラインを挿入している入院患者のうち、日本環境感染学会JHAIS委員会のCLABSI判定基準（臨床的敗血症無し）に合致した患者数
分母：1年間の入院患者における中心ライン使用日数

●参考値の定義・計算方法[1]
分子：JHAIS委員会医療器具関連感染サーベイランス事業に参加する病院の集中治療室において、2009年4月から2014年9月までに同委員会のCLABSI判定基準（臨床的敗血症無し）に合致した患者数
分母：左記病院のICUにおける、2009年4月から2014年9月までの中心ライン使用日数

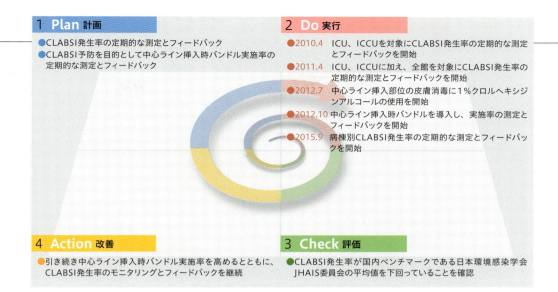

「中心ライン挿入バンドル」を全病院で実施。高い実施率を維持し、CLABSI予防に貢献

　当院の集中治療室（ICUおよびICCU）におけるCLABSI発生率は、2011年以降、参考値よりも低い値で推移していましたが、2013年には増加しました。その理由の1つとして、CLABSI予防策である「中心ライン挿入バンドル」（後述）の実施率が、2013年上半期には50％台と低率だったことが挙げられます。バンドルの実施率が低い部署にはフィードバックを行い、2015年7月現在、90％以上に改善しました。それとともに、2014年度のCLABSI発生率は2013年度に比べて減少しました。全病院値は、さまざまな特性をもつ複数の病棟の粗率であり、比較可能な外部データベースはありませんが、今後の経年的な減少を確認することにより、病院全体の状況を評価することが可能と考えます。

　カテーテル挿入の際に、エビデンスレベルの高い複数の感染予防策を、チェックリストを用いて毎回確実に実施することが、高いCLABSI予防効果をもたらすとの報告があります[3,4]。このような複合的対策は「Care Bundle（ケアバンドル）」呼ばれています。

　当院では、2011年11月から「中心ライン挿入バンドル」を集中治療室および手術室で導入し、2012年10月以降はこれを全病院で実施しています。バンドルの実施率は2015年9月現在90％を超えています。バンドルの実施率を高く維持することが、CLABSI予防に貢献すると考えられます。

当院における「中心ライン挿入バンドル」

中心ライン挿入時に以下の対策の実施を確認する担当者を決定し、実施されない場合は担当者が注意喚起を行い、実施されるまで挿入手技を中断する（但し緊急時を除く）。実施の有無は、電子カルテの専用テンプレートに入力される。

- ☐ 全員が手袋着用直前に、手指衛生を実施したか？
- ☐ マキシマル・バリア・プリコーションの実施
  - ・術者は、キャップ、マスク、滅菌手袋、滅菌ガウンを着用したか？
  - ・指導者と介助者は、キャップ、マスク、非滅菌手袋を着用したか？
    ＊指導者は、立つ場所・指導方法に応じて、滅菌手袋、滅菌ガウンを追加する。
- ☐ 消毒薬を広範囲に塗布後、乾燥するまで穿刺を待ったか？
- ☐ 滅菌野の汚染がない
  - ・滅菌操作でドレープをかけたか？
  - ・挿入中に滅菌野は汚染されていないか？
- ☐ 挿入後は滅菌操作で血液を除去し、滅菌被覆剤を貼付したか？
- ☐ 全員が手袋を脱いだ直後に手指衛生を実施したか？

〈参考文献〉

1) 日本環境感染学会 JHAIS委員会 医療器具関連感染サーベイランス 2009年4月～2014年9月データサマリー.
http://www.kankyokansen.org/modules/iinkai/index.php?content_id=4
（2015.06.04 available）

2) Centers for Disease Control and Prevention: Guidelines for the Prevention of Intravascular Catheter-Related infections, 2011.
http://www.cdc.gov/hicpac/bsi/bsi-guidelines-2011.html
（2013.05.31 available）

3) Umscheid CA, Mitchell MD, Doshi JA, et al.: Estimating the proportion of healthcare-associated infections that are reasonably preventable and the related mortality and costs. Infect Control Hosp Epidemiol. 2011; 32: 101-114.

4) Pronovost P, Needham D, Berenholtz S, et al.: An intervention to decrease catheter-related bloodstream infections in the ICU. N Engl J Med. 2006 Dec 28; 355: 2725-2732.

5) Pronovost PJ, Goeschel CA, Colantuoni E, et al.: Sustaining reductions in catheter related bloodstream infections in Michigan intensive care units: observational study. BMJ. 2010; 340: c309.

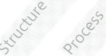

医療の質を評価する側面

71

手術部位感染発生率

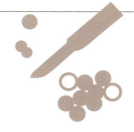

　手術部位感染（SSI）とは、創部や手術中に操作した筋層や臓器に起こる感染症を指します。

　SSIは外科患者の医療関連感染ではもっとも多く38％を占め、手術患者の24人に1人の割合で発生します[1]。また、1件のSSIにより入院期間が7〜10日間延長し、術後に死亡する患者の75％においてSSIが直接的な死因となっています[2,3]。一方で、エビデンスレベルの高い予防策の実施により、SSIの約55％は予防可能であるといわれています[4]。

手術部位感染発生率　Surgical site infection rate

術式	年	件数	率		術式	年	件数	率
乳房切除術	2012	9人／851件	1.1%		前立腺手術	2012	0／95	0.0%
	2013	13人／967件	1.3%			2013	0／105	0.0%
	2014	16人／961件	1.7%			2014	2／106	1.9%
	参考値		1.3%			参考値		1.5%
帝王切開術	2012	11／360	3.1%		開頭術	2012	0／91	0.0%
	2013	4／369	1.1%			2013	0／116	0.0%
	2014	4／428	0.9%			2014	2／130	1.5%
	参考値		0.9%			参考値		1.7%
卵巣手術	2012	3／337	0.9%		心臓手術	2012	2／81	2.5%
	2013	1／321	0.3%			2013	2／56	3.6%
	2014	3／371	0.8%			2014	3／84	3.6%
	参考値		1.0%			参考値		2.4%
ヘルニア手術	2012	1／174	0.6%		腹部手術	2012	3／78	3.8%
	2013	0／278	0.0%			2013	3／50	6.0%
	2014	3／318	0.9%			2014	2／76	2.6%
	参考値		0.7%			参考値		6.9%
虫垂の手術	2012	4／143	2.8%		透析のためのシャント	2012	2／68	2.9%
	2013	2／119	1.7%			2013	2／42	4.8%
	2014	2／132	1.5%			2014	1／41	2.4%
	参考値		5.7%			参考値		0.2%
骨折の観血的整復術	2012	2／118	1.7%		椎弓切除術	2012	0／66	0.0%
	2013	0／87	0.0%			2013	1／75	1.3%
	2014	0／77	0.0%			2014	4／104	3.8%
	参考値		0.8%			参考値		1.4%
胆嚢手術	2012	0／104	0.0%		冠動脈バイパスグラフト	2012	4／60	6.7%
	2013	6／161	3.7%			2013	4／65	6.2%
	2014	3／135	2.2%			2014	4／78	5.1%
	参考値		3.2%			参考値		5.8%

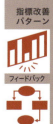

指標改善パターン

フィードバック

業務プロセス

第20章　感染管理

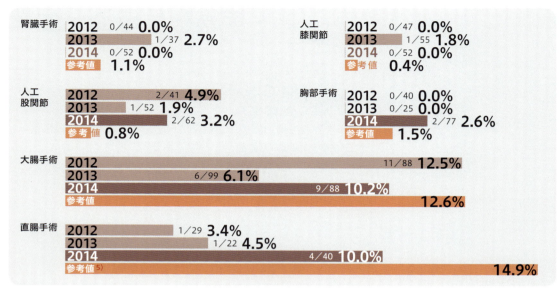

●当院値の定義・計算方法
分子：分母と同じ1年間に40例以上実施された手術手技別の、厚生労働省院内感染対策サーベイランス（Japan Nosocomial Infections Surveillance; JANIS）事業の手術部位感染判定基準に合致した患者数
分母：1年間に40例以上実施された手術手技別実施件数

●参考値の定義・計算方法[1]
分子：JANIS事業に参加する病院において、2014年7月～2014年12月期に同事業のSSI判定基準に合致した手術手技ごとの患者数
分母：上記の病院および期間における手術手技ごとの実施件数

1 Plan 計画
- SSI発生率の定期的な測定とフィードバック
- SSI予防ガイドラインにおいて実施が強く推奨されている対策の導入

2 Do 実行
- 2007.7 大腸手術を対象にSSI発生率のモニタリングとフィードバックを開始し、閉腹時の感染対策（手袋の交換、洗浄用の生理食塩水の増量、清潔な閉腹セットの使用など）を導入
- 2011.1 「心臓手術患者における術後血糖値のコントロール（麻酔終了後18～24時間の血糖値が≦180mg/dl）」をQI指標としてモニタリング開始
- 2011.1 皮膚切開前1時間以内に予防的抗菌薬投与を開始した手術の割合をQI指標としてモニタリング開始
- 2012.4 眼科を除く全手術手技について、SSI発生率の定期的な測定とフィードバックを開始
- 2014.10 乳房再建術後のSSI予防のために、術前の黄色ブドウ球菌鼻腔培養検査と除菌、術前日と当日のクロルヘキシジンシャワー浴を開始
- 2015.7 心臓血管外科手術（開胸術）および整形外科手術（人工股および膝関節手術、椎弓切除術）を対象に術前の黄色ブドウ球菌鼻腔培養検査と除菌、術前日と当日のクロルヘキシジンシャワー浴を開始

4 Action 改善
- 手指衛生の徹底
- ベンチマークを上回る手術手技については、ガイドラインを参考に科学的根拠に基づく対策を導入

3 Check 評価
- SSI発生率が国内ベンチマークである厚生労働省JANIS事業の平均値と同等か下回ることを確認

SSI発生率を執刀医にフィードバック、予防のプロセス指標を評価

多くの手術手技で、参考値と同等か低い発生率となっています。これらは各手術手技の粗率であるため、参考値よりも発生率が高い手術手技についてはリスク層別化を行うなど、詳細な解析を行う必要があります。

現在、SSI発生率を執刀医にフィードバックするとともに、SSI予防のプロセス指標として、SCIP（surgical care improvement project）に含まれる予防的抗菌薬の選択や投与のタイミング、血糖や体温の管理に関する項目の実施率を評価しています[6]。

<参考文献>
1) The Society for Hospital Epidemiology of America, The Association for Practitioners in Infection Control, The Centers for Disease Control, The Surgical Infection Society. Consensus paper on the surveillance of surgical wound infections. Infect Control Hosp Epidemiol 1992; 13: 599-605.
2) Boyce JM, Potter-Bynoe G, Dziobek L: Hospital reimbursement patterns among patients with surgical wound infections following open heart surgery. Infect Control Hosp Epidemiol 1990; 11: 89-93.
3) Poulsen KB, Bremmelgaard A, Sorensen AI, et al.: Estimated costs of postoperative wound infections. A case-control study of marginal hospital and social security costs. Epidemiol Infect 1994; 113: 283-295.
4) Umscheid CA, Mitchell MD, Doshi JA, et al.: Estimating the proportion of healthcare-associated infections that are reasonably preventable and the related mortality and costs. Infect Control Hosp Epidemiol. 2011; 32: 101-114.
5) 厚生労働省 院内感染対策サーベイランス 手術部位感染部門 公開情報 2014年7月～12月半期報 http://www.nih-janis.jp/report/ssi.html (2015.06.04 available)
6) The Joint Commission. Surgical Care Improvement Project. http://www.jointcommission.org/surgical_care_improvement_project/

72 尿道留置カテーテル関連尿路感染発生率

Structure / Process / **Outcome** 医療の質を評価する側面

　尿路感染症は医療関連感染の中でももっとも多く、約40％を占め、そのうち80％が尿道留置カテーテル（以下、カテーテル）によるもの、すなわち尿道留置カテーテル関連尿路感染（Catheter-associated urinary tract infections；CAUTI）です[2]。

　医療機関で起こる血流感染の15％はCAUTIの合併症であると推計されており、その寄与死亡率は15％を超えます[3]。CAUTIのリスクは医療機関、部署、患者の特性に左右されますが、エビデンスレベルが高い予防策の実施により、CAUTIの65％〜70％は予防可能と推計されています[4]。

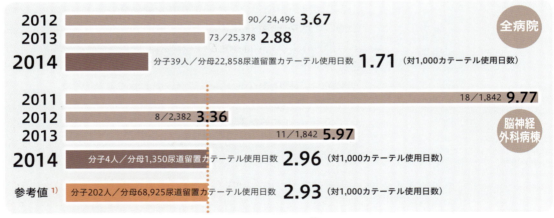

尿道留置カテーテル関連尿路感染発生率　Catheter-associated urinary tract infection rates

全病院
- 2012　90/24,496　3.67
- 2013　73/25,378　2.88
- 2014　分子39人／分母22,858尿道留置カテーテル使用日数　1.71（対1,000カテーテル使用日数）

脳神経外科病棟
- 2011　18/1,842　9.77
- 2012　8/2,382　3.36
- 2013　11/1,842　5.97
- 2014　分子4人／分母1,350尿道留置カテーテル使用日数　2.96（対1,000カテーテル使用日数）
- 参考値[1]　分子202人／分母68,925尿道留置カテーテル使用日数　2.93（対1,000カテーテル使用日数）

●当院値の定義・計算方法
- 分子：分母と同じ1年間に尿道留置カテーテルを挿入している入院患者のうち、米国疾病対策センター（CDC）の医療安全ネットワーク（NHSN）のCAUTI判定基準に合致した患者数
- 分母：1年間の入院患者における尿道留置カテーテル使用日数

●参考値の定義・計算方法[1]
- 分子：米国CDCのNHSNサーベイランス事業に参加する病院の脳神経外科病棟において、2013年にCDCのNHSNのCAUTI判定基準に合致した患者数
- 分母：上記病院の脳神経外科病棟における、2013年の尿道留置カテーテル使用日数

指標改善パターン

施設・設備・機器

フィードバック

1 Plan 計画

- CAUTI発生率の定期的な測定とフィードバック
- 尿道留置カテーテルを連続14日間以上使用している患者の担当医および看護師に対し、臨床決断支援（CDS*）システムを使用した抜去リマインダーを送信
- カテーテルの不適切な使用および抜去後の安易な再挿入を防ぐため、カテーテルの適応基準と抜去後に自排尿を認めない場合の対応手順を示したフローチャート（尿道留置カテーテル抜去フロー）を導入

2 Do 実行

- 2011.4　CAUTI発生率の定期的な測定とフィードバックを開始
- 2012.5　尿道留置カテーテル抜去リマインダー使用開始
- 2013.8　尿道留置カテーテル抜去フロー使用開始
- 2014.12　銀親水性コーティング尿道留置カテーテルへの変更
- 2015.9　病棟別CAUTI発生率の定期的な測定とフィードバックを開始

4 Action 改善

- 抜去リマインダーの対象となる患者を、尿道留置カテーテルを連続14日間以上から連続5日間以上している患者に変更することを検討

3 Check 評価

- 一般病棟におけるCAUTI発生率の国内ベンチマークが現時点で存在しないため、CDC、NHSNサーベイランス事業が報告する発生率をベンチマークとして使用。平均在院日数が当院（8.5日）の約2分の1である米国の医療機関との比較であることを考慮しても、同等であることを評価

＊CDS（Clinical Decision Support）

カテーテル留置期間を短縮、尿路感染や安易な再挿入を防ぐフローチャートを作成・活用

　当院では、カテーテルの使用がもっとも多い脳神経外科（以下、脳外科）病棟と全病院のCAUTI発生率を明らかにしています。脳外科病棟におけるCAUTI発生率については、国内のベンチマークデータが存在しないため、米国NHSNサーベイランス事業参加病院の脳外科病棟における平均値を参考値としています。

　当院の脳外科病棟における2014年の発生率は、サーベイランスを開始した2011年から70％減少し、参考値と同等になりました。平均在院日数が4.8日と短い米国と[5]、その約2倍である当院の発生率を単純に比較することはできませんが、改善の余地はあります。

　また、全病院値は、さまざまな特徴をもつ複数の病棟の粗率であり、比較可能な外部データベースはありませんが、今後の経年的な減少を確認することにより、病院全体の状況を評価することが可能と考えます。

　当院では2012年4月から、脳外科病棟でカテーテルを2週間以上使用している患者の担当医に対し、カテーテルの使用基準に合致しない場合は抜去することを促すリマインダーを、電子的に送信する取り組みを開始しました。また、同年9月から、これを全病院に拡大しました。カテーテルの留置期間を短縮することにより、入院患者におけるCAUTI発生率の低減が期待されます。

　この取り組みに加えて、2013年からは、カテーテル抜去後に起こり得る、尿閉による尿路感染や安易な再挿入を防ぐためのフローチャートを作成、活用しています。

＜参考文献＞

1) Centers for Disease Control and Prevention. National Healthcare Safety Network (NHSN) report, data summary for 2013, Device-associated module. http://www.ajicjournal.org/article/S0196-6553(14)01354-6/abstract（2015.07.27）
2) Centers for Disease Control and Prevention. Guidelines for prevention of catheter-associated urinary tract infections 2009. http://www.cdc.gov/hicpac/cauti/001_cauti.html（2015.07.27 available）
3) Warren JW: Catheter-associated urinary tract infections. Infect Dis Clin North Am 1997; 11: 609-622.
4) Umscheid CA, Mitchell MD, Doshi JA, et al.: Estimating the proportion of healthcare-associated infections that are reasonably preventable and the related mortality and costs. Infect Control Hosp Epidemiol. 2011; 32: 101-114.
5) Centers for Disease Control and Prevention. Hospital Utilization. (in non-Federal short-stay hospitals) http://www.cdc.gov/nchs/fastats/hospital.htm（2015.07.27）

73 手指衛生実施率

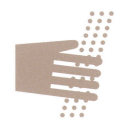

世界保健機構（WHO）や米国疾病対策センター（CDC）は、それぞれの医療関連感染（以下、HAI）予防ガイドラインにおいて、手指衛生の実施を強く推奨しています。

その根拠となっているのは、システマティックレビューなどのエビデンスレベルが高い研究結果ではなく、多面的介入により手指衛生実施率が上昇した後、感染や保菌の発生率の減少を認めた観察研究です。観察研究とはいえ、同様の現象が国内外の多数の病院から報告されていることや、手指衛生により手指の細菌数が減少するとHAIは減少するという論理が科学的常識と矛盾しないことから、手指衛生はもっとも基本的かつ重要なHAI予防策であるとの考え方が国際的に定着しています。

●当院値の定義・計算方法
分子：手指衛生を実施した場面数*
分母：手指衛生を実施する必要があった場面数*
＊各部門を四半期に2回、1回につき平均60分間モニタリングした際の機会数の合計

●参考値の定義・計算方法[1]
分子：手指衛生を実施した機会数
分母：手指衛生を実施する必要がある機会数

手指衛生実施率　Hand hygiene adherence rate

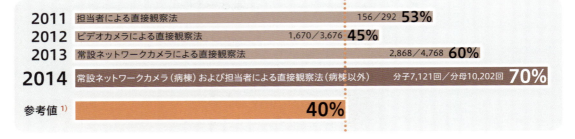

- 2011　担当者による直接観察法　156/292　53%
- 2012　ビデオカメラによる直接観察法　1,670/3,676　45%
- 2013　常設ネットワークカメラによる直接観察法　2,868/4,768　60%
- 2014　常設ネットワークカメラ（病棟）および担当者による直接観察法（病棟以外）　分子7,121回/分母10,202回　70%
- 参考値[1]　40%

直接観察法によるモニタリングを実施。各部署の実施率を患者エリアに掲示し、最新の実施率を確認

世界各国の病院から報告される医療従事者の手指衛生実施率は決して高くはなく、平均約40%です[1]。実施率を評価するために、WHOは訓練を受けた者が医療従事者の行動を直接観察する手法を推奨しています。この評価法の長所は、適切なタイミングに、適切な方法で手指衛生が行われているかを、実際に目で見て確認できる点です。主な短所は、手指衛生を要するすべての機会のうち数%しか観察できないため、施設の全体像が把握しづらいこと、そしてホーソン効果（他人から監視されていると思うことが望ましい行動をとることにつながる）による過剰評価が挙げられます。

1 Plan 計画
- 手指衛生実施率の定期的な測定とフィードバック
- 実施率の低い職員の特定とQIセンター感染管理室スタッフまたは各部門担当者または病院長による個別指導
- 各部門のQuality Improvement Boardへの手指衛生実施率の掲示

2 Do 実行
- 2011年度　QIセンター感染管理室スタッフによる直接観察法によるモニタリング
- 2012年度　家庭用ビデオカメラを用いたモニタリング
- 2013年度　常設ネットワークカメラを用いたモニタリング
- 2014年度　外来、検査部門および、本院以外の事業体における直接観察法によるモニタリング

4 Action 改善
- 引き続き手指衛生実施率のモニタリングとフィードバックを継続
- 実施率の低い職員の特定とQIセンター感染管理室スタッフまたは各部門担当者または病院長による個別指導
- 各部門のQuality Improvement Boardへの手指衛生実施率の掲示

3 Check 評価
- 前年度と比較して実施率が上昇していることを確認

　当院では、2011年まで感染管理担当者が直接観察を実施していましたが、ホーソン効果を避けるために、2012年からは病棟の通路などに一定時間、三脚で家庭用ビデオカメラを設置して実施率を確認しました。これに伴い、実施率は8ポイント減少しましたが、この値は現状をより正確に反映していると考えられました。

　2013年からは、病棟の天井に複数の小型ネットワークカメラを設置し、1日24時間にわたる全病棟の手指衛生実施状況が1台のコンピュータで確認できるようになりました。動画は1週間分保存されるため、さまざまな時間帯における実施率を観察することができます。

　2014年度からは、外来、検査部門や本院以外の事業体において任命された担当者が、直接観察法によるモニタリングを実施しています。これらの取り組みの結果、手指衛生実施率は70%にまで上昇してきました。各部署の手指衛生実施率は、患者エリアに設置されたQuality Improvement Board（質改善掲示板）と呼ばれる掲示板にその他のQI指標と共に貼り出され、その部署を訪れる誰もが最新の実施率を確認できるようになっています。

＜参考文献＞
1) Centers for Disease Control and Prevention: Guideline for Hand Hygiene in HealthCare Settings, 2002. MMWR 2002; 51: RR-16. http://www.cdc.gov/hand-hygiene/guidelines.html （2014.05.15 available）
2) WHO. WHO Guidelines on Hand Hygiene in Health Care. http://whqlibdoc.who.int/publications/2009/9789241597906_eng.pdf （2014.05.15 available）

初版からの掲載指標一覧

No.	Measure Domain	指標名	Vol.1	Vol.2	2009	2010	2011	2012	2013	2014	2015
1	Structure	研修医1人あたりの指導医数	●	●	●	●	●	●	●	●	●
2	Structure	研修医1人あたりの専門研修医数			●	●	●	●	●	●	●
3	Structure	看護師の教育歴	●	●	●	●	●	●	●	●	●
4	Structure	看護師の勤続年数	●	●	●	●					
5	Structure	看護師100人あたりの専門看護師数						●	●	●	●
6	Structure	看護師100人あたりの認定看護師数						●	●	●	●
7	Process	職員の健診受診率	●	●	●	●	●	●	●	●	●
8	Process	職員の非喫煙率	●	●	●	●	●	●	●	●	●
9	Process	職員のインフルエンザワクチン予防接種率	●	●	●	●	●	●	●	●	●
10	Process	看護計画立案率	●	●	●	●					
11	Process	退院計画立案率	●	●	●	●					
12	Process	入院患者での他科診察依頼の割合	●	●							
13	Process	入院患者の他科診察依頼中の皮膚科依頼率と回答作成に要する日数	●	●							
14	Process	入院患者におけるリハビリテーション実施率	●	●							
15	Process	心療内科において1年間に通院5回未満の患者の割合	●	●							
16	Process	精神科において1年間に通院5回未満の患者の割合	●	●							
17	Process	放射線治療に関する同意書作成の割合			●	●	●				
18	Process	2週間以内の退院サマリー完成率	●	●	●	●		●	●	●	●
19	Process	48時間以内の手術記録完成率	●	●	●	●	●	●	●	●	●
20	Process	放射線科医による読影レポート作成に24時間以上かかった件数の割合	●	●	●	●	●	●	●	●	●
21	Process	ICUでの1患者1入院日あたりの平均ポータブルX線検査数								●	●
22	Process	複数放射線科医による読影レポート作成率	●	●	●	●					
23	Process	他病院画像の読影依頼率	●	●	●	●					
24	Process	消化管生検検査の報告書が48時間以内に作成された割合	●	●	●	●					
25	Process	生理機能検査レポート作成に24時間以上かかった件数の割合	●	●	●	●					
26	Process	24時間以内にアセスメントされている割合							●	●	●
27	Process	外来待ち時間	●	●	●	●					

No.	Measure Domain	指標名	Vol.1	Vol.2	2009	2010	2011	2012	2013	2014	2015
28	Process	転倒・転落リスクアセスメント実施率					●	●	●	●	●
29	Process	転倒・転落予防対策立案率						●	●	●	●
30	Process	転倒・転落予防対策説明書発行率						●	●	●	●
31	Process	転倒・転落リスク再アセスメント実施率								●	●
32	Process	褥瘡発生リスクの高い人に対する体圧分散用具を使用する看護計画の立案率						●			
33	Process	褥瘡発生リスクの高い人に対する体圧分散寝具の使用率（処置実施率）							●	●	●
34	Process	口腔ケア実施率								●	●
35	Process	手指衛生実施率								●	●
36	Process	ステロイド服薬患者の骨粗鬆症予防率					●	●	●	●	●
37	Process	入院患者のうち薬剤管理指導を受けた者の割合	●	●	●	●	●	●	●	●	●
38	Process	薬剤管理指導を受けた者のうち回避された障害レベルが3以上の割合	●	●	●	●	●	●	●	●	●
39	Process	受付から化学療法開始までの時間				●					
40	Process	検体検査の報告に要した平均時間	●	●	●	●				●	●
41	Process	輸血製剤廃棄率および血液製剤適正使用評価指標	●	●							
42	Process	早期に抗リウマチ薬を開始した患者の割合	●	●	●	●					
43	Process	抗リウマチ薬（リウマトレックス®）の副作用モニタリング	●	●	●	●					
44	Process	血液培養のボトルが複数提出された患者の割合	●								
45	Process	手術患者における静脈血栓塞栓症の予防行為実施率					●	●	●	●	●
46	Process	執刀開始1時間以内に予防的抗菌薬投与を開始した割合		●	●	●	●	●	●	●	●
47	Process	非心臓手術における術後24時間以内・心臓手術における術後48時間以内に予防的抗菌薬投与が停止された割合						●	●	●	●
48	Process	ガイドラインに準拠して予防的抗菌薬が投与されている患者の割合							●	●	●
49	Process	病院到着後から術後24時間までに適切な静脈血栓塞栓症の予防行為が依頼された手術患者の割合							●		
50	Process	心臓手術患者における術後血糖コントロール								●	●
51	Process	術中体温管理がされている手術患者の割合							●	●	●
52	Process	眼瞼手術の術前通院回数	●	●	●	●					
53	Process	経尿道良性前立腺肥大摘出術（輸血を要した割合）	●	●							

No.	Measure Domain	指標名	Vol.1	Vol.2	2009	2010	2011	2012	2013	2014	2015
54	Process	経尿道良性前立腺肥大摘出術（要した手術時間）	●	●							
55	Process	緊急手術までに要した時間	●	●	●	●					
56	Process	手術時間が延長した患者の割合	●	●	●	●					
57	Process	糖尿病患者におけるHbA1c検査実施率						●	●		
58	Process	高血圧患者の血圧測定率						●	●	●	●
59	Process	肺炎患者におけるERでの抗菌薬投与前の血液培養実施率	●	●	●	●	●	●	●	●	●
60	Process	肺炎患者における来院後6時間以内の抗菌薬投与率	●	●	●	●	●				
61	Process	在宅酸素療法患者の肺炎球菌ワクチン予防接種率	●	●	●	●					
62	Process	在宅酸素療法患者のインフルエンザワクチン予防接種率	●	●	●	●					
63	Process	入院となった脳血管障害患者における頭部CT検査施行までに要した時間	●	●	●	●	●				
64	Process	虚血性脳卒中または一過性脳虚血発作患者における抗血小板薬退院時処方率						●	●		
65	Process	虚血性脳卒中患者における抗血栓薬退院時処方率							●	●	●
66	Process	心房細動・心房粗動を伴う虚血性脳卒中患者における抗凝固薬退院時処方率							●	●	●
67	Process	脳卒中患者におけるリハビリテーション実施率								●	●
68	Process	急性心筋梗塞の患者で病院到着からPCIまでの所要時間が90分以内の患者の割合			●	●	●	●			
69	Process	急性心筋梗塞患者における退院時処方率	●	●	●	●	●				
70	Process	急性心筋梗塞患者における病院到着後24時間以内のβ-遮断薬処方率						●	●	●	●
71	Process	急性心筋梗塞患者における病院到着前後24時間以内のアスピリン処方率						●	●	●	●
72	Process	左室機能が悪い急性心筋梗塞患者へのACEI/ARB退院時処方率								●	●
73	Process	心大血管リハビリテーション外来継続率								●	●
74	Process	心不全入院患者における左室機能評価								●	●
75	Process	左室機能が悪い心不全入院患者へのβ-遮断薬処方率								●	●
76	Process	左室機能が悪い心不全入院患者へのACEI/ARB処方率								●	●
77	Process	心不全入院患者における退院後予約割合								●	●
78	Process	心不全患者における退院後の治療計画記載率								●	●
79	Process	慢性腎臓病患者でのRAS阻害薬処方率						●	●	●	●
80	Process	腎機能障害患者における適切な薬剤（ACEI・ARB）の処方率	●	●	●	●					
81	Process	胆嚢摘出術中の腹腔鏡下手術の割合						●	●		
82	Process	腹腔鏡から開腹術に移行した胆嚢摘出術の割合	●	●	●	●					
83	Process	慢性C型肝炎患者における治療開始後12週時点でのHCV-RNA検査実施率						●			
84	Process	急性外耳炎患者における全身抗菌薬療法を施行しなかった割合						●	●	●	●
85	Process	小児での滲出性中耳炎患者における聴力検査実施率						●	●	●	

No.	Measure Domain	指標名	Vol.1	Vol.2	2009	2010	2011	2012	2013	2014	2015
86	Process	救急車受入台数			●	●	●	●	●	●	●
87	Process	救急車・ホットラインの応需率						●	●	●	●
88	Process	救急外来受診後入院となった患者のうち入院までに6時間以上を要した割合	●	●				●	●		
89	Process	救急外来受診から入院まで4時間以内の割合				●	●				
90	Process	救急隊要請から病院到着に至るまでの経緯をカルテに記載している割合			●	●	●	●			
91	Process	小児頭部外傷患者の「頭部外傷テンプレート」記入率						●	●	●	●
92	Process	小児頭部外傷患者のCT検査実施率									
93	Process	40歳以上、50歳以上の女性健診受診者の乳房検査受診率	●	●	●	●					
94	Process	乳癌患者の乳房温存手術の割合	●	●	●	●					
95	Process	乳房温存手術を受けた70歳未満の患者のうち、診断後1年以内の放射線療法実施率						●	●	●	
96	Process	StageII、IIIの胃癌患者における術後S-1療法実施率						●	●		●
97	Process	StageIIIの大腸癌患者における補助化学療法実施率						●	●	●	●
98	Process	腎癌の手術における腎部分切除術の割合				●					
99	Process	前立腺癌に対する開放根治的前立腺摘除術（要した手術時間）			●						
100	Process	前立腺癌に対する開放根治的前立腺摘除術（カテーテルを抜いた直後の尿失禁）				●					
101	Process	小児がん治療における臨床研究・治験実施率						●	●	●	
102	Process	初産婦の帝王切開率	●	●	●	●					
103	Process	術前診断が急性虫垂炎で、術後の組織診断も急性虫垂炎であった小児患者の割合	●	●	●	●					
104	Process	紹介率						●	●	●	●
105	Process	逆紹介率						●	●	●	●
106	Process	乳癌手術後にアロマターゼ阻害剤を服用している患者の骨密度チェック率									●
107	Process	初診から放射線治療開始までの所要日数が基準日を超えた患者の割合									●
108	Outcome	医業利益率	●	●	●	●	●	●	●	●	●
109	Outcome	死亡退院患者率	●	●	●	●	●	●	●	●	●
110	Outcome	ソーシャルワーカーによる転院患者の割合	●	●	●	●	●	●	●	●	●
111	Outcome	病床利用率	●	●	●	●	●	●	●	●	●
112	Outcome	平均在院日数	●	●	●	●	●	●	●	●	●
113	Outcome	退院後6週間以内の予定外再入院率	●	●	●	●	●	●	●	●	●
114	Outcome	予約なしで来院した当日外来受診希望患者のキャンセル率	●	●	●	●					
115	Outcome	宿泊ドック利用者のリピート率	●	●	●	●					
116	Outcome	同意書作成から照射開始までの日数			●	●					
117	Outcome	患者誤認件数				●					

No.	Measure Domain	指標名	Vol.1	Vol.2	2009	2010	2011	2012	2013	2014	2015
118	Outcome	剖検率	●	●	●	●	●	●	●	●	●
119	Outcome	卒後臨床研修マッチング1位希望者の募集人数に対する割合	●	●	●	●	●	●	●	●	●
120	Outcome	意見箱投書中に占める感謝と苦情の割合	●	●	●	●	●	●	●	●	●
121	Outcome	患者満足度	●	●	●	●	●	●	●	●	●
122	Outcome	転倒・転落発生率	●	●	●	●	●	●	●	●	●
123	Outcome	転倒・転落による損傷発生率						●	●	●	●
124	Outcome	入院中の転倒・転落で手術が必要になった患者	●	●	●						
125	Outcome	褥瘡発生率	●	●	●	●	●	●	●	●	●
126	Outcome	人工呼吸器関連肺炎（VAP）発生率						●	●	●	●
127	Outcome	中心ライン関連血流感染発生率						●	●	●	●
128	Outcome	尿道留置カテーテル関連尿路感染発生率						●	●	●	●
129	Outcome	手術部位感染発生率							●	●	●
130	Outcome	黄色ブドウ球菌に占めるMRSAの割合							●	●	
131	Outcome	ワルファリン服用患者における出血傾向のモニタリング	●	●	●	●	●	●	●	●	●
132	Outcome	血液培養での表皮ブドウ球菌コンタミネーション率	●	●	●	●					
133	Outcome	24時間以内の再手術率	●	●	●	●					
134	Outcome	入院中の緊急再手術率	●	●	●	●					
135	Outcome	中心静脈カテーテル挿入術の重篤合併症発生率						●	●	●	●
136	Outcome	回復室長期滞在率	●	●	●	●	●	●	●	●	●
137	Outcome	予防行為が行われなかった入院患者の静脈血栓塞栓症の発生率						●	●	●	●
138	Outcome	予防可能であった可能性のある静脈血栓塞栓症の割合						●	●	●	●
139	Outcome	手術後の肺塞栓症または深部静脈血栓症の発生率	●	●	●	●					
140	Outcome	帝王切開術後の深部静脈血栓発生率	●	●	●	●					
141	Outcome	顎骨骨折観血的整復術後の再手術率	●	●	●	●					
142	Outcome	眼瞼手術の再手術率	●	●	●						
143	Outcome	経尿道良性前立腺肥大摘出術（予定外再入院率）	●								
144	Outcome	術中・術後の大量輸血患者の割合	●	●	●	●					
145	Outcome	糖尿病患者の血糖コントロール(HbA1c)	●	●	●	●	●	●	●	●	●
146	Outcome	降圧薬服用患者の血圧コントロール					●	●	●	●	●
147	Outcome	LDLコレステロールのコントロール				●	●	●	●	●	●
148	Outcome	肺炎患者の死亡率	●	●	●	●	●	●	●		
149	Outcome	喘息患者の入院割合	●								

No.	Measure Domain	指標名	Vol.1	Vol.2	2009	2010	2011	2012	2013	2014	2015
150	Outcome	急性期開頭術施行患者の死亡退院率	●	●	●	●	●	●	●		
151	Outcome	脳血管障害患者の平均在院日数	●	●	●	●					
152	Outcome	脳神経外科における術後48時間以内の再手術率	●	●	●	●					
153	Outcome	慢性硬膜下血腫の再手術率	●	●	●	●					
154	Outcome	脳神経外科患者の深部静脈血栓発生率	●	●	●	●					
155	Outcome	PCI後24時間以内の院内死亡率	●	●	●	●	●	●	●	●	●
156	Outcome	PCI後24時間以内のCABG実施率						●	●	●	●
157	Outcome	開心術を受けた患者の平均術後在院日数	●	●	●	●	●	●	●	●	●
158	Outcome	人工心肺手術を受けた患者の平均術後在院日数	●	●	●	●	●	●	●	●	●
159	Outcome	維持透析患者の貧血コントロール	●	●	●	●	●	●	●	●	●
160	Outcome	維持血液透析の透析効率	●	●	●	●	●	●	●	●	●
161	Outcome	維持腹膜透析の透析効率	●	●	●	●	●	●	●	●	●
162	Outcome	維持血液透析患者でのCa・P積＜55未満の者の割合	●	●	●						
163	Outcome	維持腹膜透析患者でのCa・P積＜55未満の者の割合	●	●	●						
164	Outcome	網膜剥離術後28日以内の予定外再入院率	●	●	●	●	●	●	●	●	●
165	Outcome	アレルギー性鼻炎患者におけるQOL評価	●	●	●						
166	Outcome	心肺停止患者の蘇生率（心拍再開入院率）	●	●	●	●	●	●			
167	Outcome	上部消化管内視鏡検査での腫瘍性病変発見率	●	●	●	●	●				
168	Outcome	術後の死亡退院患者の割合（肝臓癌）	●	●	●	●					
169	Outcome	術後の死亡退院患者の割合（食道癌）	●	●	●	●					
170	Outcome	術後の死亡退院患者の割合（膵臓癌）	●	●	●	●					
171	Outcome	新生児のうち、出生時体重が1,500g未満の割合	●	●	●	●					
172	Outcome	新生児のうち、出生時体重が2,500g未満の割合	●	●	●	●					
173	Outcome	分娩5分後のアプガースコアが4以下の割合（正期産児）	●	●	●	●					
174	Outcome	分娩5分後のアプガースコアが4以下の割合（早産児）	●	●	●	●					
175	Outcome	6か月健診受診者の割合	●	●	●	●					
176	Outcome	小児肺炎患者の平均在院日数	●	●	●	●					
177	Outcome	ヘルニアの手術後の平均在院日数	●	●	●	●					
178	Outcome	急性虫垂炎の手術後の平均在院日数	●	●	●	●					

＊掲載号によって、指標名・定義に多少の違いはあります。

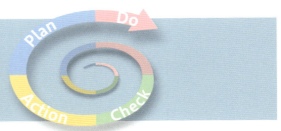

Quality Indicator 2015 聖路加国際病院の先端的試み
[医療の質]を測り改善する

2015年11月20日　初版第1刷発行

[監修]　　福井次矢
[編集]　　聖路加国際病院 QI委員会
[発行人]　赤土正幸
[発行所]　株式会社インターメディカ
　　　　　〒102-0072　東京都千代田区飯田橋2-14-2
　　　　　TEL. 03-3234-9559　FAX. 03-3239-3066
　　　　　URL.http://www.intermedica.co.jp
[印刷]　　三報社印刷株式会社
[デザイン]　株式会社デザインコンビビア（AD：岡野祐三）

ISBN978-4-89996-335-6
定価はカバーに表示してあります。

本書の内容（本文、図表、写真、イラストなど）を、当社および著作権者の許可なく無断複製する行為（複写、スキャン、デジタルデータ化、翻訳、データベースへの入力、インターネットへの掲載など）は、「私的使用のための複製」などの著作権法上の例外を除き、禁じられています。病院や施設などにおいて、業務上使用する目的で上記の行為を行うことは、その使用範囲が内部に限定されるものであっても、「私的使用」の範囲に含まれず、違法です。
また、本書を代行業者などの第三者に依頼して上記の行為を行うことは、個人や家庭内での利用であっても一切認められておりません。